U0218945

The Rheumatic Autoimmune Diseases Volume

Interpretation
of Clinical Pathway

2018年版

临床路径释义
INTERPRETATION OF CLINICAL PATHWAY

风湿免疫性疾病分册 曾小峰 赵 岩 主编

中国协和医科大学出版社

图书在版编目（CIP）数据

临床路径释义·风湿免疫性疾病分册／曾小峰，赵岩主编.—北京：中国协和医科大学出版社，2018.7

ISBN 978-7-5679-1075-1

Ⅰ.①临…　Ⅱ.①曾…②赵…　Ⅲ.①临床医学-技术操作规程②风湿性疾病-免疫性疾病-诊疗-技术操作规程　Ⅳ.①R4-65

中国版本图书馆 CIP 数据核字（2018）第 104726 号

临床路径释义·风湿免疫性疾病分册

主　　编：曾小峰　赵　岩
责任编辑：许进力　王朝霞
丛书总策划：林丽开
本书策划：边林娜　许进力

出版发行：**中国协和医科大学出版社**
　　　　　（北京东单三条九号　邮编 100730　电话 65260431）
网　　址：www. pumcp. com
经　　销：新华书店总店北京发行所
印　　刷：北京文昌阁彩色印刷有限责任公司

开　　本：787×1092　1/16 开
印　　张：19.75
字　　数：430 千字
版　　次：2018 年 7 月第 1 版
印　　次：2018 年 7 月第 1 次印刷
定　　价：98.00 元

ISBN 978-7-5679-1075-1

《临床路径释义》丛书指导委员会名单

主 任 委 员　王贺胜

副主任委员（按姓氏笔画排序）

王　辰	刘志红	孙颖浩	吴孟超	邱贵兴	陈香美	陈赛娟	郎景和
赵玉沛	赵继宗	郝希山	胡盛寿	钟南山	高润霖	曹雪涛	葛均波
韩德民	曾益新	詹启敏	樊代明				

委　　　员（按姓氏笔画排序）

丁燕生	于　波	马　丁	马芙蓉	马晓伟	王　兴	王　杉	王　群
王大勇	王天有	王宁利	王伊龙	王行环	王拥军	王宝玺	王建祥
王春生	支修益	牛晓辉	文卫平	方贻儒	方唯一	巴　一	石远凯
申昆玲	田　伟	田光磊	代华平	冯　华	冯　涛	宁　光	母义明
邢小平	吕传真	吕朝晖	朱　兰	朱　军	向　阳	庄　建	刘　波
刘又宁	刘玉兰	刘宏伟	刘俊涛	刘洪生	刘惠亮	刘婷婷	刘潮中
闫永建	那彦群	孙　琳	杜立中	李　明	李立明	李仲智	李单青
李树强	李晓明	李陵江	李景南	杨爱明	杨慧霞	励建安	肖　毅
吴新宝	吴德沛	邹和建	沈　铿	沈　颖	宋宏程	张　伟	张力伟
张为远	张在强	张学军	张宗久	张星虎	张振忠	张陆林	岳　林
岳寿伟	金　力	金润铭	周　兵	周一新	周利群	周宗玫	郑　捷
郑忠伟	单忠艳	房居高	房静远	赵　平	赵　岩	赵金垣	赵性泉
胡　豫	胡大一	侯晓华	俞光岩	施慎逊	姜可伟	姜保国	洪天配
晋红中	夏丽华	夏维波	顾　晋	钱家鸣	倪　鑫	徐一峰	徐建明
徐保平	殷善开	黄晓军	葛立宏	董念国	曾小峰	蔡广研	黎晓新
霍　勇							

指导委员会办公室

主　任　王海涛

秘　书　张　萌

《临床路径释义·风湿免疫性疾病分册》编审专家名单

编写指导委员会委员（按姓氏笔画排序）

古洁若　中山大学附属第三医院

田新平　中国医学科学院北京协和医院

刘　毅　四川大学华西医院

李梦涛　中国医学科学院北京协和医院

张　文　中国医学科学院北京协和医院

张志毅　哈尔滨医科大学附属第一医院

赵　岩　中国医学科学院北京协和医院

黄慈波　北京医院

曾小峰　中国医学科学院北京协和医院

主　编

曾小峰　　赵　岩

编　委（按姓氏笔画排序）

王　迁　中国医学科学院北京协和医院

王国春　中日友好医院

古洁若　中山大学附属第三医院

田新平　中国医学科学院北京协和医院

史　群　中国医学科学院北京协和医院

朱　平　空军军医大学西京医院

刘　毅　四川大学华西医院

刘升云　郑州大学第一附属医院

刘爱民　中国医学科学院北京协和医院

苏　茵　北京大学人民医院

李梦涛　中国医学科学院北京协和医院

杨程德　上海交通大学医学院附属瑞金医院

张　文　中国医学科学院北京协和医院

张志毅　哈尔滨医科大学附属第一医院

张缪佳　江苏省人民医院

林　进　浙江大学医学院附属第一医院

郑文洁　中国医学科学院北京协和医院

赵　岩　中国医学科学院北京协和医院

侯　勇　中国医学科学院北京协和医院

秦安京 首都医科大学附属复兴医院
徐沪济 清华大学临床医学院
　　　　中国人民解放军海军军医大学长征医院
黄慈波 北京医院
梅轶芳 哈尔滨医科大学附属第一医院
曾小峰 中国医学科学院北京协和医院

参编人员名单（按姓氏笔画排序）
丁　进 空军军医大学西京医院
石宇红 桂林医学院附属医院
代思明 哈尔滨医科大学附属第一医院
李　菁 中国医学科学院北京协和医院
李晓峰 广西医科大学第二附属医院
李嗣钊 中日友好医院
郑朝晖 空军军医大学西京医院
孟　洁 首都医科大学附属北京友谊医院
赵丽珂 北京医院
徐立勤 浙江大学医学院附属第一医院
韩宝泉 首都医科大学附属北京友谊医院
曾　婷 上海交通大学医学院附属瑞金医院
谢　雅 中山大学附属第三医院
谭淳予 四川大学华西医院

总 序

　　作为公立医院改革试点工作的重要任务之一，实施临床路径管理对于促进医疗服务管理向科学化、规范化、专业化、精细化发展，落实国家基本药物制度，降低不合理医药费用，和谐医患关系，保障医疗质量和医疗安全等都具有十分重要的意义，是继医院评审、"以患者为中心"医院改革之后第三次医院管理的新发展。

　　临床路径是应用循证医学证据，综合多学科、多专业主要临床干预措施所形成的"疾病医疗服务计划标准"，是医院管理深入到病种管理的体现，主要功能是规范医疗行为、增强治疗行为和时间计划、提高医疗质量和控制不合理治疗费用，具有很强的技术指导性。它既包含了循证医学和"以患者为中心"等现代医疗质量管理概念，也具有重要的卫生经济学意义。临床路径管理起源于西方发达国家，至今已有30余年的发展历史。美国、德国等发达国家以及我国台湾、香港地区都已经应用了大量常见病、多发病的临床路径，并取得了一些成功的经验。20世纪90年代中期以来，我国北京、江苏、浙江和山东等部分医院也进行了很多有益的尝试和探索。截至目前，全国8400余家公立医院开展了临床路径管理工作，临床路径管理范围进一步扩大；临床路径累计达到1212个病种，涵盖30余个临床专业，基本实现临床常见、多发疾病全覆盖，基本满足临床诊疗需要。国内外的实践证明，实施临床路径管理，对于规范医疗服务行为，促进医疗质量管理从粗放式的质量管理，进一步向专业化、精细化的全程质量管理转变具有十分重要的作用。

　　经过一段时间临床路径试点与推广工作，我们对适合我国国情的临床路径管理制度、工作模式、运行机制以及质量评估和持续改进体系进行了探索。希望通过《临床路径释义》一书，对临床路径相关内容进行答疑解惑及补充说明，帮助医护人员和管理人员准确地理解、把握和正确运用临床路径。

中华医学会　会长

序 言

　　我国约有 2 亿多风湿免疫病患者，风湿病常见多发，是一类严重危害健康且顽固的疾病，乃医者棘手之世界难题。随着社会的发展变化，生活方式的转变，疾病谱也随之发生了改变，风湿病的发病率有明显上升的趋势。临床统计表明，约 45% 的患者最终发展成关节畸形，10% 最终完全残疾。自身免疫性疾病已成为继心血管疾病、癌症后威胁人类健康的第三大杀手，被列入我国十类重大疾病之一。因此，早期诊断和治疗十分必要，及时、合理、规范的治疗能最大程度上改善病情和生活质量。

　　为推动风湿免疫学科发展，提高医师对专病的诊疗水平，需要有统一的临床路径来指导临床诊疗工作。临床路径管理的实施有助于推动现代医院管理模式的建立，有助于医疗质量的持续改进，有助于减低医疗成本，有助于规范单病种医疗质量评估，有助于促进合理用药，有助于促进学科建设。临床路径可以减少不同医务人员之间的差异带来的偏差，减少医疗纠纷，提高医疗满意度。

　　《临床路径释义·风湿免疫性疾病分册》由曾小峰教授、赵岩教授组织国内风湿免疫科领域的权威专家共同执笔，对 21 个常见病、多发病的风湿免疫性疾病的临床路径进行详细的解读，以更好地指导各级医院的医务人员准确运用临床路径，规范医疗行为，提高医疗质量，保证医疗安全。为促进中国医疗事业的发展，提高人民健康水平做出应有的贡献。

　　真诚的希望各位风湿免疫学专家通过本书对临床路径有更深刻的理解和认识，更有效地落实临床路径及其管理工作。

中华医学会风湿病学分会　主任委员
中国医师协会风湿免疫科医师分会　会长
国家十三五重点研发计划项目　首席科学家
北京协和医院风湿免疫科　主任

前　言

开展临床路径工作是我国医药卫生改革的重要举措。临床路径在医疗机构中的实施为医院管理提供标准和依据，是医院管理的抓手，是实实在在的医院内涵建设的基础，是一场重要的医院管理革命。

为更好地贯彻国务院办公厅医疗卫生体制改革的有关精神，帮助各级医疗机构开展临床路径管理，保证临床路径试点工作顺利进行，自 2011 年起，受国家卫生和计划生育委员会委托，中国医学科学院承担了组织编写《临床路径释义》的工作。

在医院管理实践中，提高医疗质量、降低医疗费用、防止过度医疗是世界各国都在努力解决的问题，重点在于规范医疗行为、抑制成本增长与有效利用资源。研究与实践证实，临床路径管理是解决上述问题的有效途径，尤其在整合优化资源、节省成本、避免不必要检查与药物应用、建立较好医疗组合、提高患者满意度、减少文书作业、减少人为疏失等诸多方面优势明显。因此，临床路径管理在医疗改革中扮演着重要角色。2016 年 11 月，中共中央办公厅、国务院办公厅转发《国务院深化医药卫生体制改革领导小组关于进一步推广深化医药卫生体制改革经验的若干意见》，提出加强公立医院精细化管理，将推进临床路径管理作为一项重要的经验和任务予以强调。国家卫生和计划生育委员会也提出了临床路径管理"四个结合"的要求，即：临床路径管理与医疗质量控制和绩效考核相结合、与医疗服务费用调整相结合、与支付方式改革相结合、与医疗机构信息化建设相结合。

到目前为止，临床路径管理工作对绝大多数医院而言，仍是一项有挑战性的工作，不可避免地会遇到若干问题，既有临床方面的问题，也有管理方面的问题，最主要是对临床路径的理解一致性问题。这就需要统一思想，在实践中探索解决问题的最佳方案。《临床路径释义》是对临床路径的答疑解惑及补充说明，通过解读每一个具体操作流程，提高医疗机构和医务人员对临床路径管理工作的认识，帮助相关人员准确地理解、把握和正确运用临床路径，合理配置医疗资源规范医疗行为，提高医疗质量，保证医疗安全。

本书由曾小峰教授、赵岩教授等数位知名专家亲自编写审定。编写前，各位专家认真研讨了临床路径在试行过程中各级医院所遇到的有普遍性的问题，在专业与管理两个层面，从医师、护士、患者多个角度进行了释义和补充，供临床路径管理者和实践者参考。

对于每个病种，我们补充了"疾病编码"和"检索方法"两个项目，将临床路径表单细化为"医师表单""护士表单"和"患者表单"，并对临床路径及释义中涉及的"给药方案"进行了详细地解读，细化为"给药流程图""用药选择""药学提示""注意事项"，并附以参考文献。同时，为帮助实现临床路径病案质量的全程监控，我们在附录中增设

"病案质量监控表单"，作为医务人员书写病案时的参考，同时作为病案质控人员在监控及评估时评定标准的指导。

疾病编码可以看作适用对象的释义，兼具标准化意义，使全国各医疗机构能够有统一标准，明确进入临床路径的范围。对于临床路径公布时个别不准确的编码我们也给予了修正和补充。增加"检索方法"是为了使医院运用信息化工具管理临床路径时，可以全面考虑所有因素，避免漏检、误检数据。这样医院检索获取的数据能更完整，也有助于卫生行政部门的统计和考核。

依国际惯例，表单细化为"医师表单""护士表单"和"患者表单"，责权分明，便于使用。这些仅为专家的建议方案，具体施行起来，各医疗单位还需根据实际情况修改。

根据最新公布的《医疗机构抗菌药物管理办法》，2009 年路径中涉及的抗生素均应按照要求进行调整。

实施临床路径管理意义重大，但也艰巨而复杂。在组织编写这套释义的过程中，我们对此深有体会。本书附录对制定/修订《临床路径释义》的基本方法与程序进行了详细的描述，因时间和条件限制，书中不足之处难免，欢迎同行诸君批评指正。

编　者
2018 年 1 月

目 录

第一章　系统性红斑狼疮（无内脏及器官受累）临床路径释义 ……………………… 1

　　一、系统性红斑狼疮（无内脏及器官受累）编码 ……………………… 1

　　二、临床路径检索方法 ……………………… 1

　　三、系统性红斑狼疮（无内脏及器官受累）临床路径标准住院流程 ……………………… 1

　　四、系统性红斑狼疮（无内脏及器官受累）临床路径给药方案 ……………………… 6

　　五、推荐表单 ……………………… 8

第二章　强直性脊柱炎临床路径释义 ……………………… 14

　　一、强直性脊柱炎编码 ……………………… 14

　　二、临床路径检索方法 ……………………… 14

　　三、强直性脊柱炎临床路径标准住院流程 ……………………… 14

　　四、强直性脊柱炎临床路径给药方案 ……………………… 19

　　五、推荐表单 ……………………… 22

第三章　类风湿关节炎伴肺间质纤维化临床路径释义 ……………………… 27

　　一、类风湿关节炎伴肺间质纤维化编码 ……………………… 27

　　二、临床路径检索方法 ……………………… 27

　　三、类风湿关节炎伴肺间质纤维化临床路径标准住院流程 ……………………… 27

　　四、类风湿关节炎伴肺间质纤维化临床路径给药方案 ……………………… 32

　　五、推荐表单 ……………………… 34

第四章　类风湿关节炎临床路径释义 ……………………… 42

　　一、类风湿关节炎编码 ……………………… 42

　　二、临床路径检索方法 ……………………… 42

　　三、类风湿关节炎临床路径标准住院流程 ……………………… 42

　　四、类风湿关节炎临床路径给药方案 ……………………… 49

　　五、推荐表单 ……………………… 51

第五章　抗磷脂综合征临床路径释义 ……………………… 57

　　一、抗磷脂综合征编码 ……………………… 57

　　二、临床路径检索方法 ……………………… 57

　　三、抗磷脂综合征（APS）临床路径标准住院流程 ……………………… 57

　　四、抗磷脂综合征临床路径给药方案 ……………………… 61

　　五、推荐表单 ……………………… 64

第六章　干燥综合征伴肺间质纤维化临床路径释义 ……………………… 70

　　一、干燥综合征伴肺间质纤维化编码 ……………………… 70

　　二、临床路径检索方法 ……………………… 70

　　三、干燥综合征伴肺间质纤维化临床路径标准住院流程 ……………………… 70

　　四、干燥综合征伴肺间质纤维化临床路径给药方案 ……………………… 75

　　五、推荐表单 ……………………… 77

第七章　干燥综合征临床路径释义 …………………………………………………… 83
　　一、干燥综合征编码 …………………………………………………………… 83
　　二、临床路径检索方法 ………………………………………………………… 83
　　三、干燥综合征临床路径标准住院流程 ……………………………………… 83
　　四、干燥综合征临床路径给药方案 …………………………………………… 88
　　五、推荐表单 …………………………………………………………………… 90

第八章　成人 Still 病临床路径释义 ………………………………………………… 96
　　一、成人 Still 病编码 ………………………………………………………… 96
　　二、临床路径检索方法 ………………………………………………………… 96
　　三、成人 Still 病临床路径标准住院流程 …………………………………… 96
　　四、成人 Still 病临床路径给药方案 ………………………………………… 101
　　五、推荐表单 …………………………………………………………………… 103

第九章　白塞病（贝赫切特病）临床路径释义 …………………………………… 110
　　一、白塞病（贝赫切特病）编码 ……………………………………………… 110
　　二、临床路径检索方法 ………………………………………………………… 110
　　三、白塞病临床路径标准住院流程 …………………………………………… 110
　　四、白塞病临床路径给药方案 ………………………………………………… 116
　　五、推荐表单 …………………………………………………………………… 118

第十章　自身免疫性肝炎临床路径释义 …………………………………………… 124
　　一、自身免疫性肝炎编码 ……………………………………………………… 124
　　二、临床路径检索方法 ………………………………………………………… 124
　　三、自身免疫性肝炎临床路径标准住院流程 ………………………………… 124
　　四、自身免疫性肝炎临床路径给药方案 ……………………………………… 130
　　五、推荐表单 …………………………………………………………………… 132

第十一章　骨关节炎临床路径释义 ………………………………………………… 140
　　一、骨关节炎编码 ……………………………………………………………… 140
　　二、临床路径检索方法 ………………………………………………………… 140
　　三、骨关节炎临床路径标准住院流程 ………………………………………… 140
　　四、骨关节炎临床路径给药方案 ……………………………………………… 144
　　五、推荐表单 …………………………………………………………………… 147

第十二章　肉芽肿性多血管炎临床路径释义 ……………………………………… 151
　　一、肉芽肿性多血管炎编码 …………………………………………………… 151
　　二、临床路径检索方法 ………………………………………………………… 151
　　三、肉芽肿性多血管炎临床路径标准住院流程 ……………………………… 151
　　四、肉芽肿性多血管炎临床路径给药方案 …………………………………… 155
　　五、推荐表单 …………………………………………………………………… 157

第十三章　痛风及高尿酸血症临床路径释义 ……………………………………… 163
　　一、痛风及高尿酸血症编码 …………………………………………………… 163
　　二、临床路径检索方法 ………………………………………………………… 163
　　三、痛风及高尿酸血症临床路径标准住院流程 ……………………………… 163
　　四、痛风及高尿酸血症临床路径给药方案 …………………………………… 168
　　五、推荐表单 …………………………………………………………………… 170

第十四章　显微镜下多血管炎（MPA）临床路径释义 ……………………………… 176
　　一、显微镜下多血管炎（MPA）编码 ……………………………………………… 176
　　二、临床路径检索方法 ……………………………………………………………… 176
　　三、显微镜下多血管炎（MPA）临床路径标准住院流程 ………………………… 176
　　四、显微镜下多血管炎临床路径给药方案 ………………………………………… 180
　　五、推荐表单 ………………………………………………………………………… 183
第十五章　抗中性粒细胞胞质抗体相关性血管炎临床路径释义 …………………… 191
　　一、抗中性粒细胞胞质抗体相关性血管炎编码 …………………………………… 191
　　二、临床路径检索方法 ……………………………………………………………… 191
　　三、临床路径标准住院流程 ………………………………………………………… 191
　　四、抗中性粒细胞胞质抗体相关性血管炎临床路径给药方案 …………………… 196
　　五、推荐表单 ………………………………………………………………………… 199
第十六章　系统性红斑狼疮肾炎临床路径释义 ……………………………………… 206
　　一、系统性红斑狼疮肾炎编码 ……………………………………………………… 206
　　二、临床路径检索方法 ……………………………………………………………… 206
　　三、系统性红斑狼疮肾炎临床路径标准住院流程 ………………………………… 206
　　四、系统性红斑狼疮肾炎给药方案 ………………………………………………… 212
　　五、推荐表单 ………………………………………………………………………… 214
第十七章　大动脉炎临床路径释义 …………………………………………………… 221
　　一、大动脉炎编码 …………………………………………………………………… 221
　　二、临床路径检索方法 ……………………………………………………………… 221
　　三、外周性大动脉炎临床路径标准住院流程 ……………………………………… 221
　　四、大动脉炎临床路径给药方案 …………………………………………………… 225
　　五、推荐表单 ………………………………………………………………………… 227
第十八章　严重类风湿关节炎临床路径释义 ………………………………………… 232
　　一、类风湿关节炎编码 ……………………………………………………………… 232
　　二、临床路径检索方法 ……………………………………………………………… 232
　　三、类风湿关节炎（RA）临床路径标准住院流程 ……………………………… 232
　　四、严重类风湿关节炎临床路径给药方案 ………………………………………… 238
　　五、推荐表单 ………………………………………………………………………… 240
第十九章　炎性肌病（多发性肌炎/皮肌炎）临床路径释义 ……………………… 246
　　一、炎性肌病编码 …………………………………………………………………… 246
　　二、临床路径检索方法 ……………………………………………………………… 246
　　三、炎性肌病（包括多发性肌炎/皮肌炎）临床路径标准住院流程 …………… 246
　　四、炎性肌病（多发性肌炎、皮肌炎）临床路径给药方案 ……………………… 250
　　五、推荐表单 ………………………………………………………………………… 252
第二十章　系统性硬化症临床路径释义 ……………………………………………… 258
　　一、系统性硬化症编码 ……………………………………………………………… 258
　　二、临床路径检索方法 ……………………………………………………………… 258
　　三、系统性硬化症临床路径标准住院流程 ………………………………………… 258
　　四、系统性硬化症临床路径给药方案 ……………………………………………… 263
　　五、推荐表单 ………………………………………………………………………… 265

第二十一章　风湿热临床路径释义 ··· 271

　　一、风湿热编码 ·· 271

　　二、临床路径检索方法 ··· 271

　　三、风湿热临床路径标准住院流程 ··· 271

　　四、风湿热临床路径给药方案 ··· 275

　　五、推荐表单 ·· 277

参考文献 ··· 282

附录 1　类风湿关节炎临床路径病案质量监控表单 ······················· 286

附录 2　制定/修订《临床路径释义》的基本方法与程序 ················ 292

第一章

系统性红斑狼疮（无内脏及器官受累）临床路径释义

一、系统性红斑狼疮（无内脏及器官受累）编码

1. 卫计委原编码：

疾病名称及编码：系统性红斑狼疮（无内脏及器官受累）（ICD-10：M32.900）

2. 修改编码：

疾病名称及编码：系统性红斑狼疮（无内脏及器官受累）（ICD-10：M32.9）

二、临床路径检索方法

M32.9

三、系统性红斑狼疮（无内脏及器官受累）临床路径标准住院流程

（一）适用对象

第一诊断为系统性红斑狼疮（无内脏及器官受累）（ICD-10：M32.900）。

释义

■ 系统性红斑狼疮（systemic lupus erythematosus，SLE）是自身免疫介导的，以免疫性炎症为突出表现的弥漫性结缔组织病。血清中出现以抗核抗体为代表的多种自身抗体和多系统累及是 SLE 的两个主要临床特征。本路径适用于无严重脏器受累（如狼疮性肾炎、神经精神性狼疮、严重的溶血性贫血或血小板减少性紫癜、狼疮性肺炎/肺泡出血、狼疮相关的肺动脉高压、狼疮胃肠道受累、继发性抗磷脂综合征等）的轻型 SLE，多为皮疹、关节炎/肌炎、浆膜炎、白细胞减少的表现。

（二）诊断依据

根据《系统性红斑狼疮诊断与治疗指南》（中华医学会风湿学分会，2010 年），《临床诊疗指南风湿病分册第二版》（中华医学会编著，2010 年）。应用美国风湿病学会 1997 年修订的系统性红斑狼疮诊断标准。

1. 颊部红斑：固定红斑，扁平或高起，在两颧突出部位。
2. 盘状红斑：片状高起于皮肤的红斑，黏附有角质脱屑和毛囊栓；陈旧病变可发生萎缩性瘢痕。
3. 光过敏：对日光有明显的反应，引起皮疹，从病史中得知或医师观察到。
4. 口腔溃疡：经医师观察到的口腔或鼻咽部溃疡，一般为无痛性。
5. 关节炎：非侵蚀性关节炎，累及 2 个或更多的外周关节，有压痛、肿胀或积液。
6. 浆膜炎：胸膜炎或心包炎。
7. 肾脏病变：尿蛋白定量（24 小时）>0.5g 或+++，或管型（红细胞、血红蛋白、颗粒或混合管型）。
8. 神经病变：癫痫发作或精神病，除外药物或已知的代谢紊乱。

9. 血液学疾病：溶血性贫血，或白细胞减少，或淋巴细胞减少或血小板减少。

10. 免疫学异常：抗 ds-DNA 抗体阳性，或抗 Sm 抗体阳性，或抗磷脂抗体阳性（包括抗心磷脂抗体、狼疮抗凝物、至少持续 6 个月的梅毒血清试验假阳性，三者中具备 1 项阳性）。

11. 抗核抗体在任何时候和未用药物诱发"药物性狼疮"的情况下，抗核抗体滴度异常。

该分类标准的 11 项中，符合 4 项或 4 项以上者，在除外感染、肿瘤和其他结缔组织病后，可诊断系统性红斑狼疮。

> **释义**
>
> ■ 目前临床仍普遍采用美国风湿病学会 1997 年推荐的 SLE 分类标准，敏感度 83%，特异度 96%。其中对 SLE 诊断有高度提示意义的包括：颊部蝶形红斑，肾脏病变，神经病变，免疫学异常（即存在 SLE 的特异性自身抗体）。2012 年美国风湿病学会更新了 SLE 分类标准，敏感度提升至 97%，特异度 84%，旨在提高对 SLE 早期诊断的价值。该标准包括 11 条临床标准和 6 条免疫学标准，符合 4 条以上指标（至少有 1 项临床标准和 1 项免疫学标准）即可诊断 SLE；另外，肾脏病理证实为狼疮性肾炎并伴 ANA 或抗 ds-DNA 阳性的可直接诊断 SLE。国际上已认同 2012 年标准，在临床上如不能符合 1997 年标准，可采用 2012 年标准进一步明确 SLE 的诊断。

（三）治疗方案的选择

根据《系统性红斑狼疮诊断与治疗指南》（中华医学会风湿学分会，2010 年），《临床诊疗指南风湿病分册第二版》（中华医学会编著，2010 年）。

1. 非甾体抗炎药。

2. 糖皮质激素。

3. 抗疟药。

4. 免疫抑制剂。

5. 中草药、中成药。

6. 丙种球蛋白输注。

7. 血浆置换和（或）免疫吸附。

> **释义**
>
> ■ SLE 的临床异质性非常突出，本路径中虽未纳入脏器受累的重型 SLE，但皮疹、关节炎/肌炎、浆膜炎、白细胞减少等表现的严重程度和难治程度不同，仍会导致治疗选择的不同。需要指出的是，无内脏及器官受累的轻型 SLE，在治疗策略上可优先采取"升阶梯""无激素或少激素"的方案，如 SLE 关节炎的患者，可先予非甾体抗炎药，疗效不佳可加羟氯喹、到甲氨蝶呤、再到更强的免疫抑制剂，糖皮质激素也可从小剂量、短疗程起步，必要时再考虑丙种球蛋白，血浆置换/免疫吸附的特殊治疗。

（四）标准住院日 7～15 天

> **释义**
>
> ■ SLE 入院后完善相关实验室检查，必要的会诊，判断病情制订治疗方案 3～7 天，药物（如糖皮质激素、免疫抑制剂等）使用在第 5～12 天实施，观察治疗反应和患者耐受情况。如需使用糖皮质激素冲击、丙种球蛋白或血浆置换/免疫吸附的特殊治疗，可延长住院日 3 天。总住院时间不超过 15 天均符合路径要求。

（五）进入路径标准

1. 第一诊断必须符合 ICD-10：M32.900 系统性红斑狼疮诊断标准。
2. 当患者同时具有其他疾病诊断，但在住院期间不需要特殊处理也不影响第一诊断的临床路径流程实施时，可以进入路径。

> **释义**
>
> ■ 进入本路径的标准必须是符合指南中明确诊断的 SLE 患者，但本路径不适用于脏器受累的重型 SLE，如狼疮性肾炎、神经精神性狼疮、严重的溶血性贫血或血小板减少性紫癜、狼疮性肺炎/肺泡出血、狼疮相关的肺动脉高压、狼疮胃肠道受累、继发性抗磷脂综合征等；也不适用于 SLE 合并发热待查、严重感染、妊娠等需要进一步明确诊断或特殊处理的复杂病情。

（六）住院期间的检查项目

1. 必需的检查项目：
(1) 血常规、尿常规、大便常规。
(2) 肝肾功能、电解质、血糖、血脂、凝血功能、D-二聚体（D-dimer）、感染性疾病筛查（乙型肝炎、丙型肝炎、梅毒、艾滋病等）。
(3) 红细胞沉降率、CRP、免疫球蛋白、补体、ANA、ds-DNA、ENA 谱、抗磷脂抗体、RA 相关抗体检查、Coombs 试验、ANCA。
(4) 胸部影像、心电图、腹部超声（肝、胆、胰、脾、肾）、超声心动图、骨密度检查。
2. 根据患者病情，有条件可选择：肌酶、结核相关检查、感染相关检查、过敏相关检查、HBV-DNA、HCV-RNA、PCT、^{13}C 呼气试验、消化内镜检查、肿瘤标志物、关节影像检查、头颅影像检查、肌电图等。

> **释义**
>
> ■ 必需的检查项目是 SLE 诊断（如血常规、尿常规、补体、ANA、ds-DNA、ENA 谱、抗磷脂抗体、Coombs 试验）与鉴别诊断（如 RA 相关抗体检查、ANCA），评估 SLE 是否有重要脏器受累（如血常规、尿常规、胸部影像、超声心动图）及病情活动性的指标（如补体、抗 ds-DNA、红细胞沉降率、CRP、免疫球蛋白），同时

评估 SLE 患者是否有潜在的其他疾病（如乙型肝炎、丙型肝炎、梅毒、艾滋病）以及是否存在药物使用禁忌的必要检查（如大便常规、肝肾功能、电解质、血糖、血脂、凝血功能、心电图、腹部超声、骨密度检查）。临床医师应认真分析检查结果，以便及时发现异常情况并采取对应处置。

■ 有条件可进一步评估 SLE 的病情：如肌酶、肌电图可评估是否存在肌炎，头颅影像检查可评估是否神经精神性狼疮的可能，关节影像检查可评估有无缺血性骨坏死。

■ PCT 检查则是评估患者是否存在急性感染，结核相关检查、感染相关检查也是以备在不明确是否存在感染的情况下及时诊断感染，给予抗感染治疗，避免感染加重。

■ HBV-DNA、HCV-RNA 定量检查是对于初筛中发现既往感染 HBV、HCV 的患者，进一步评价其病毒复制情况，为使用免疫抑制剂治疗提供参考。[13]C 呼气试验，消化内镜的检查则是为了解患者胃肠道是否存在溃疡等疾患或潜在风险，从而在加用糖皮质激素或非甾体抗炎药治疗时及时给予胃黏膜保护。

■ SLE 易合并过敏及肿瘤，必要时行过敏相关检查、肿瘤标志检查。

（七）治疗方案与药物选择

1. 非甾体抗炎药。
2. 糖皮质激素类药物：用药剂量及时间视病情而定。
3. 抗疟药：氯喹/羟氯喹，适用于无禁忌证的所有患者。
4. 免疫抑制剂：甲氨蝶呤/来氟米特/沙利度胺/硫唑嘌呤/雷公藤多苷/环磷酰胺/霉酚酸酯/他克莫司/环孢素 A，选用何种药物及用药时间视病情而定。
5. 丙种球蛋白输注，或血浆置换和（或）免疫吸附：视病情而定。
6. 钙剂、维生素 D、双膦酸盐防治骨质疏松治疗。
7. 胃黏膜保护剂、保肝药：视病情而定。
8. 预防和缓解激素及免疫抑制剂不良反应的药物。

释义

■ 非甾体抗炎药（NSAIDs）可用于控制轻型 SLE 的关节炎和轻中度发热。

■ 糖皮质激素类药物兼有强大的抗炎和免疫抑制作用，是治疗 SLE 的主要用药之一。由于不同的激素剂量的药理作用有所侧重，病情不同、患者对激素的敏感性不同，临床用药要个体化。本路径针对无内脏及器官受累的轻型 SLE，应遵循"无激素或少激素"的方案，泼尼松一般在 0.5mg/（kg·d）以下，病情稳定后缓慢减量至维持剂量泼尼松<5mg/d。

■ 抗疟药作为 SLE 的基础用药，适用于无禁忌证的所有患者。可控制轻型 SLE 的皮疹和光敏感，且在病情稳定后减少复发。

■ 免疫抑制剂在轻型 SLE 的治疗中应遵循"上阶梯"的方案，针对皮疹、关节炎/肌炎、浆膜炎，在上述治疗疗效欠佳或糖皮质激素减量过程中复发时，可加用免疫抑制剂。一般从甲氨蝶呤或来氟米特或雷公藤多苷开始，进一步加强可予他克莫司或环孢素 A，再加强可升级为硫唑嘌呤或霉酚酸酯，乃至短期应用环磷酰胺。沙利度胺可用于难治性 SLE 的皮疹，雷公藤多苷还可用于联合治疗方案。

■ 丙种球蛋白输注，或血浆置换和（或）免疫吸附主要用于危重型 SLE，对轻型 SLE 合并严重感染或有特殊并发症时才会考虑。

■ 防治骨质疏松在轻型 SLE 中也应关注，一般先补充钙剂，如应用中等剂量以上的糖皮质激素或患者已有骨质疏松则同时予维生素 D、双膦酸盐。

■ 胃黏膜保护剂在应用非甾体抗炎药或糖皮质激素时可考虑预防消化道出血，主要针对有消化性溃疡病史或有相关症状的患者。保肝药在有肝功能异常时才考虑应用。

■ 应熟悉并注意糖皮质激素及免疫抑制剂的不良反应，可给予相应预防和治疗的药物。

（八）出院标准

1. 临床症状好转。
2. 没有需要继续住院处理的并发症。

> **释义**
>
> ■ SLE 患者出院时首先是临床表现缓解或明显减轻（如无发热、关节肿痛或皮疹好转），且应用糖皮质激素和免疫抑制剂等药物，无特殊不适和并发症发生，无其他需要继续住院治疗的并发症。出院前应复查 SLE 病情评估的项目，如血常规、尿常规、肝肾功能、补体、红细胞沉降率、CRP、免疫球蛋白、抗 ds-DNA。

（九）变异及原因分析

1. 治疗过程中出现并发症。
2. 伴有其他疾病，需要相关诊断治疗。

> **释义**
>
> ■ 临床路径的变异是指入选临床路径的 SLE 患者未能按路径流程完成医疗行为或未达到预期的医疗质量控制目标。这包含四方面情况：①按路径流程完成治疗，但出现非预期并发症，可能需要后续进一步处理。如本路径治疗后患者出现严重并发症，如急性消化道出血或严重肺部感染，必须进行必要的治疗。②按路径流程完成治疗，但新出现脏器受累转变为重型 SLE，需要进一步强化原发病治疗。如本路径治疗后患者出现狼疮性肾炎，必须进行强化治疗。③按路径流程完成治疗，但超出了路径规定的时限。实际住院日超出标准住院日要求，或未能在规定的时间内达到患者的病情缓解。④其他不能按路径流程完成治疗，患者需要中途退出路径。对这些患者，主管医师均应进行变异原因的分析，并在临床路径的表单中予以说明。

四、系统性红斑狼疮（无内脏及器官受累）临床路径给药方案

	首选	二线	三线	其他
SLE 皮疹	抗疟药	甲氨蝶呤 来氟米特 雷公藤多苷	他克莫司 环孢素 硫唑嘌呤 霉酚酸酯	短期应用环磷酰胺，联合中等剂量到大剂量的糖皮质激素
SLE 关节炎	非甾体抗炎药联合抗疟药	甲氨蝶呤 来氟米特 雷公藤多苷	他克莫司 环孢素	小剂量至中等剂量的糖皮质激素
SLE 肌炎	甲氨蝶呤 来氟米特 雷公藤多苷	他克莫司 环孢素	硫唑嘌呤 霉酚酸酯	短期应用环磷酰胺，联合中等剂量到大剂量的糖皮质激素
SLE 浆膜炎	中等剂量至大剂量的糖皮质激素，联合抗疟药	甲氨蝶呤 来氟米特 雷公藤多苷	他克莫司 环孢素 硫唑嘌呤 霉酚酸酯	短期应用环磷酰胺
SLE 口腔溃疡	中小剂量的糖皮质激素，联合抗疟药	－	－	沙利度胺可用于难治性口腔溃疡
SLE 白细胞减少	抗疟药	－	－	粒细胞减少乃至粒细胞缺乏时，考虑中等剂量至大剂量的糖皮质激素

【用药选择】

1. SLE 皮疹的治疗可首先考虑抗疟药；如控制不佳，可逐步升级，从甲氨蝶呤或来氟米特或雷公藤多苷开始，进一步加强可予他克莫司或环孢素，再加强可升级为硫唑嘌呤或霉酚酸酯，乃至短期应用环磷酰胺。沙利度胺可用于难治性 SLE 的皮疹；必要时加用中等剂量至大剂量的糖皮质激素，皮疹控制后则要逐渐减量至维持剂量，直至停用。

2. SLE 关节炎的治疗可首先考虑非甾体抗炎药，同时可联合抗疟药；如控制不佳，可加予甲氨蝶呤或来氟米特，绝经后的 SLE 患者可予雷公藤多苷，必要时加用小至中等剂量的糖皮质激素。

3. SLE 肌炎的治疗可首先考虑甲氨蝶呤或来氟米特或雷公藤多苷开始，进一步加强可予他克莫司或环孢素，再加强可升级为硫唑嘌呤或霉酚酸酯，乃至短期应用环磷酰胺。必要时联合中等剂量至大剂量的糖皮质激素，肌炎控制后则要逐渐减量至维持剂量，直至停用。

4. SLE 浆膜炎的治疗可首先考虑中等剂量至大剂量的糖皮质激素，同时联合抗疟药；如控制不佳或糖皮质激素减量过程中有复发征象时，应逐步加强免疫抑制剂，可从甲氨蝶呤或来氟米特或雷公藤多苷开始，进一步加强可予他克莫司或环孢素，再加强可升级为硫唑嘌呤或霉

酚酸酯，乃至短期应用环磷酰胺。

5. SLE 口腔溃疡的治疗可首先考虑抗疟药；必要时可加用中小剂量的糖皮质激素。沙利度胺可用于难治性口腔溃疡。

6. SLE 白细胞减少，一般可予抗疟药，或观察不予特殊治疗。如出现粒细胞减少乃至粒细胞缺乏，可加用中等剂量至大剂量的糖皮质激素，白细胞正常后则要逐渐减量至维持剂量，直至停用。

【药学提示】

1. 使用糖皮质激素及免疫制剂治疗的患者，应关注患者血糖、血压等信息，根据情况给予必要的治疗。

2. 患者在需要长期使用免疫抑制治疗时，使用前应除外急性感染、结核感染、病毒性肝炎等疾病，依此决定治疗原发病时是否必要给予相应的抗感染治疗。

3. 患者使用免疫抑制剂治疗前（除使用糖皮质激素外），需检查血常规、肝肾功能等，如有严重异常，应慎重使用。

【注意事项】

1. 患者因长期使用糖皮质激素，应监测血糖、血压等事件，并注意防止骨质疏松、白内障、青光眼等激素带来的不良反应。血压升高、血糖升高时，应积极对症治疗。骨质疏松则应在开始加用激素治疗时同时予以预防骨质疏松的治疗。激素应在尽可能的情况下减量，以防止白内障、青光眼等发生，如有相应临床症状，建议患者眼科会诊治疗。同时应警惕患者继发胃溃疡的发生，必要时给予质子泵抑制剂。

2. 患者使用羟氯喹应注意可能引起的眼黄斑变性，应定期眼底检查。

3. 患者使用甲氨蝶呤、来氟米特、环孢素、他克莫司、硫唑嘌呤、吗替麦考酚酯、环磷酰胺等免疫抑制剂时，要定期检查血常规、肝肾功能、尿常规等，监测药物对血液系统、肝功能是否造成损害，以便早期调整治疗。注意甲氨蝶呤引起的胃肠道反应，注意监测来氟米特、环孢素、他克莫司可能引起的血压升高，注意硫唑嘌呤引起的粒细胞减少或缺乏，注意环磷酰胺可能引起的出血性膀胱炎。出现上述情况，可停用或换用其他药物治疗，并于相应专科诊治。

4. 患者使用免疫抑制药物治疗期间应避免接种活疫苗及减活疫苗。

五、推荐表单

(一) 医师表单

系统性红斑狼疮 (无内脏及器官受累) 临床路径医师表单

适用对象: 第一诊断为系统性红斑狼疮 (无内脏及器官受累) (ICD-10: M32.900)

患者姓名:		性别:	年龄:	门诊号:	住院号:
住院日期: 年 月 日		出院日期: 年 月 日			标准住院日: 7~15 天

时间	住院第 1 天	住院第 2~5 天
主要诊疗工作	□ 询问病史及体格检查 □ 开实验室检查单, 完成病历书写 □ 上级医师查房 □ 完成初步的疾病严重程度及疾病活动度的评价	□ 上级医师查房 □ 根据辅助检查结果, 完成病情评估, 并制订治疗计划 □ 观察药物不良反应 □ 住院医师书写病程记录
重点医嘱	**长期医嘱:** □ 风湿免疫科护理常规 □ 一级或二级护理 □ 膳食选择 **临时医嘱:** □ 血常规、尿常规、大便常规 □ 电解质、肝肾功能、血糖、血脂、凝血功能、D-二聚体、过敏性疾病筛查、肿瘤性疾病筛查、感染性疾病筛查 □ 红细胞沉降率、CRP、免疫球蛋白、补体、ANA、ds-DNA、ENA 谱、ANCA、抗磷脂抗体、RA 相关抗体检查、Coombs 试验 □ 胸部 CT、心电图、超声心动图、骨密度 □ 风湿免疫病慢病管理 (心理、康复、自我评估、用药指导、数据库录入)	**长期医嘱:** □ 风湿免疫科护理常规 □ 一级或二级护理 □ 膳食选择 □ 非甾体抗炎药: 分选择性 COX-2 抑制剂与非选择性 COX-2 抑制剂, 视病情需要给药 □ 糖皮质激素类药物: 分口服、静脉或外用, 视病情需要给药 □ 抗疟药: 氯喹、羟氯喹, 无禁忌时均建议使用 □ 免疫抑制剂: 甲氨蝶呤/沙利度胺/硫唑嘌呤/雷公藤多苷/环磷酰胺/吗替麦考酚酯/他克莫司/环孢素 A, 视病情需要给药 □ 必要时给予质子泵抑制剂、胃黏膜保护剂、抗感染、保肝治疗 □ 需要时给予钙剂、维生素 D、双膦酸盐防治骨质疏松治疗, 胃黏膜保护剂等 **临时医嘱:** □ 根据患者病情, 选择性行腹部超声 (肝胆胰脾肾)、泌尿系彩超、HBV-DNA、HCV-RNA、PCT、^{13}C 呼气试验、消化内镜检查
主要护理工作	□ 介绍病房环境、设施和设备 □ 入院护理评估, 制订护理计划 □ 协助患者完成实验室检查及辅助检查	□ 观察患者一般情况及病情变化 □ 观察疗效和药物不良反应 □ 进行疾病相关健康教育
病情变异记录	□ 无 □ 有, 原因: 1. 2.	□ 无 □ 有, 原因: 1. 2.
医师签名		

时间	出院前 1～3 天	住院第 7～15 天（出院日）
主要 诊疗 工作	□ 上级医师查房，治疗效果评估 □ 再次进行病情评估 □ 确定出院后治疗方案 □ 完成上级医师查房纪录	□ 上级医师进行病情评估，确定患者是否可以出院 □ 完成出院小结 □ 向患者交代出院后注意事项 □ 预约复诊日期
重 点 医 嘱	长期医嘱： □ 根据病情调整长期用药 临时医嘱： □ 根据需要，复查有关检查	出院医嘱： □ 出院带药 □ 门诊随诊
主要 护理 工作	□ 观察患者一般情况 □ 观察疗效和药物不良反应 □ 恢复期生活和心理护理 □ 出院准备指导	□ 告知复诊计划，就医指征 □ 帮助患者办理出院手续 □ 出院指导
病情 变异 记录	□ 无 □ 有，原因： 1. 2.	□ 无 □ 有，原因： 1. 2.
医师 签名		

（二）护士表单

系统性红斑狼疮（无内脏及器官受累）临床路径护士表单

适用对象：第一诊断为系统性红斑狼疮（无内脏及器官受累）（ICD-10：M32.900）

患者姓名：	性别：	年龄：	门诊号：	住院号：
住院日期：　　年　月　日	出院日期：　　年　月　日			标准住院日：7~15 天

时间	住院第 1 天	住院第 2~15 天
健康宣教	□ 入院宣教 　　介绍主管医师、护士 　　介绍环境、设施 　　介绍住院注意事项	□ 用药前宣教 　　使用的药物名称，作用及可能出现的不良反应 　　做好自我防护，避免感染
护理处置	□ 核对患者，佩戴腕带 □ 建立入院护理病历 □ 卫生处置：剪指（趾）甲、更换病号服 □ 监测生命体征 □ 遵医嘱采血 □ 遵医嘱留取尿便送检 □ 影像、心肺功能检查	□ 遵医嘱完成使用药物阶段相关监测指标 □ 遵医嘱完成各种药物的发放和液体的输注
基础护理	□ 二级护理 □ 晨晚间护理 □ 患者安全管理	□ 一级或二级护理 □ 晨晚间护理 □ 患者安全管理
专科护理	□ 测体温、脉搏、血压、血糖	□ 遵医嘱给药 □ 遵医嘱监测血压、血糖的变化
重点医嘱	□ 详见医嘱执行单	□ 详见医嘱执行单
病情变异记录	□ 无　□ 有，原因： 1. 2.	□ 无　□ 有，原因： 1. 2.
护士签名		

（三）患者表单

系统性红斑狼疮（无内脏及器官受累）临床路径患者表单

适用对象：第一诊断为系统性红斑狼疮（无内脏及器官受累）（ICD-10：M32.900）

患者姓名：	性别：	年龄：	门诊号：	住院号：

住院日期： 年 月 日	出院日期： 年 月 日	标准住院日：7～15 天

时间	入院第 1～4 天	住院第 5～15 天	出院日
医患配合	□ 配合询问病史、收集资料，请务必详细告知既往史、用药史、过敏史 □ 如需进行活检，签署手术知情同意书等	□ 配合签署关于治疗用药的各种必要的知情同意书 □ 治疗中使用药物如有不适，及时告诉医生	□ 接受出院前指导 □ 知道复诊程序 □ 获取出院诊断书
护患配合	□ 配合监测体温、脉搏、呼吸、血压 □ 配合完成入院护理评估（简单询问病史、过敏史、用药史） □ 接受入院宣教（环境介绍、病室规定、订餐制度、贵重物品保管等） □ 有任何不适请告知护士	□ 接受术后宣教 □ 配合静脉输液、皮下及肌内注射用药等之类 □ 有任何不适请告知护士 □ 配合定时监测生命体征、每日询问尿便，监测血糖 □ 配合做好病房消毒，避免感染 □ 配合执行探视及陪伴	□ 接受出院宣教 □ 办理出院手续 □ 获取出院带药 □ 知道服药方法、作用、注意事项 □ 了解复查的时间及项目 □ 知道复印病历方法
饮食	□ 如无禁忌，正常饮食	□ 如无禁忌，正常饮食	□ 正常饮食
排泄	□ 正常排泄	□ 正常排泄	□ 正常排泄
活动	□ 如无需活检，正常活动	□ 加强防护，避免感染	□ 加强防护，避免感染

附：原表单（2016年版）

系统性红斑狼疮（无内脏及器官受累）临床路径表单

适用对象：第一诊断为系统性红斑狼疮（无内脏及器官受累）（ICD-10：M32.900）

患者姓名：		性别：	年龄：	门诊号：	住院号：
住院日期： 年 月 日		出院日期： 年 月 日			标准住院日：7~15

时间	住院第1天	住院第2~5天
主要诊疗工作	□ 询问病史及体格检查 □ 开实验室检查单，完成病历书写 □ 上级医师查房 □ 完成初步的疾病严重程度及疾病活动度的评价	□ 上级医师查房 □ 根据辅助检查结果，完成病情评估，并制订治疗计划 □ 观察药物不良反应 □ 住院医师书写病程记录
重点医嘱	长期医嘱： □ 风湿免疫科护理常规 □ 一级或二级护理 □ 膳食选择 临时医嘱： □ 血常规、尿常规、大便常规 □ 电解质、肝肾功能、血糖、血脂、凝血功能、D-二聚体、过敏性疾病筛查、肿瘤性疾病筛查、感染性疾病筛查 □ 红细胞沉降率、CRP、免疫球蛋白、补体、ANA、ds-DNA、ENA谱、ANCA、抗磷脂抗体、RA相关抗体检查、Coombs试验 □ 胸部CT、心电图、超声心动图、骨密度 □ 风湿免疫病慢病管理（心理、康复、自我评估、用药指导、数据库录入）	长期医嘱： □ 风湿免疫科护理常规 □ 一级或二级护理 □ 膳食选择 □ 非甾体抗炎药：分选择性COX-2抑制剂与非选择性COX-2抑制剂，视病情需要给药 □ 糖皮质激素类药物：分口服、静脉或外用，视病情需要给药 □ 抗疟药：氯喹、羟氯喹，无禁忌时均建议使用 □ 免疫抑制剂：甲氨蝶呤/沙利度胺/硫唑嘌呤/雷公藤多苷/环磷酰胺/吗替麦考酚酯/他克莫司/环孢素A，视病情需要给药 □ 必要时给予质子泵抑制剂、胃黏膜保护剂、抗感染、保肝治疗 □ 需要时给予钙剂、维生素D、双膦酸盐防治骨质疏松治疗，胃黏膜保护剂等 临时医嘱： □ 根据患者病情，选择性行腹部超声（肝胆胰脾肾）、泌尿系彩超、HBV-DNA、HCV-RNA、PCT、^{13}C呼气试验、消化内镜检查
主要护理工作	□ 介绍病房环境、设施和设备 □ 入院护理评估，制订护理计划 □ 协助患者完成实验室检查及辅助检查	□ 观察患者一般情况及病情变化 □ 观察疗效和药物不良反应 □ 进行疾病相关健康教育
病情变异记录	□ 无 □ 有，原因： 1. 2.	□ 无 □ 有，原因： 1. 2.
护士签名		
医师签名		

时间	出院前 1~3 天	住院第 7~15 天（出院日）
主要诊疗工作	□ 上级医师查房，治疗效果评估 □ 再次进行病情评估 □ 确定出院后治疗方案 □ 完成上级医师查房纪录	□ 上级医师进行病情评估，确定患者是否可以出院 □ 完成出院小结 □ 向患者交代出院后注意事项 □ 预约复诊日期
重点医嘱	**长期医嘱：** □ 根据病情调整长期用药 **临时医嘱：** □ 根据需要，复查有关检查	**出院医嘱：** □ 出院带药 □ 门诊随诊
主要护理工作	□ 观察患者一般情况 □ 观察疗效和药物不良反应 □ 恢复期生活和心理护理 □ 出院准备指导	□ 告知复诊计划，就医指征 □ 帮助患者办理出院手续 □ 出院指导
病情变异记录	□ 无　□ 有，原因： 1. 2.	□ 无　□ 有，原因： 1. 2.
护士签名		
医师签名		

第二章

强直性脊柱炎临床路径释义

一、强直性脊柱炎编码

1. 卫计委原编码：

疾病名称及编码：强直性脊柱炎（ICD-10：M45. X00）

2. 修改编码：

疾病名称及编码：强直性脊柱炎（ICD-10：M45）

二、临床路径检索方法

M45

三、强直性脊柱炎临床路径标准住院流程

（一）适用对象

第一诊断为强直性脊柱炎（ICD-10：M45. X00）或2009年中轴型脊柱关节病的分类诊断。

释义

■ 强直性脊柱炎（Ankylosing Spondylitis，AS）是一种慢性炎症性疾病，主要侵犯骶髂关节、脊柱骨突、脊柱旁软组织及外周关节，可伴发关节外表现，严重者可发生脊柱畸形和强直。

（二）诊断依据

1. 根据1984年修订的纽约诊断标准：

临床标准：

（1）下腰痛持续至少3个月，活动（而非休息）后可缓解。

（2）腰椎在垂直和水平面的活动受限。

（3）扩胸度范围较同年龄、性别的正常人减少。

确诊标准：

具备单侧3~4级或双侧2~4级X线骶髂关节炎，加上临床标准3条中至少1条。

2. 或2009年中轴型脊柱关节病的分类诊断：

腰背痛≥3个月且发病年龄<45岁的患者（无论是否有外周临床表现），符合下列其中1项标准：

（1）影像学显示骶髂关节炎且具有≥1个脊柱关节炎特征。

（2）HLA-B27阳性且具有≥2个脊柱关节炎特征。

脊柱关节炎特征包括：①炎性腰背痛；②关节炎；③肌腱附着点炎（足跟）；④葡萄膜炎；⑤指（趾）炎；⑥银屑病；⑦克罗恩病/溃疡性结肠炎；⑧NSAIDs治疗有效；⑨具有脊柱关节炎家族史；⑩HLA-B27阳性；⑪CRP升高。

■目前临床上主要采用 1984 年修订的 AS 纽约标准。这个标准诊断强直性脊柱炎具有高度的特异度，但是其敏感性有限，一些早期的脊柱关节病患者不能被及时诊断，从而错失了早期治疗的机会。为了寻找更加敏感有效的分类标准，2009 年 6 月，国际脊柱关节病评价工作组（Assessment of Spondyloarthritis International Society, ASAS）发布了新的"中轴型脊柱关节病分类标准"。相比传统的分类标准，具有更高的敏感性。2009 年中轴型脊柱关节病的分类标准引入了磁共振检查的结果并强调了 HLA-B27 的重要性。20 世纪 90 年代以来，磁共振已越来越多应用于骶髂关节炎和脊柱炎的检查。磁共振检查提高了诊断的敏感性，但需要注意的是，一些其他的疾病如感染、骨关节炎等，也可出现骶髂关节炎的表现，需仔细鉴别。因此严格把握脊柱关节病的临床特征，合理使用 2009 年分类标准，细致评估患者的临床及影像学特征，才能防止误诊及漏诊。

（三）治疗方案的选择

诊断或分类诊断明确。

根据 1984 修订的纽约诊断标准/2010 年强直性脊柱炎诊治指南（中华医学会风湿病学分会）或 2009 年中轴型脊柱关节病的分类诊断，结合 2006/2010 年 ASAS/EULAR 关于强直性脊柱炎的治疗推荐。

> 释义

■根据 1984 年修订的纽约标准，或 2009 年中轴型脊柱关节病的分类标准进行诊断。治疗参考 2010 年强直性脊柱炎诊治指南（中华医学会风湿病学分会），结合 2015 年 ACR/ASAS 关于强直性脊柱炎的治疗推荐。

（1）非药物治疗：患者教育；指导患者进行合理的体育锻炼；站立时保持挺胸；给予必要的物理治疗；建议患者戒烟。

（2）药物治疗：非甾体抗炎药；生物制剂（肿瘤坏死因子拮抗剂）；慢作用抗风湿药（柳氮磺胺吡啶、甲氨蝶呤、沙利度胺等）；糖皮质激素。

（3）外科治疗：髋关节置换术等。

■对患者及家属进行疾病知识的教育是整个治疗计划中不可缺少的一部分，有助于患者主动参与治疗并与医师合作。

■治疗过程中需注意加强用药知识宣教和后期随访管理，告知患者治疗是一个长期的过程，患者需学会自我管理。

（四）临床路径标准住院日为 7~15 天

> 释义

■完善相关实验室检查，影像学检查，判断病情制订治疗方案 1~4 天，改善病情药物（如生物制剂、DMARDs）使用在第 5~7 天实施，总住院时间不超过 15 天均符合路径要求。

（五）进入路径标准

1. 第一诊断必须符合强直性脊柱炎（ICD-10：M45.X00）或 2009 年中轴型脊柱关节炎的分类诊断。

2. 当患者同时具有其他疾病诊断时，如果在住院期间不需特殊处理也不影响第一诊断的临床路径流程实施时，可以进入路径。

3. 当患者同时具有其他疾病诊断，但在住院期间需特殊处理、影响第一诊断的临床路径流程实施时，不进入路径。

> **释义**
>
> ■ 进入路径的标准必须是符合指南中明确诊断的 AS 患者。
>
> ■ 需要除外患有未经治疗的其他较为重要的疾病，如恶性肿瘤、感染等疾患。
>
> ■ 患者如合并糖尿病、高血压等疾病，未对患者目前的 AS 诊治有显著影响，也可以进入本路径，但应密切监测血糖、血压等，并及时调整相关药物的使用。

（六）住院期间检查项目

1. 必需的检查项目：

（1）体征：如骶髂关节和椎旁肌肉压痛、脊柱的活动度，外周关节肿胀和压痛数目以及全身体检。

（2）血常规。

（3）尿常规。

（4）粪便常规+隐血。

（5）肝肾功能、血脂、血糖、电解质等。

（6）红细胞沉降率和 C 反应蛋白。

（7）HLA-B27。

（8）类风湿因子。

（9）乙型肝炎病毒系列检查。

（10）骶髂关节正位 X 线和增强 MRI 检查。

（11）胸部 X 线和 ECG。

2. 根据患者情况可选择：

（1）结核感染筛查项目、PPD 试验、病毒性肝炎系列、肿瘤标志物、骨质疏松相关检查；抗核抗体谱。

（2）脊柱 X 线，脊柱和骶髂关节增强 MRI 检查，超声心动图、关节和肌腱超声诊断和超声引导治疗、肝肾彩超、骨密度检查。

> **释义**
>
> ■ 必需的检查项目是初步诊断 AS，评估患者 AS 的病情活动性以及严重性，发现患者存在的潜在其他疾病以及是否存在药物使用禁忌的必要检查。相关人员应认真分析检查结果，以便及时发现异常情况并采取对应处置。
>
> ■ 结核筛查项目、病毒性肝炎系列及肿瘤标志物等检查主要用于生物制剂筛查，排除生物制剂禁忌证。对于交代病情后考虑使用生物制剂的患者需完善以上检查认真排除生物制剂使用禁忌证。

■ AS 患者较易发生骨密度异常，骨密度检查有助于发现骨量异常并给予相应治疗。脊柱和骶髂关节磁共振可辅助观察早期或疾病活动期患者骨髓水肿及炎症情况。关节和肌腱超声有助于随访监测病情。超声心动图有助于排除强直性脊柱炎伴发瓣膜病变，对于存在症状或者可疑存在心脏病变的患者可行心脏超声加以明确。

（七）治疗方案与药物选择

治疗应个体化：根据患者临床表现选择治疗，包括药物和非药物治疗相结合。

1. 中轴关节受累者：

（1）非甾体抗炎药（NSAIDs）作为有疼痛和晨僵症状患者对症治疗和缓解病情的一线用药。

（2）单用或联合应用抗肿瘤坏死因子（TNF-α 拮抗剂）。

（3）对于持续而明显的病情活动患者，可持续使用 NSAIDs 和抗肿瘤坏死因子（TNF-α 拮抗剂）等生物制剂治疗。

2. 有外周关节和其他关节外组织器官等受累者：选用改善病情抗风湿药物（DMARDs），如柳氮磺吡啶等。

3. 关节炎和肌腱端炎：必要时糖皮质激素局部注射。

4. 病情需要时，可用镇痛药和中药等。

5. 骨质疏松的预防和治疗，必要时给予口服钙剂、肌注维生素 D_3 注射液及双膦酸盐类等药物的应用。

6. 给予质子泵抑制剂（PPI）和其他胃保护药口服，以保护胃黏膜，预防消化道出血。对已有胃肠道出血病史的患者，给予胃镜下止血或手术治疗。

7. 针对难治性重症患者，有条件的医院可考虑在专家组指导下使用免疫吸附、血浆置换或免疫细胞治疗。

8. 康复治疗和心理治疗等。

9. 必要时，疾病共患病的治疗（按相关疾病路径进行）。

> **释义**
>
> ■ AS 患者的治疗目标是：缓解症状和体征，恢复功能，防止关节损伤，提高患者生活质量以及防止脊柱疾病的并发症等。治疗上采取非药物、药物和手术等综合治疗。
>
> （1）非药物治疗：对患者及家属进行疾病知识的教育，强调患者主动参与治疗并与医师合作的重要性，劝导患者坚持合理的体育锻炼，告知患者注意站立、坐位的姿势，给予必要的物理治疗，建议患者戒烟。
>
> （2）药物治疗：非甾体抗炎药（NSAIDs），生物制剂（肿瘤坏死因子拮抗剂，TNFi），慢作用抗风湿药（柳氮磺胺吡啶、甲氨蝶呤、沙利度胺等）。
>
> （3）外科治疗：对于存在髋关节严重受累或者脊柱畸形的患者必要时可建议外科手术治疗。

（4）骨质疏松的预防和治疗，必要时给予钙剂、维生素 D_3 或双膦酸盐类等药物的应用。

（5）给予质子泵抑制剂（PPI）和其他胃保护药口服，以保护胃黏膜，预防消化道出血。对已有胃肠道出血病史的患者，给予胃镜下止血或手术治疗。必要时，疾病共患病的治疗（按相关疾病路径进行）。

■ NSAIDs 可迅速改善患者腰背部疼痛和晨僵，减轻关节肿胀和疼痛，增加活动范围，对于 AS 患者的症状治疗都是首选。

■ 非甾体抗炎药物的不良反应中较多见的是胃肠道不适症状，少数可引起溃疡。医师应针对每例患者的具体情况选用一种非甾体抗炎药物。同时使用 2 种非甾体抗炎药不仅不会增加疗效，反而会增加药物不良反应，甚至带来严重的后果。

■ 生物制剂起效快，效果好。使用前需进行肝炎、结核、肿瘤等筛查，排除生物制剂禁忌后方可使用。一种生物制剂效果不满意或不能耐受的患者可换用另一种生物制剂。

■ 柳氮磺吡啶可改善患者的关节疼痛、肿胀和发僵，并可降低血清 IgA 水平及其他实验室活动性指标，特别适用于改善患者的外周关节炎。本品起效较慢，可选用一种起效快的非甾体抗炎药物联合应用。

■ 对于 AS 患者，一般不主张口服或静脉全身应用糖皮质激素治疗，因其不良反应大，且不能阻止 AS 的病程。顽固性肌腱端炎和持续性滑膜炎可能对局部糖皮质激素治疗反应好。葡萄膜炎可以通过扩瞳和激素滴眼得到较好控制。对难治性虹膜炎可能需要全身使用激素或免疫抑制剂治疗。

（八）出院标准

1. 症状和体征有所好转。
2. 红细胞沉降率、C 反应蛋白等有所下降，血常规和肝肾功能无明显异常。
3. 根据临床医师的综合判断患者可以出院。

> **释义**
>
> ■ 患者出院前应完成必须复查的项目，如血常规、红细胞沉降率、CRP、肝肾功能、电解质等，同时临床表现缓解或明显减轻。无特殊不适和并发症发生。无其他需要继续住院治疗的并发症。

（九）有无变异及原因分析

1. 有影响疾病预后的合并症，需要进行相关的诊断和治疗。
2. 治疗出现肺部感染、呼吸衰竭、心脏衰竭等，需要延长治疗时间。
3. 周末、节假日。
4. 患者有其他原因不同意出院。

释义

■ 变异是指入选临床路径的患者未能按路径流程完成医疗行为或未达到预期的医疗质量控制目标。这包含三方面情况：①按路径流程完成治疗，但出现非预期结果，可能需要后续进一步处理。如本路径治疗后患者出现严重并发症（如急性消化道出血或严重肺部感染），必须进行必要的治疗。②按路径流程完成治疗，但超出了路径规定的时限。实际住院日超出标准住院日要求，或未能在规定的时间内达到患者重要脏器急性损害的缓解，如患者生命体征仍不平稳、仍有因肺间质病变造成的呼吸衰竭。③不能按路径流程完成治疗，患者需要中途退出路径。如治疗过程中出现严重并发症，导致必须终止路径或需要转入其他路径进行治疗等。对这些患者，主管医师均应进行变异原因的分析，并在临床路径的表单中予以说明。

■ AS 治疗常见的并发症有：NSAIDs 使用后出现消化道溃疡或者出血，生物制剂过敏或出现感染等情况。

■ 医师认可的变异原因主要指患者入选路径后，医师在检查及治疗过程中发现患者合并存在一些事前未预知的对本路径治疗可能产生影响的情况，需要终止执行路径或者是延长治疗时间、增加治疗费用。医师需在表单中明确说明。

■ 因患者方面的主观原因导致执行路径出现变异，也需要医师在表单中予以说明。

四、强直性脊柱炎临床路径给药方案

【用药选择】

1. 非甾体抗炎药（NSAIDs）可迅速改善患者腰背部疼痛和晨僵，减轻关节肿胀和疼痛及增加活动范围，对于 AS 患者的症状治疗是首选的。不管使用何种 NSAIDs，不仅为了达到改善症状的目的，同时希望延缓或控制病情进展，通常建议较长时间持续在相应的药物治疗剂量下使用。要评估某个特定 NSAIDs 是否有效，应持续规则使用同样剂量至少 2 周。如一种药物治疗 2 周疗效不明显，应改用其他不同类别的 NSAIDs。

2. 生物制剂不仅对关节症状有效，而且可减少葡萄膜炎的复发频率。虽然建议 TNF 拮抗剂仅应用于按照分类标准明确诊断为 AS 的患者，有研究提示对于临床缺乏放射学典型改变，符合 AS 分类标准中"可能"或脊柱关节炎标准的患者，下列情况下也可选用：已应用 NSAIDs 治疗但仍有中重度的活动性脊柱病变；已应用 NSAIDs 和一种其他病情控制药仍有中重度的活动性外周关节炎。

3. 对于顽固性肌腱端病和持续性滑膜炎患者，可考虑给予局部糖皮质激素治疗。眼前色素膜炎可以通过扩瞳和激素点眼得到较好控制。对于难治性虹膜炎可能需要全身激素或免疫抑制剂治疗。对于全身用药效果不好的顽固性外周关节炎（如膝关节炎）积液可行关节腔内注射糖皮质激素治疗，重复注射应间隔 3~4 周，一般不超过 2~3 次/年。

【药学提示】

1. 使用 NSAIDs 治疗时，需注意不良反应。常见的不良反应是胃肠道不适，少数可引起溃疡，其他较少见的有心血管疾病如高血压等，可伴有头痛、头晕、肝肾损伤，血细胞减少、水肿及过敏反应等。医师应针对每例患者的具体情况选用一种 NSAIDs 药物。同时使用≥2 种的 NSAIDs 不仅不会增加疗效，反而会增加药物不良反应，甚至带来严重后果。在用药过程中应监测药物不良反应并及时调整。

2. TNF 拮抗剂最主要的不良反应为输液反应或注射部位反应,从局部皮疹、恶心、头痛、瘙痒、眩晕到低血压、呼吸困难、胸痛均可见。其他的不良反应有感染增加,包括常见的呼吸道感染和机会性感染(如结核)。故用药前需注意肿瘤、结核、肝炎的筛查。脱髓鞘病、狼疮样综合征以及充血性心力衰竭的加重也有报道,但发生率低。用药期间要定期复查血常规、尿常规、肝肾功能等。

3. 柳氮磺胺吡啶的不良反应包括消化系统症状、皮疹、血细胞减少、头痛、头晕以及男性精子减少及形态异常(停药可恢复),选用肠溶片剂可有效减少消化系统相关的不良反应。磺胺过敏者禁用。

【注意事项】

1. 患者长期使用 NSAIDs 治疗,需注意胃肠道症状,定期复查粪便常规和隐血。对于存在消化道出血危险因素的患者可加用质子泵抑制剂预防出血。

2. 口服药物期间需定期复查血常规、肝肾功能,检测药物对血液系统、肝肾功能是否造成损害,以便早期调整治疗。

3. 患者接受生物制剂治疗期间需避免接种减活疫苗。

五、推荐表单

(一) 医师表单

强直性脊柱炎临床路径医师表单

适用对象：第一诊断为强直性脊柱炎（ICD-10：M45.X00）

患者姓名：	性别：	年龄：	门诊号：	住院号：

住院日期： 年 月 日	出院日期： 年 月 日	标准住院日：7～15 天

日期	住院第 1 天	住院第 2～4 天	住院第 5～15 天
主要诊疗工作	□ 询问病史及体格检查 □ 进行病情初步评估 □ 完成病历书写 □ 开实验室检查单	□ 上级医师查房 □ 分析病情，初步诊断，制订诊疗计划 □ 根据病情调整基础用药 □ 申请相关科室会诊 □ 向患者及家属交代病情 □ 签署各种必要的知情同意书 □ 必要时协助患者完成各项检查 □ 书写病程记录	□ 上级医师查房 □ 评估检查结果，明确诊断 □ 病情评估，根据病情调整治疗方案 □ 观察药物不良反应 □ 确认有无并发症 □ 书写病程记录 □ 必要时完成诊断证明书 □ 患者教育
重点医嘱	**长期医嘱：** □ 风湿免疫科护理常规 □ 膳食选择 □ 一级或二级护理 □ 对症治疗 □ 既往基础用药 **临时医嘱：** □ 血常规、尿常规、大便常规、隐血 □ 肝肾功能、血糖、电解质、ESR、CRP、HLA-B27、RF、乙型肝炎病毒检查 □ 心电图、X 线胸片、肝胆胰脾彩超、骨密度、全脊柱 X 线平片、骶髂关节 X 线平片 □ 必要时进行：病毒性肝炎系列、T-spot、肿瘤标志物、抗核抗体谱、心脏超声、脊柱或骶髂关节磁共振、关节超声	**长期医嘱：** □ 风湿免疫科护理常规 □ 膳食选择 □ 一级或二级护理 □ 继续对症治疗 □ 必要时调整既往用药 **临时医嘱：** □ 其他特殊或补充医嘱	**长期医嘱：** □ 风湿病护理常规 □ 一级或二级护理 □ 膳食选择 □ 继续对症治疗 □ 根据化验结果调整抗风湿药，可给予非甾体抗炎药、生物制剂、DMARDs（柳氮磺胺吡啶、甲氨蝶呤、沙利度胺等） □ 必要时给予质子泵抑制剂、胃黏膜保护剂 □ 需要时给予钙剂、阿法骨化醇、双膦酸盐防治骨质疏松治疗 **临时医嘱：** □ 必要时复查血常规、CRP、ESR、补体、肝功能、肾功能、血糖、电解质、胸部 CT □ 异常指标复查
病情变异记录	□ 无 □ 有，原因： 1. 2.	□ 无 □ 有，原因： 1. 2.	□ 无 □ 有，原因： 1. 2.
医师签名			

（二）护士表单

强直性脊柱炎临床路径护士表单

适用对象：第一诊断为强直性脊柱炎（ICD-10：M45.X00）

患者姓名：	性别：　年龄：　门诊号：	住院号：
住院日期：　　年　月　日	出院日期：　　年　月　日	标准住院日：7~15 天

时间	住院第 1 天	住院第 2~15 天
健康宣教	□ 入院宣教 　介绍主管医师、护士 　介绍环境、设施 　介绍住院注意事项	□ 用药前宣教 　使用的药物名称，作用及可能出现的不良反应做好自我防护，避免感染
护理处置	□ 核对患者，佩戴腕带 □ 建立入院护理病历 □ 卫生处置：剪指（趾）甲、更换病号服 □ 测量生命体征 □ 遵医嘱采血 □ 遵医嘱留取尿便送检 □ 影像、心肺功能检查	□ 遵医嘱完成使用药物阶段相关监测指标 □ 遵医嘱完成各种药物的发放和液体的输注
基础护理	□ 二级护理 □ 晨晚间护理 □ 患者安全管理	□ 一级或二级护理 □ 晨晚间护理 □ 患者安全管理
专科护理	□ 测体温、脉搏、血压、血糖	□ 遵医嘱给药 □ 遵医嘱监测血压、血糖的变化
重点医嘱	□ 详见医嘱执行单	□ 详见医嘱执行单
病情变异记录	□ 无　□ 有，原因： 1. 2.	□ 无　□ 有，原因： 1. 2.
护士签名		

（三）患者表单

强直性脊柱炎临床路径患者表单

适用对象：第一诊断为强直性脊柱炎（ICD-10：M45.X00）

患者姓名：		性别：　　年龄：　　门诊号：		住院号：
住院日期：　　年　月　日		出院日期：　　年　　月　　日		标准住院日：7~15 天

时间	入院第 1~4 天	住院第 5~15 天	出院
医患配合	□ 配合询问病史、收集资料，请务必详细告知既往史、用药史、过敏史	□ 配合签署关于治疗用药的各种必要的知情同意书 □ 治疗中使用药物如有不适，及时告诉医师	□ 接受出院前指导 □ 知道复诊程序 □ 获取出院诊断书
护患配合	□ 配合测量体温、脉搏、呼吸、血压 □ 配合完成入院护理评估（简单询问病史、过敏史、用药史） □ 接受入院宣教（环境介绍、病室规定、订餐制度、贵重物品保管等） □ 有任何不适请告知护士	□ 接受术后宣教 □ 配合静脉输液、皮下及肌内注射用药等之类 □ 有任何不适请告知护士 □ 配合定时测量生命体征、每日询问尿便，监测血糖 □ 配合做好病房消毒，避免感染 □ 配合执行探视及陪伴	□ 接受出院宣教 □ 办理出院手续 □ 获取出院带药 □ 知道服药方法、作用、注意事项 □ 了解复查的时间及项目 □ 知道复印病历方法
饮食	□ 如无禁忌，正常饮食	□ 如无禁忌，正常饮食	□ 正常饮食
排泄	□ 正常排泄	□ 正常排泄	□ 正常排泄
活动	□ 如无需活检，正常活动	□ 加强防护，避免感染	□ 加强防护，避免感染

附：原表单（2016 年版）

强直性脊柱炎临床路径表单

适用对象：第一诊断为强直性脊柱炎的患者（ICD-10：M45.X00）

患者姓名：	性别： 年龄： 门诊号：	住院号：
住院日期： 年 月 日	出院日期： 年 月 日	标准住院日：10～15 天

日期	住院第 1 天
主要 诊疗 工作	□ 询问病史，体格检查；关节功能状态评价 □ 初步诊断，确定药物治疗方案；开实验室检查单及相关检查单；完成首次病程记录和病历记录 □ 向患者及家属交代病情

重 点 医 嘱	**长期医嘱：** □ 风湿免疫科护理常规 □ 护理级别 □ 饮食 □ 既往基础用药 **药物医嘱：** □ 解热镇痛及非甾体抗炎药 □ 生物制剂 □ 肾上腺皮质激素 □ 免疫抑制剂 □ PPI 和其他胃肠保护药治疗 □ 骨质疏松药物 □ 中成药	**临时医嘱：** □ 血常规+血型、尿常规、大便常规 □ 生化全项 □ 凝血功能检查 □ 红细胞沉降率、CRP □ 骨代谢和骨转换指标 □ 免疫细胞水平检查 □ 抗核抗体谱、AKA、APF、CCP 等 □ HLA-B27 □ 结核和肝炎相关指标检查 □ 骨密度 □ X 线胸片 □ 心电图 □ 关节放射片（X 线或 CT 或 MRI） □ 超声心动图 □ 肌电图 □ 关节 B 超 □ 关节穿刺检查

主要 护理 工作	□ 入院宣教及护理评估 □ 正确执行医嘱 □ 观察患者病情变化 □ 风湿免疫病慢病管理内容（疾病病情评估、心理、康复、患者自我评估、用药指导、数据库录入）

病情 变异 记录	□ 无 □ 有，原因： 1. 2.

护士 签名	

医师 签名	

时间	住院第 2 ~ 10 天	住院第 10 ~ 15 天（出院日）
诊疗工作	□ 上级医师查房，完成上级医师查房记录 □ 评估辅助检查结果，分析病因；向患者及家属介绍病情 □ 根据病情调整治疗方案 □ 必要时相应科室会诊	□ 上级医师查房 □ 观察病情变化，评估辅助检查结果， □ 再次向患者及家属介绍病情及出院后注意事项，预约复诊日期 □ 有手术指征者转科治疗 □ 如果患者不能出院，在病程记录中说明原因和继续治疗的方案
重点医嘱	**长期医嘱：** □ 风湿免疫科护理常规 □ 护理级别 □ 饮食 □ 既往基础用药 **临时医嘱：** □ 复查异常的检查 □ 根据特殊病史选择相应检查 □ 相关科室会诊 **药物医嘱：** □ 解热镇痛及非甾体抗炎药 □ 生物制剂 □ 肾上腺皮质激素 □ 改变病情抗风湿药 □ PPI 和其他胃肠保护药治疗 □ 骨质疏松药物 □ 中成药	**出院医嘱：** □ 出院带药 □ 定期门诊随访
主要护理工作	□ 正确执行医嘱 □ 观察患者病情变化	□ 出院带药服用指导 □ 特殊护理指导 □ 告知复诊时间和地点 □ 交待常见的药物不良反应，嘱其定期门诊复诊 □ 风湿免疫病慢病管理内容：疾病病情评估、心理、康复、患者自我评估、用药指导、数据库录入
病情变异记录	□ 无　□ 有，原因： 1. 2.	□ 无　□ 有，原因： 1. 2.
护士签名		
医师签名		

第三章

类风湿关节炎伴肺间质纤维化临床路径释义

一、类风湿关节炎伴肺间质纤维化编码

疾病名称及编码：类风湿关节炎伴肺间质纤维化（ICD-10：M05.102+J99.0*）

二、临床路径检索方法

M05.102+J99.0*

三、类风湿关节炎伴肺间质纤维化临床路径标准住院流程

（一）适用对象

第一诊断为类风湿关节炎伴肺间质纤维化（ICD-10：M05.102+J99.0*）。

> 释义
>
> ■ 类风湿关节炎（RA）是指符合2009年美国风湿病学会（ACR）和欧洲抗风湿病联盟（EULAR）提出的新的RA分类标准。肺间质纤维化的诊断需排除肺部感染，结合典型临床表现、高分辨率CT、自身抗体、痰培养、病原学血清学试验及纤维支气管镜肺泡灌洗和肺活检等检查结果综合判断。

（二）诊断依据

2009年美国风湿病学会（ACR）和欧洲抗风湿病联盟（EULAR）提出来新的类风湿关节炎（RA）分类标准，即：至少1个关节肿痛，并有滑膜炎的证据（临床或超声或MRI）；同时排除了其他疾病而引起的关节炎症状和体征，并有常规放射学典型的RA骨破坏的改变，可确诊为RA。另外，该标准对关节受累情况、血清学指标、滑膜炎持续时间和急性时相反应物4个部分进行评分，4个部分评分的总得分6分以上也可确诊为RA（表3-1）。

表3-1 ACR/EULAR 2009年RA分类

关节受累情况		
受累关节数	受累关节情况	得分（0~5分）
1	中大关节	0
2~10	中大关节	1
1~3	小关节	2
4~10	小关节	3
>10	至少1个为小关节	5

续　表

血清学	得分（0~3分）
RF 或抗 CCP 抗体均为阴性	0
RF 或抗 CCP 抗体至少 1 项低滴度阳性	2
RF 或抗 CCP 抗体至少 1 项高滴度（>正常上限 3 倍）阳性	3
滑膜炎持续时间	得分（0~1分）
<6 周	0
>6 周	1
急性时相反应物	得分（0~1分）
CRP 或 ESR 均正常	0
CRP 或 ESR 增高	1

胸部高分辨率 CT（HRCT）表现为双肺间质性肺炎和纤维化改变。

肺功能异常，包括限制性通气功能障碍和（或）气体交换障碍。

释义

　　■ 类风湿关节炎（RA）是一种慢性的以侵犯关节为主要特征的，原因不明的全身性炎性改变的自身免疫病。考虑 RA 的诊断时，需首先排除系统性红斑狼疮、痛风、银屑病关节炎等其他疾病，并有常规放射学典型的 RA 骨破坏的改变，方可确诊。另外，该标准对关节受累情况、血清学指标、滑膜炎持续时间和急性时相反应物 4 个部分进行评分，4 个部分评分的总得分 6 分以上也可确诊为 RA。RA 常伴有肺间质纤维化，临床诊断主要依据临床表现，典型胸部 X 线或高分辨率 CT 和肺功能改变，必要时可行肺活检病理诊断。

（三）治疗方案的选择

根据《实用内科学》（12 版，复旦大学上海医学院编著，人民卫生出版社）和中华医学会编著的《临床诊疗指南·风湿病分册》。

1. 一般治疗：休息，并保持关节功能位置。

2. 药物治疗：

（1）RA 原发病治疗：见类风湿关节炎临床路径。

（2）糖皮质激素、免疫抑制剂、植物制剂。

（3）其他治疗：IVIG、生物制剂等。

（4）N-乙酰半胱氨酸、吡非尼酮、青霉胺、秋水仙碱、依地酸钙钠（EDTA）等。

> **释义**
>
> ■ 目前尚无关于类风湿关节炎（RA）合并肺间质纤维化以及结缔组织病相关肺间质纤维化的治疗指南，治疗方案的选择与治疗主要依据特发性肺纤维化（IPF）的治疗指南——2011 年及 2015 年 ATS/ERS/JRS/ALAT 的 IPF 治疗指南。
>
> ■ RA 相关的间质性肺疾病（ILD）的病理类型主要有两种：一是寻常型间质性肺炎（UIP）；二是非特异性间质性肺炎（NSIP）。
>
> ■ 通常 NSIP 的治疗效果要好于 UIP，尤其是对于糖皮质激素反应良好。
>
> ■ IPF/UIP 的治疗应根据个体化的原则，对于年轻的、病情不断恶化、症状进行性加重、亚急性患者、无禁忌证可考虑单独给予免疫抑制剂或合并中剂量的糖皮质激素治疗。病情趋于晚期时，治疗意义不大，免疫抑制剂及糖皮质激素可能给患者带来很多严重不良反应。故治疗前应对患者的基本病情进行综合分析，并在告知患者后再开始治疗。
>
> ■ 治疗策略包括：辅助治疗、药物治疗以及肺移植。

（四）标准住院日 14 ~20 天

> **释义**
>
> ■ 类风湿关节炎（RA）合并肺间质纤维化的患者入院后，1 ~2 天完善相关检查明确诊断，在第 3 ~7 天制订治疗方案，观察治疗反应，8 ~13 天制订长期用药方案，复查必要项目。总住院时间不超过 20 天均符合本路径要求。

（五）进入路径标准

1. 第一诊断必须符合 ICD-10：类风湿关节炎伴肺间质纤维化 ICD-10：M05.102+J99.0* 疾病编码。
2. 当患者同时具有其他疾病诊断，但在住院期间不需要特殊处理也不影响第一诊断的临床路径流程实施时，可以进入路径。

> **释义**
>
> ■ 进入本路径的标准必须是符合分类标准中明确诊断的类风湿关节炎患者，同时合并肺间质纤维化。
>
> ■ 需要除外患者有肺动脉高压、肺部感染、药物导致的肺间质病变等疾患。
>
> ■ 当患者同时患有其他疾病，本次住院期间不需要检查和治疗，且本次入院第一诊断为类风湿关节炎伴肺间质纤维化，也可以进入本路径。

（六）住院期间的检查项目

1. 必需的检查项目：
（1）血常规、尿常规、大便常规。
（2）肝肾功能、电解质、血糖、血脂、红细胞沉降率（ESR）、CRP、免疫球蛋白及补体、血气分析、凝血功能、感染性疾病筛查（乙型肝炎、丙型肝炎、梅毒、艾滋病等）。

（3）类风湿因子、抗 CCP 抗体、抗 AKA 抗体、抗 APF 抗体、抗核抗体谱、ANCA。

（4）心电图、关节影像检查、胸部高分辨率 CT、肺功能、骨密度、肝胆胰脾彩超。

2. 根据患者病情可进行：KL-7 水平检测、滑膜液检查、心脏彩超、泌尿系彩超、关节彩超和磁共振检查、HBV-DNA、HCV-RNA、PCT、感染性疾病相关检查、肿瘤筛查、^{13}C 呼气试验、支气管镜检查、消化内镜检查。

> **释义**
>
> ■ 必查项目是明确诊断，排除其他疾患，进行鉴别诊断，制订有效治疗方案的基础，在治疗方案制订前必须完成。相关人员应认真分析检查结果，以便及时发现异常情况并采取对应处置。
>
> ■ 对于与肺部感染不易鉴别的患者，可行 KL-6 水平检测，以及其他感染性疾病相关检查。
>
> ■ 年龄偏大的女性患者，强调骨密度的检查，以便治疗中及时给予抗骨质疏松药物。

（七）治疗方案与药物选择

1. 一般治疗：休息，缓解期尽早开始关节功能锻炼，外用药。

2. 吸氧或高压氧治疗。

3. 药物治疗：

（1）类风湿关节炎原发病治疗：见类风湿关节炎临床路径。

（2）糖皮质激素、免疫抑制剂（环磷酰胺、霉酚酸酯、环孢素 A、他克莫司、硫唑嘌呤、雷公藤多苷、甲氨蝶呤、来氟米特等）、植物制剂。

（3）其他治疗：IVIG、生物制剂、血浆置换/免疫吸附等，重症患者视病情而定。

（4）N-乙酰半胱氨酸、吡非尼酮、青霉胺、秋水仙碱、依地酸钙钠（EDTA）等。

（5）必要时抗感染、保护胃黏膜、保肝、防治骨质疏松等治疗。

> **释义**
>
> ■ 吸氧在 IPF 合并低氧血症时能改善患者的生活质量，提高其活动能力，但对于生存率的影响尚未得到证实。肺康复治疗能提高患者的生活质量和活动能力。
>
> ■ IPF/UIP 的治疗尚无一致意见，治疗方法缺乏且效果差。既往糖皮质激素及免疫抑制剂的目的是减轻肺部炎症反应，但这些治疗均缺乏严格的临床试验资料支持。
>
> ■ 糖皮质激素一直用于治疗 IPF/UIP，但疗效却并不理想，且不良反应多，NSIP 对激素反应较好，推荐使用。对于有激素使用适应证的患者，推荐中小剂量泼尼松联合硫唑嘌呤或环磷酰胺。对于可能出现激素不良反应的患者，如高龄（>70 岁）、肥胖、骨质疏松、糖尿病，不推荐使用激素治疗。
>
> ■ 免疫抑制剂较常用的有环磷酰胺及硫唑嘌呤，其他免疫抑制剂如环孢素 A、吗替麦考酚酸在前二者无效或不能耐受情况下，也可以选用。
>
> ■ 秋水仙碱及 D-青霉胺可能有抑制纤维合成的作用，已适用于治疗 IPF/UIP，但其疗效尚不确定。
>
> ■ 其他新的治疗药物主要有 N-乙酰半胱氨酸、吡非尼酮、干扰素等，这些药物

可能有组织纤维增生并促进肺泡上皮细胞再生的作用。

■ 重症患者可根据病情，考虑 IVIG、生物制剂、血浆置换/免疫吸附等治疗手段。

■ 应用糖皮质激素及免疫抑制剂过程中，要注意感染、胃肠道风险及骨质疏松的风险，必要时抗感染、保护胃黏膜、保肝、防治骨质疏松等治疗。

（八）出院标准

1. 症状明显缓解。
2. 病情稳定。
3. 没有需要住院治疗的合并症和（或）并发症。

> 释义

■ 患者出院前不仅应完成必须复查的项目，且复查项目应无明显异常。无其他需要继续住院治疗的并发症。患者充分知晓长期服药方案及复诊时间。

（九）变异及原因分析

1. 治疗无效或者病情进展，需要进行相关诊断和治疗，导致住院时间延长。
2. 伴有影响本病治疗效果的合并症和并发症，需要进行相关诊断和治疗。
3. 合并多器官功能障碍，转入相应路径。

> 释义

■ 变异是指入选临床路径的患者未能按路径流程完成医疗行为或未达到预期的医疗质量控制目标。这包含三方面情况：①按路径流程完成治疗，但出现非预期结果，可能需要后续进一步处理，如病情进行性加重或出现其他并发症；②按路径流程完成治疗，但超出了路径规定的时限，实际住院日超出标准住院日要求，或未能在规定的时间结束治疗等；③不能按路径流程完成治疗，患者需要中途退出路径，如治疗过程中出现严重并发症，导致必须终止路径或需要转入其他路径进行治疗等。对这些患者，主管医师均应进行变异原因的分析，并在临床路径的表单中予以说明。

■ 类风湿关节炎合并肺间质纤维化的常见并发症有：肺部继发感染、肝功能损伤、消化道溃疡或出血、骨质疏松严重合并骨折等。

■ 医师认可的变异原因主要指患者入选路径后，医师在检查及治疗过程中发现患者合并存在一些事前未预知的对本路径治疗可能产生影响的情况，需要终止执行路径或者是延长治疗时间、增加治疗费用。医师需在表单中明确说明。

■ 因患者方面的主观原因导致执行路径出现变异，也需要医师在表单中予以说明。

四、类风湿关节炎伴肺间质纤维化临床路径给药方案

【用药选择】

1. 糖皮质激素：总体疗效不理想，尤其是对于 UIP，不过对于 NSIP，通常建议早期使用，绝大多数对糖皮质激素反应良好，绝大部分患者能改善甚至完全缓解。通常推荐泼尼松 0.5mg/（kg·d）治疗 4~6 周后逐渐减量，0.25mg/（kg·d）治疗 4 周，再减至 0.125mg/（kg·d）或 0.25mg/（kg·d）隔天 1 次。

2. 环磷酰胺：通常联合糖皮质激素使用，口服 1~2mg/（kg·d）（最大用量 150mg/d），开始剂量 25~50mg/d，之后每 7~14 天以 25mg 的增加速度上升至最大量。静脉冲击治疗：0.75~1.5g（每月 1 次）。

3. 硫唑嘌呤：作用通常较环磷酰胺弱但毒性小。口服 2~3mg/（kg·d）（最大用量 150mg/d）。开始剂量 25~50mg/d，之后每 7~14 天以 25mg 的增加速度上升至最大量。

4. 环孢素 A：在环磷酰胺和硫唑嘌呤无效或不能耐受时可选用，口服 3~6mg/（kg·d）。不良反应包括神经系统、肾、胃肠道反应及高血压和多毛。

5. 其他治疗：在重症患者，病情加重迅速，糖皮质激素效果不佳时，可考虑 IVIG、生物制剂、血浆置换/免疫吸附等治疗手段。

6. 吡非尼酮：在动物模型中可减轻肺纤维化，移植 TGF-β 诱发的胶原合成，减少胶原Ⅱ和Ⅲ以及 TNF-α 的合成等作用。初始用量为每次 200mg，一天 3 次；逐渐增加至每次 600mg 一天 3 次。根据患者不良反应及耐受情况至少维持在每次 400mg，一天 3 次。

7. N-乙酰半胱氨酸：N-乙酰半胱氨酸可促进谷胱甘肽的合成，已作为一种表面抗氧化剂用于 UIP 治疗，但疗效尚未明确。常用剂量一次 600mg，每天 2~3 次。

8. 干扰素：干扰素 β1a 可减少成纤维细胞的迁徙和增殖，体外试验可移植成纤维细胞合成胶原。但临床试验未发现干扰素 β1a 有任何治疗效果。干扰素 γ 在体外试验中可抑制胶原合成，还可减轻动物模型的纤维化。该药是否可用于临床还有待进一步研究。

【药学提示】

1. 环磷酰胺进入体内被肝脏内存在的过量的磷酰胺酶或磷酸酶水解，变为活化作用型的磷酰胺氮芥而起作用，与 DNA 发生交叉联结，抑制 DNA 的合成，也可干扰 RNA 的功能，属细胞周期非特异性药物。不良反应包括出血性膀胱炎、骨髓抑制、胃炎、胃肠道反应、间质性肺炎、脱发、卵巢纤维化、精子减少、机会性感染、膀胱癌、白血病及血液系统恶性肿瘤等。

2. 硫唑嘌呤是6-巯基嘌呤的咪唑衍生物，为具有免疫抑制作用的抗代谢剂。可产生烷基化作用阻断 SH 组群，抑制核酸的生物合成，防止细胞的增生，并可引起 DNA 的损害。动物实验证实，本药可使胸腺、脾内 DNA、RNA 减少，影响 DNA、RNA 以及蛋白质的合成，主要抑制 T 淋巴细胞而影响免疫，所以可抑制迟发过敏反应、器官移植的排斥反应。主要不良反应是骨髓抑制、胃肠道不适、肝毒性、皮肤过敏及特异性体质性发热反应。

【注意事项】

1. 相关药物应用时应熟知其不良反应、禁忌证、药物间的交互作用及慎用人群。

2. 注意糖皮质激素及免疫抑制剂应用过程中可能出现的不良反应，要注意感染、胃肠道风险及骨质疏松的风险，必要时给予抗感染、保护胃黏膜、保肝、防治骨质疏松等治疗。

五、推荐表单

（一）医师表单

类风湿关节炎伴肺间质纤维化临床路径医师表单

适用对象：第一诊断为类风湿关节炎伴肺间质纤维化（ICD-10：M05.102+J99.0*）

患者姓名：		性别：	年龄：	门诊号：	住院号：
住院日期： 年 月 日		出院日期： 年 月 日			标准住院日：14~20 天

日期	住院第 1 天	住院第 2 天	住院第 3~7 天
主要诊疗工作	□ 询问病史及体格检查 □ 完成病历书写 □ 开实验室检查单	□ 上级医师查房 □ 根据初步的检查结果制订下一步诊疗计划 □ 根据情况调整基础用药 □ 申请必要的相关科室会诊 □ 向患者及家属交代病情 □ 签署各种必要的知情同意书、自费用品协议书	□ 完成类风湿关节炎合并肺间质病变的诊断
重点医嘱	**长期医嘱：** □ 风湿病护理常规 □ 一级或二级护理 □ 膳食选择 □ 镇痛对症治疗 □ 既往基础用药 □ 对症处理措施：氧疗、改善右心功能、防止继发感染 □ 心电监护、指脉氧监测（必要时） **临时医嘱：** □ 血常规、尿常规、大便常规 □ 肝肾功能、电解质、血糖、血脂、血气分析、凝血功能、传染病四项 □ 类风湿因子、抗 CCP 抗体、抗 AKA 抗体、抗 APF 抗体、抗核抗体谱、CRP、ESR、免疫球蛋白及补体、病毒全套 □ 心电图、关节 X 片、胸部 HRCT、肺功能、肝胆胰脾彩超、骨密度 □ 根据患者病情可进行：KL-6 水平检测、滑膜液检查、心脏彩超、泌尿系彩超、关节彩超和磁共振检查、HBV-DNA、HCV-RNA、PCT、^{13}C 呼气试验、消化内镜检查	**长期医嘱：** □ 风湿病护理常规 □ 一级或二级护理 □ 膳食选择 □ 继续类风湿关节炎原发病治疗 □ 既往基础用药 □ 对症处理措施：氧疗、改善右心功能、防止继发感染 □ 心电监护、指脉氧监测（必要时） **临时医嘱：** □ 其他特殊医嘱	**长期医嘱：** □ 风湿病护理常规 □ 一级或二级护理 □ 膳食选择 □ 类风湿关节炎原发病治疗 □ 糖皮质激素、免疫抑制剂、植物制剂 □ 其他治疗：IVIG、血浆置换/免疫吸附等，重症患者视病情而定 □ N-乙酰半胱氨酸等 □ 必要时抗感染、保护胃黏膜、保肝、防治骨质疏松等治疗 □ 需要时给予钙剂、阿法骨化醇、双膦酸盐防治骨质疏松治疗 □ 对症处理措施：氧疗、改善右心功能、防止继发感染 □ 心电监护、指脉氧监测（必要时） **临时医嘱：** □ 血常规、尿常规、大便常规、CRP、ESR、肝功能、肾功能、血糖、胸部 HRCT
病情变异记录	□ 无 □ 有，原因： 1. 2.	□ 无 □ 有，原因： 1. 2.	□ 无 □ 有，原因： 1. 2.
医师签名			

时间	住院第 8～13 天	住院第 14～20 天（出院日）
主要诊疗工作	□ 完成必要的其他专科会诊 □ 评估一般情况、类风湿关节炎并发症或合并症、治疗不良反应等 □ 上级医师查房，提出系统的治疗方案 □ 明确出院时间	□ 完成出院记录、出院证明书、出院病历等 □ 向患者交代出院后的注意事项
重点医嘱	**长期医嘱：** □ 根据病情调整长期用药，坚持服药 **临时医嘱：** □ 必要时复查血尿常规、肝肾功能、CRP、ESR，胸部 HRCT	**出院医嘱：** □ 出院带药 □ 门诊随诊
病情变异记录	□ 无　□ 有，原因： 1. 2.	□ 无　□ 有，原因： 1. 2.
医师签名		

（二）护士表单

类风湿关节炎伴肺间质纤维化临床路径护士表单

适用对象：第一诊断为类风湿关节炎伴肺间质纤维化（ICD-10：M05.102+J99.0˙）

患者姓名：	性别： 年龄： 门诊号：	住院号：
住院日期： 年 月 日	出院日期： 年 月 日	标准住院日：14~20 天

时间	住院第1天	住院第2天	住院第3~7天
健康宣教	□ 介绍主管医师、护士 □ 入院宣教（常规、安全）	□ 服药宣教 □ 疾病宣教 □ 饮食、饮水活动的宣教	□ 服药宣教 □ 疾病宣教
护理处置	□ 安置患者，佩戴腕带 □ 通知医师 □ 生命体征的监测测量 □ 吸氧 □ 交接液体 □ 病情交班 □ 配合治疗 □ 完成护理记录	□ 协助患者完成临床检查 □ 遵医嘱完成治疗 □ 完成护理记录	□ 评估患者全身情况 □ 观察生命体征 □ 协助患者完成临床检查 □ 注意实验室检查结果回报 □ 完成护理记录
基础护理	□ 准备床单位、监护、吸氧 □ 生命体征的观察 □ 一级或二级护理 □ 生活护理 □ 患者安全及心理护理	□ 生命体征的观察 □ 一级或二级护理 □ 生活护理 □ 患者安全及心理护理	□ 病情的观察（症状、体征、神志、生命体征） □ 保持水、电解质平衡 □ 一级或二级护理
专科护理	□ 口服药物的剂量 □ 关节疼痛及体位评估 □ 观察呼吸情况	□ 口服药物的剂量 □ 关节疼痛及体位评估 □ 观察呼吸情况	□ 相关并发症的观察 □ 防止感染 □ 注意防护，预防骨折 □ 协助评估6分钟步行试验
重点医嘱	□ 详见医嘱执行单	□ 详见医嘱执行单	□ 详见医嘱执行单
病情变异记录	□ 无 □ 有，原因： 1 2	□ 无 □ 有，原因： 1 2	□ 无 □ 有，原因： 1 2
护士签名			

时间	住院第 8~13 天	住院第 14~20 天（出院日）
健康宣教	□ 饮食宣教 □ 服药宣教 □ 疾病宣教	□ 活动指导 □ 出院宣教
护理处置	□ 观察生命体征 □ 生命体征的观察 □ 生活护理 □ 患者安全及心理护理	□ 观察生命体征 □ 遵医嘱完成治疗 □ 嘱咐坚持长期服药 □ 生活护理 □ 患者安全及心理护理 □ 完成护理记录 □ 配合患者做好出院准备
基础护理	□ 心率、心律，血压，血氧饱和度，呼吸 □ 一级或二级护理 □ 协助患者完成各项检查 □ 协助患者做好生活护理	□ 二级护理 □ 协助患者完成各项检查 □ 办理出院事项
专科护理	□ 相关并发症的观察	□ 相关并发症的观察
重点医嘱	□ 详见医嘱执行单	□ 详见医嘱执行单
病情变异记录	□ 无　□ 有，原因： 1. 2.	□ 无　□ 有，原因： 1. 2.
护士签名		

（三）患者表单

类风湿关节炎伴肺间质纤维化临床路径患者表单

适用对象：第一诊断为类风湿关节炎伴肺间质纤维化（ICD-10：M05.102+J99.0*）

患者姓名：	性别：　年龄：　门诊号：	住院号：
住院日期：　　年　月　日	出院日期：　　年　月　日	标准住院日：14~20 天

时间	入院第1~2天	入院第3~13天	入院第14~20天
医患配合	□ 配合询问病史、收集资料，请务必详细告知既往史、用药史、过敏史 □ 如需进行活检，签署手术知情同意书等	□ 配合签署关于治疗用药的各种必要的知情同意书 □ 治疗中使用药物如有不适，及时告诉医师	□ 接受出院前指导 □ 知道复诊程序 □ 获取出院诊断书
护患配合	□ 配合测量体温、脉搏、呼吸、血压 □ 配合完成入院护理评估（简单询问病史、过敏史、用药史） □ 接受入院宣教（环境介绍、病室规定、订餐制度、贵重物品保管等） □ 有任何不适请告知护士	□ 接受术后宣教 □ 配合静脉输液、皮下及肌内注射用药等之类 □ 有任何不适告知护士 □ 配合定时测量生命体征、每日询问尿便，监测血糖 □ 配合做好病房消毒，避免感染 □ 配合执行探视及陪伴	□ 接受出院宣教 □ 办理出院手续 □ 获取出院带药 □ 知道服药方法、作用、注意事项 □ 了解复查的时间及项目 □ 知道复印病历方法
饮食	□ 如无禁忌，正常饮食	□ 如无禁忌，正常饮食	□ 正常饮食
排泄	□ 正常排泄	□ 正常排泄	□ 正常排泄
活动	□ 如无需活检，正常活动	□ 加强防护，避免感染	□ 加强防护，避免感染

附：原表单（2016 年版）

类风湿关节炎伴肺间质纤维化临床路径表单

适用对象：第一诊断为类风湿关节炎伴肺间质纤维化（ICD-10：M05.102+J99.0*）

患者姓名：	性别：　年龄：　门诊号：	住院号：
住院日期：　　年　月　日	出院日期：　　年　月　日	标准住院日：14~20 天

日期	住院第 1 天	住院第 2 天	住院第 3~7 天
主要诊疗工作	□ 询问病史及体格检查 □ 完成病历书写 □ 开实验室检查单	□ 上级医师查房 □ 根据初步的检查结果制订下一步诊疗计划 □ 根据情况调整基础用药 □ 申请必要的相关科室会诊 □ 向患者及家属交代病情 □ 签署各种必要的知情同意书、自费用品协议书	□ 完成类风湿关节炎合并肺间质病变的诊断
重点医嘱	长期医嘱： □ 风湿病护理常规 □ 一级或二级护理 □ 膳食选择 □ 镇痛对症治疗 □ 既往基础用药 □ 对症处理措施：氧疗、改善右心功能、防止继发感染 □ 心电监护、指脉氧监测（必要时） 临时医嘱： □ 血常规、尿常规、大便常规 □ 肝肾功能、电解质、血糖、血脂、血气分析、凝血功能、传染病四项 □ 类风湿因子、抗 CCP 抗体、抗 AKA 抗体、抗 APF 抗体、抗核抗体谱、CRP、ESR、免疫球蛋白及补体、病毒全套 □ 心电图、关节 X 片、胸部 HRCT、肺功能、肝胆胰脾彩超、骨密度 □ 根据患者病情可进行：KL-7 水平检测、滑膜液检查、心脏彩超、泌尿系彩超、关节彩超和磁共振检查、HBV-DNA、HCV-RNA、PCT、^{13}C 呼气试验、消化内镜检查	长期医嘱： □ 风湿病护理常规 □ 一级或二级护理 □ 膳食选择 □ 继续类风湿关节炎原发病治疗 □ 既往基础用药 □ 对症处理措施：氧疗、改善右心功能、防止继发感染 □ 心电监护、指脉氧监测（必要时） 临时医嘱： □ 其他特殊医嘱	长期医嘱： □ 风湿病护理常规 □ 一级或二级护理 □ 膳食选择 □ 类风湿关节炎原发病治疗 □ 糖皮质激素、免疫抑制剂、植物制剂 □ 其他治疗：IVIG、血浆置换/免疫吸附等，重症患者视病情而定 □ N-乙酰半胱氨酸等 □ 必要时抗感染、保护胃黏膜、保肝、防治骨质疏松等治疗 □ 需要时给予钙剂、阿法骨化醇、双膦酸盐防治骨质疏松治疗 □ 对症处理措施：氧疗、改善右心功能、防止继发感染 □ 心电监护、指脉氧监测（必要时） 临时医嘱： □ 血常规、尿常规、大便常规、CRP、ESR、肝功能、肾功能、血糖、胸部 HRCT

续　表

日期	住院第 1 天	住院第 2 天	住院第 3~7 天
主要护理工作	□ 介绍病房环境、设施和设备 □ 入院护理评估	□ 宣教	□ 观察患者病情变化 □ 心理与生活护理
病情变异记录	□ 无　□ 有，原因： 1. 2.	□ 无　□ 有，原因： 1. 2.	□ 无　□ 有，原因： 1. 2.
护士签名			
医师签名			

时间	住院第 8~13 天	住院第 14~20 天（出院日）
主要 诊疗 工作	□ 完成必要的其他专科会诊 □ 评估一般情况、类风湿关节炎并发症或合并症、 　治疗不良反应等 □ 上级医师查房，提出系统的治疗方案 □ 明确出院时间	□ 完成出院记录、出院证明书、出院病历等 □ 向患者交代出院后的注意事项
重 点 医 嘱	长期医嘱： □ 根据病情调整长期用药，坚持服药 临时医嘱： □ 必要时复查血尿常规、肝肾功能、CRP、ESR、 　胸部 HRCT	出院医嘱： □ 出院带药 □ 门诊随诊
主要 护理 工作	□ 观察患者病情变化 □ 心理与生活护理	□ 指导患者办理出院手续
病情 变异 记录	□ 无　□ 有，原因： 1. 2.	□ 无　□ 有，原因： 1. 2.
护士 签名		
医师 签名		

第四章

类风湿关节炎临床路径释义

一、类风湿关节炎编码

1. 卫计委原编码：

疾病名称及编码：类风湿关节炎（ICD-10：M06.900）

2. 修改编码：

疾病名称及编码：血清反应阳性类风湿关节炎（ICD-10：M05）

其他类风湿关节炎（ICD-10：M06）

二、临床路径检索方法

M05/M06

三、类风湿关节炎临床路径标准住院流程

（一）适用对象

第一诊断为类风湿关节炎（ICD-10：M06.900）。

> **释义**
>
> ■ 类风湿关节炎（RA）是以侵蚀性、对称性多关节炎为主要临床表现的慢性、全身性自身免疫性疾病。RA 的确切发病机制不明，目前认为主要由免疫系统攻击关节形成长期慢性炎症所致。基本病理改变为滑膜炎、血管翳形成，并逐渐出现关节软骨和骨破坏，最终可能导致关节畸形和功能丧失。本路径适用于类风湿关节炎。

（二）诊断依据

根据《临床诊疗指南·风湿科分册》（中华医学会编著，人民卫生出版社）。

1. 临床症状：持续性、对称性关节肿胀及疼痛，伴有晨僵。

2. 辅助检查：实验室检查、X 线检查、超声检查。

> **释义**
>
> ■ 目前临床上 RA 的诊断常采用的是 1987 年美国风湿病学会制订的分类标准，具体如下：

条件	定义
1. 晨僵	关节及其周围僵硬感至少持续 1 小时
2. ≥3 个关节区的关节炎	医师观察到下列 14 个关节区（双侧的近端指间关节、掌指关节、腕、肘、膝、踝及跖趾关节）中至少 3 个有软组织肿胀或积液（不是单纯骨隆起）
3. 手关节炎	腕、掌指或近端指间关节区中，至少 1 个关节区肿胀
4. 对称性关节炎	左右两侧关节同时受累（双侧近端指间关节、掌指关节及跖趾关节受累时，不一定绝对对称）
5. 类风湿结节	医师观察到在骨突部位、伸肌表面或关节周围有皮下结节
6. RF 阳性	任何检测方法证明血清中 RF 含量升高（该方法在正常人群中的阳性率 < 5%）
7. 影像学改变	在手和腕的后前位相上有典型的 RA 影像学改变：必须包括骨质侵蚀或受累关节及邻近部位有明确的骨质脱钙

以上 7 条满足 4 条或 4 条以上并排除其他关节炎可诊断 RA，条件 1~4 必须持续至少 6 周。

1987 年的美国风湿病学会（ACR）标准要求患者病程 >6 周，出现类风湿结节或出现影像学骨侵蚀表现，不利于 RA 的早期诊断，因此 2010 年 ACR 和欧洲抗风湿病联盟（EULAR）联合颁布了新的 RA 分类标准，具体如下：至少 1 个关节肿痛，并有滑膜炎的证据（临床或超声或 MRI）；同时排除了其他疾病而引起的关节炎症状和体征，并有常规放射学典型的 RA 骨破坏的改变，可确诊为 RA。另外，该标准对关节受累情况、血清学指标、滑膜炎持续时间和急性期反应物 4 个部分进行评分，4 个部分评分的总得分 6 分以上也可确诊为 RA。具体如下：

评估项目	评分
受累关节的分布	
1 个中等–大关节	0
2~10 个中等–大关节	1
1~3 个小关节	2
4~10 个小关节	3
>10 个小关节	5
血清学检查	
类风湿因子（RF）或抗瓜氨酸多肽抗体（ACPA）均阴性	0
RF 或 ACPA 至少 1 项呈低滴度阳性	2
RF 或 ACPA 至少 1 项呈高滴度阳性	3
滑膜炎病程	
<6 周	0
≥6 周	1
急性期反应物	
红细胞沉降率（ESR）和 C 反应蛋白（CRP）均正常	0
ESR 或 CRP 增高	1

当患者评分≥6分时，可以诊断 RA。

新标准采用累积评分的方法，显著提高了 RA 诊断的敏感性，尤其是早期 RA 患者，有助于更早期的接受规范治疗，使得病情获得更好的控制。

■ 根据《2018 年中国类风湿关节炎诊疗指南》，RA 的早期诊断对治疗和预后影响重大，临床医师需结合患者的临床表现、实验室和影像学检查做出诊断。建议临床医师使用 1987 年 ACR 发布的 RA 分类标准与 2010 年 ACR/EULAR 发布的 RA 分类标准做出诊断。调查显示，我国 RA 患者从出现典型的多关节肿痛及晨僵等症状至确诊为 RA 的中位时间长达 6 个月，25% 的 RA 患者经 1 年以上才能确诊。诊断时机将直接影响患者的治疗效果与预后。早期诊断需根据患者的临床表现，结合实验室和影像学检查结果。目前国际上的两种分类标准：1987 年 ACR 的分类标准，其敏感度为 39.1%，特异度为 92.4%；2010 年 ACR/EULAR 发布的分类标准，其敏感度为 72.3%，特异度为 83.2%。1987 年和 2010 年的分类标准在敏感度和特异度方面各有优势，临床医师可同时参考，结合我国患者的具体情况，对 RA 做出准确诊断。

（三）治疗方案的选择

根据《临床诊疗指南·风湿科分册》（中华医学会编著，人民卫生出版社），1987 年美国风湿病学会类风湿关节炎分类标准及 ACR/EULAR 2009 年 RA 分类标准和评分系统。其治疗原则是早期、联合及个体化。一旦确诊，应尽早正规治疗。既要通过一线非甾体抗炎药或小剂量糖皮质激素缓解关节肿痛和全身症状，又要及时联合慢作用抗风湿药，再辅以理疗，同时应尽量减少和防治药物不良反应，最终选择疗效及耐受性均理想的个体化治疗方案。

> 释义

　　■ 治疗可参照《2018 年中国类风湿关节炎诊疗指南》。
　　■ RA 的治疗目标是达到疾病缓解或低疾病活动度，即达标治疗，最终目的为控制病情、减少致残率，改善患者的生活质量。RA 关节病变是由炎性细胞浸润及其释放的炎性介质所致。尽早抑制细胞因子的产生及其作用，能有效阻止或减缓关节滑膜及软骨的病变。故 RA 一经确诊，应及时给予规范治疗。
　　■ 尽管 RA 无法根治，但通过达标治疗（treat-to-target）可有效缓解症状和控制病情。达标治疗指治疗达到临床缓解，即 28 个关节疾病活动度（DAS28）≤2.6，或临床疾病活动指数（CDAI）≤2.8，或简化疾病活动指数（SDAI）≤3.3。在无法达到以上标准时，可以以低疾病活动度作为治疗目标，即 DAS28≤3.2 或 CDAI≤10 或 SDAI≤11。但应注意，基于评估工具进行疾病活动度的评价也存在一定局限性，有研究显示，关节肿胀的 RA 患者即使 DAS28≤2.6，仍会发生进一步的关节损害。2011 年，ACR 和 EULAR 推出下述缓解标准：压痛关节数、肿胀关节数、C 反应蛋白（CRP）水平及患者对疾病的整体评价均≤1，由于其特异度较高，便于评价和记忆，因此已逐渐在临床实践中采用，但其达标率较低，故临床医师可根据实际情况选择恰当的评估标准。
　　■ RA 的治疗措施包括一般性治疗、药物治疗及外科手术治疗等，其中以药物治疗最为重要，其原则是早期、联合及个体化。研究显示，不规律使用改善病情抗风湿药（DMARDs）是 RA 患者关节功能受限的独立危险因素之一，故一旦确诊 RA，应尽早采用改善病情的抗风湿药（DMARDs）正规治疗，高危患者采用多种 DMARDs 联合治疗或加用生物制剂。非甾体抗炎药（NSAIDs）和小剂量糖皮质激素可作为过渡性治疗，短期用于缓解关节的炎性症状。

■ 目前国内 RA 的治疗药物主要包括 NSAIDs、DMARDs 和糖皮质激素。循证医学证实，DMARDs 能改善病情并延缓骨关节破坏（经影像学证实）。常用的 DMARD 类药物包括甲氨蝶呤、柳氮磺吡啶、羟氯喹、来氟米特等传统 DMARDs（cDMARDs），肿瘤坏死因子 α 拮抗剂、白细胞介素（IL）-6 抑制剂和抗 CD20 单抗在内的生物制剂 DMARDs（bDMARDs）以及小分子靶向药物（如托法替布）。甲氨蝶呤是类风湿关节炎首选的 cDMARD，疗效较高、耐受性较好、效益-毒性比较理想；如无禁忌证，应将甲氨蝶呤作为类风湿关节炎的锚定药和联合治疗的首选药。

■ 治疗方案的选择和治疗依据也可以参考《2018 年中国类风湿关节炎诊疗指南》建议。制订治疗方案前，应仔细评估患者的病程、病情活动度、关节破坏的风险和合并症。目前通常评估病情采用的方法是基于 28 个关节的疾病活动度评分（DAS28）。根据病情活动度和致残风险，选用以甲氨蝶呤为基础的单药治疗，每 3~6 个月评估病情，如药物控制不佳，则考虑甲氨蝶呤联合 1~2 种 DMARDs 药物联合治疗（如甲氨蝶呤+来氟米特，或甲氨蝶呤+柳氮磺吡啶+羟氯喹），或甲氨蝶呤联合一种生物制剂或小分子靶向药物。治疗目标是使患者疾病活动度达到缓解（DAS28<2.6）或低疾病活动度（DAS28<3.2）。

■ 在治疗初期可全身或局部应用糖皮质激素或 NSAIDs 缓解关节肿痛症状，病情缓解后逐渐减量停用。应避免不加用 DMARDs 而仅长期应用糖皮质激素或 NSAIDs 对症治疗。

（四）标准住院日为 7~15 天

释义

■ 采集 RA 的病史，进行关节及合并症（尤其是肺间质病变、心脑血管事件风险）评估，完善相关实验室检查，判断病情制订治疗方案 1~3 天，加用 DMARDs 后观察患者耐受性 7~15 天，应用糖皮质激素及 DMARDs 使用在第 1~7 天实施。如患者存在心肺合并症，可延长 3 天住院日，总住院时间不超过 15 天均符合路径要求。

（五）进入路径标准

1. 第一诊断必须符合 M06.900 类风湿关节炎疾病编码。

2. 当患者同时具有其他疾病诊断，但在住院期间不需特殊处理、不影响第一诊断的临床路径流程实施时，可以进入路径。

3. 当患者同时具有其他疾病诊断，但在住院期间需特殊处理、影响第一诊断的临床路径流程实施时，不进入路径。

释义

　　■ 进入本路径的标准必须是符合指南中明确诊断的 RA 患者。

　　■ 需要除外患者患有严重的肺间质病变、未经治疗的恶性肿瘤、未经治疗的结核感染以及急性重症病毒性肝炎等疾患。如患者关节病变严重，需要骨科评估手术指征或行关节手术时，也不进入本路径。

　　■ 患者如合并糖尿病、胃溃疡、不严重的感染等疾病，也可以进入路径，但应密切监测血糖、胃部病变并积极控制感染等，及时调整糖皮质激素和抗菌药物的使用。

（六）住院期间检查项目

1. 必需的检查项目：

（1）血常规、尿常规、便常规及便潜血检查。

（2）血生化检查（包括电解质、肝肾功能、血糖、血脂等）。

（3）类风湿关节炎相关自身抗体谱（含 RF、抗 CCP、AKA、APF、抗 MCV）及炎性指标（CRP、ESR）。

（4）其他自身抗体检查（包括 ANA、抗 ENA 和抗 ds-DNA 抗体），免疫球蛋白。

（5）胸部 X 线片及心电图检查。

（6）腹部 B 超（肝胆胰脾和肾脏）。

（7）影像学检查：受累关节的 X 线片检查。

（8）骨密度检查。

2. 根据患者情况可选择：

（1）抗中性粒细胞胞质抗体。

（2）超声心动图、胸部 CT、关节超声检查，关节 MRI、关节镜检查、抗结核抗体、PPD 试验、病毒性肝炎系列、肿瘤标志物。

释义

　　■ 必查项目是初步诊断 RA、与其他关节疾病鉴别、了解患者 RA 疾病活动度、危险分层所需，同时是明确患者存在的潜在其他疾病和是否存在使用药物禁忌的必要检查。相关人员应认真分析检查结果，以便及时发现异常情况并采取对应处置。

　　■ 选查项目主要根据患者病史和临床症状、体征，有选择地进行针对性检查，以明确或排除 RA 患者是否合并肺间质病变、心血管病变、周围神经病变、血管炎病变和潜在恶性肿瘤，对于诊断困难的患者（如 RF 或抗 CCP 抗体阴性的患者）可行受累关节 MRI、关节超声、关节滑液检查及滑膜病理活检。

　　■ 对于 DMARDs 反应不佳的患者，在考虑加用生物制剂前，必须常规检查乙肝五项、丙肝抗体、X 线胸片和 PPD/T. SPOT-TB，以除外活动性病毒性肝炎、活动性结核。

（七）治疗方案与药物选择

1. 非甾体抗炎药。
2. 糖皮质激素类药。
3. 改变病情抗风湿药：甲氨蝶呤/氯喹/羟氯喹/柳氮磺胺吡啶/来氟米特/硫唑嘌呤/雷公藤多苷/环孢素/青霉胺/环磷酰胺/艾拉莫得等，选用何种药物及用药时间视病情而定。
4. 生物靶向制剂。
5. 有关节外表现的难治型患者可考虑血浆置换、免疫吸附和免疫细胞治疗。
6. 骨质疏松预防和治疗：钙剂、维生素 D_3 及双膦酸盐类等药物的应用。
7. 中成药、中药、康复和理疗等。

> 释义
>
> ■ 请参阅"（三）治疗方案的选择"的释义。

（八）出院标准

1. 关节疼痛数目及肿胀程度减少或缓解。
2. 实验室检查指标好转。

> 释义
>
> ■ 患者出院前应完成必查项目，完成病情活动度、致残风险和合并症的完整评估，初步制订治疗方案，观察到关节炎症状有好转趋势（不要求完全缓解），初步评估药物安全性，无明显不良反应发生。同时应对患者进行疾病知识宣教和生活指导（如戒烟、保护关节的措施等），安排好出院后门诊随访的计划。无其他需要继续住院治疗的并发症。

（九）变异及原因分析

1. 有影响疾病预后的合并症，需要进行相关的诊断和治疗。
2. 治疗出现肺部感染、呼吸功能衰竭、心脏功能衰竭等，需要延长治疗时间。

> 释义
>
> ■ 变异是指入选临床路径的患者未能按路径流程完成医疗行为或未达到预期的医疗质量控制目标。这包含三方面情况：①按路径流程完成治疗，但出现非预期结果，可能需要后续进一步处理。如在本路径治疗中发现患者存在心脑血管高危因素需要进一步评估治疗，发现合并恶性肿瘤、周围神经病变、严重的类风湿性血管炎、严重肺间质病变等。②按路径流程完成治疗，但超出了路径规定的时限。实际住院日超出标准住院日要求，或未能在规定的时间内达到患者关节症状的缓解，需要开展进一步的鉴别诊断、有创检查或更换药物治疗方案。③不能按路径流程完成治疗，患者需要中途退出路径。如治疗过程中患者出现严重并发症，如服用药物后出现严重药物不良反应，必须进行必要的治疗。对这些患者，主管医师均应进行变异原因的分析，并在临床路径的表单中予以说明。

■ RA 治疗常见的并发症有激素和免疫抑制剂使用后患者出现血压增高、血糖增高、肝功能异常，以及恶心、呕吐等胃肠道不耐受表现，还包括严重过敏反应或骨髓抑制等；可出现包括革兰阳性菌、革兰阴性菌、真菌等多种微生物在内的各器官感染；急性消化道出血等。

■ 医师认可的变异原因主要指患者入选路径后，医师在检查及治疗过程中发现患者合并存在一些事前未预知的对本路径治疗可能产生影响的情况，需要终止执行路径或者是延长治疗时间、增加治疗费用。医师需在表单中明确说明。

■ 因患者方面的主观原因导致执行路径出现变异，也需要医师在表单中予以说明。

四、类风湿关节炎临床路径给药方案

可根据 2018 年中国类风湿关节炎诊疗指南建议的 RA 治疗流程进行。

注：ACR 为美国风湿病学会；EULAR 为欧洲抗风湿病联盟；NSAIDs 为非甾体抗炎药；DMARDs 为改善病情抗风湿药；a 类风湿关节炎（RA）患者在确诊后需要始终进行生活方式的调整；b 根据症状和病情，短期联用或不联用糖皮质激素或 NSAIDs；c 评价治疗方式是否具有显著效果，否为效果不显著，即 3 个月内 RA 疾病活动度无显著改善或 6 个月内未达到治疗目标；是为效果显著，即 3 个月内 RA 疾病活动度显著改善且 6 个月内达到治疗目标；d 医师与患者共同决策是否停用生物制剂 DMARDs 或联合靶向 DMARDs

【用药选择】

1. 改善病情的抗风湿药（DMARDs）：是治疗 RA 达到病情缓解，延缓或阻断关节结构破坏的一线药物，临床常用的有甲氨蝶呤（MTX）、羟氯喹（HCQ）、柳氮磺吡啶（SSZ）、来氟

米特（LEF）等。

（1）一旦诊断 RA，应该尽快加用 DMARDs（证据级别：1a；推荐强度：A）。

（2）DMARDs 治疗的目标是使每个患者达到病情缓解或低疾病活动度（证据级别：1a；推荐强度：A）。

（3）RA 病情活动时，应每 1~3 个月复诊；如 3 个月仍未见病情改善，或 6 个月仍未见病情缓解，则应考虑更换治疗方案（证据级别：2b；推荐强度：无）。

（4）一线治疗方案内应该包括 MTX（证据级别：1a；推荐强度：A）。

（5）对于应用 MTX 有禁忌或不耐受的患者，一线治疗方案可选择 SSZ 和 LEF（证据级别：1a；推荐强度：A）。

（6）当应用一线 DMARDs 未达到治疗目标，且患者不存在预后不良因素时，应考虑更换或联合其他 DMARDs（证据级别：5；推荐强度：D）。

（7）当 RA 持续处于缓解状态时，可考虑逐渐减停 DMARDs（证据级别：4；推荐强度：C）。

2. 糖皮质激素：可迅速缓解关节肿痛等炎性体征和全身症状，但并不能阻断关节结构的破坏，且可能带来许多类固醇相关的不良反应，应尽量避免长期大剂量应用。在 DMARDs 起始治疗或更换 DMARDs 方案时，可短期使用不同剂量、不同给药途径的糖皮质激素，但应尽可能快的减量（证据级别：1a；推荐强度：A）。

3. 生物制剂：用于对 DMARDs 反应不佳、病情仍处于活动期的 RA 患者。

（1）当应用一线 DMARDs 未达到治疗目标，且患者存在预后不良因素时，应考虑加用生物制剂（如依那西普、英夫利昔单抗、阿达木单抗、托珠单抗、利妥昔单抗）（证据级别：1b；推荐强度：A）。

（2）生物制剂通常应和 DMARDs 联用（证据级别：1a；推荐强度：A）。对于不适合联用 DMARDs 的患者，IL-6 抑制剂可能优于其他生物制剂。（证据级别：1b，推荐强度：A）

（3）当一种生物制剂治疗失败时，可考虑更换其他生物制剂（证据级别：1a；推荐强度：A）。当一种 TNF-α 拮抗剂治疗失败时，可考虑更换其他 TNF-α 拮抗剂或其他不同作用机制的生物制剂（证据级别：5；推荐强度：D）。

（4）当患者在减停激素后，RA 仍持续处于缓解状态时，可考虑减停生物制剂，尤其是其在与 DMARDs 联用时（证据级别：2b；推荐强度：B）。

【药学提示】

1. 患者因需要长期使用激素、DMARDs 及生物制剂治疗，因此使用前应除外急性感染、结核感染、病毒性肝炎等疾病，依此决定治疗 RA 时是否必要给予相应的抗感染治疗。

2. 患者使用免疫抑制剂治疗前（除使用激素外），要检查血常规、肝肾功等，如有严重异常，则禁止使用。

3. 使用激素治疗前，应提前检查患者血糖、血压等基础值，并给予必要的治疗。

【注意事项】

1. 注意避免长期应用中等剂量以上的糖皮质激素，并在应用过程中严密监测可能出现的不良反应，如高血压、高血糖、感染、胃肠道黏膜损伤及骨质疏松的风险，必要时给予抗感染、保护胃黏膜、保肝、防治骨质疏松等治疗。

2. 患者使用甲氨蝶呤、来氟米特、柳氮磺吡啶、环孢素等免疫抑制剂时，要定期检查血常规、肝肾功等，防止药物对血液系统、肝功能的损害；注意监测来氟米特、环孢素引起的血压升高。出现上述情况，必要时可停用或换用其他药物治疗，并于相应专科治疗。

3. 生物制剂应仅用于传统 DMARDs（甲氨蝶呤、来氟米特等）治疗 3~6 个月 RA 病情仍控制不佳的患者，或病情进展快、迅速出现关节功能障碍的患者。应用前常规筛查活动性结核、病毒性肝炎。应用时应足量、足疗程，一般应至少联合 1 种传统 DMARDs。病情达缓解后考虑先逐渐减停生物制剂。因目前生物制剂价格仍较为昂贵，应在开始用药前充分评估患者经济状况，避免短期用药后停药造成病情复发。

4. 患者使用免疫抑制剂期间应避免接种活疫苗。

五、推荐表单

（一）医师表单

类风湿关节炎临床路径医师表单

适用对象：第一诊断为类风湿关节炎（ICD-10：M06.900）

患者姓名：	性别：　　年龄：　　门诊号：	住院号：
住院日期：　　年　月　日	出院日期：　　年　月　日	标准住院日：7～15天

日期	住院第1天	住院第2天	住院第3~7天
主要诊疗工作	□ 询问病史及体格检查 □ 完成病历书写 □ 开实验室检查单	□ 上级医师查房 □ 根据初步的检查结果制订下一步诊疗计划 □ 根据情况调整基础用药 □ 申请必要的相关科室会诊 □ 向患者及家属交代病情 □ 签署各种必要的知情同意书、自费用品协议书	□ 完成类风湿关节炎的诊断 □ 完成类风湿关节炎的疾病活动度评估 □ 进行类风湿关节炎关节外受累和并发症的评估 □ 完成必要的其他专科会诊 □ 上级医师查房，提出系统的治疗方案
重点医嘱	**长期医嘱：** □ 风湿病护理常规 □ 一级或二级护理 □ 膳食选择 □ 镇痛对症治疗 □ 既往基础用药 **临时医嘱：** □ 血常规、尿常规、大便常规 □ 肝肾功能、电解质、血糖、血脂、凝血功能、传染病4项 □ 类风湿因子、抗CCP抗体、AKA、APF、抗核抗体谱、CRP、ESR、免疫球蛋白及补体、病毒全套 □ 心电图、关节X线片、胸部HRCT、肝胆胰脾彩超、骨密度 □ 根据患者病情可进行：滑膜液检查、心脏彩超、泌尿系彩超、关节彩超和磁共振检查、HBV-DNA、HCV-RNA、PCT、^{13}C呼气试验、消化内镜检查	**长期医嘱：** □ 风湿病护理常规 □ 一级或二级护理 □ 膳食选择 □ 继续类风湿关节炎原发病治疗 □ 既往基础用药 **临时医嘱：** □ 其他特殊医嘱	**长期医嘱：** □ 风湿病护理常规 □ 一级或二级护理 □ 膳食选择 □ 类风湿关节炎原发病治疗：DMARDs、糖皮质激素、生物制剂 □ 其他治疗：IVIG、血浆置换/免疫吸附等，重症患者视病情而定 □ 必要时抗感染、保护胃黏膜、保肝、防治骨质疏松等治疗 □ 需要时给予钙剂、阿法骨化醇、双膦酸盐防治骨质疏松治疗 **临时医嘱：** □ 血常规、尿常规、大便常规、CRP、ESR、肝功能、肾功能、血糖、胸部HRCT
病情变异记录	□ 无　□ 有，原因： 1. 2.	□ 无　□ 有，原因： 1. 2.	□ 无　□ 有，原因： 1. 2.
医师签名			

时间	住院第 8～14 天	住院第 8～15 天（出院日）
主要诊疗工作	□ 继续完成必要的其他专科会诊 □ 初步评估类风湿关节炎新方案疗效，监测治疗不良反应等 □ 上级医师查房，调整治疗方案 □ 进行患者教育 □ 指导关节康复锻炼和日常生活注意事项 □ 明确出院时间	□ 完成出院记录、出院证明书、出院病历等 □ 向患者交代出院后的注意事项
重点医嘱	**长期医嘱：** □ 根据病情调整长期用药，坚持服药 **临时医嘱：** □ 必要时复查血尿常规、肝肾功能、CRP、ESR，胸部 HRCT	**出院医嘱：** □ 出院带药 □ 门诊随诊
病情变异记录	□ 无　□ 有，原因： 1. 2.	□ 无　□ 有，原因： 1. 2.
医师签名		

（二）护士表单

类风湿关节炎临床路径护士表单

适用对象：第一诊断为类风湿关节炎（ICD-10：M06.900）

患者姓名：		性别： 年龄： 门诊号：	住院号：
住院日期： 年 月 日		出院日期： 年 月 日	标准住院日：7~15 天

时间	住院第 1 天	住院第 2 天	住院第 3~7 天
健康宣教	□ 介绍主管医师、护士 □ 入院宣教（常规、安全）	□ 服药宣教 □ 疾病宣教 □ 饮食、饮水活动的宣教	□ 服药宣教 □ 疾病宣教
护理处置	□ 安置患者，佩戴腕带 □ 通知医师 □ 生命体征的监测测量 □ 交接液体 □ 病情交班 □ 配合治疗 □ 完成护理记录	□ 协助患者完成临床检查 □ 遵医嘱完成治疗 □ 完成护理记录	□ 评估患者全身情况 □ 观察生命体征 □ 协助患者完成临床检查 □ 注意实验室检查结果回报 □ 完成护理记录
基础护理	□ 准备床单位、监护、吸氧 □ 生命体征的观察 □ 一级或二级护理 □ 生活护理 □ 患者安全及心理护理	□ 生命体征的观察 □ 一级或二级护理 □ 生活护理 □ 患者安全及心理护理	□ 病情的观察（症状、体征神志、生命体征） □ 保持水、电解质平衡 □ 一级或二级护理
专科护理	□ 口服药物的剂量 □ 关节疼痛及体位评估	□ 口服药物的剂量 □ 关节疼痛及体位评估	□ 相关并发症的观察 □ 防止感染 □ 注意防护，预防骨折 □ 协助评估 DAS28 评分中关于疼痛、患者对疾病整体评估的评分
重点医嘱	□ 详见医嘱执行单	□ 详见医嘱执行单	□ 详见医嘱执行单
病情变异记录	□ 无 □ 有，原因： 1 2	□ 无 □ 有，原因： 1 2	□ 无 □ 有，原因： 1 2
护士签名			

时间	住院第 8~14 天	住院第 8~15 天（出院日）
健康宣教	□ 饮食宣教 □ 服药宣教 □ 疾病宣教	□ 活动指导 □ 出院宣教
护理处置	□ 观察生命体征 □ 生命体征的观察 □ 生活护理 □ 患者安全及心理护理	□ 观察生命体征 □ 遵医嘱完成治疗 □ 嘱咐坚持长期服药 □ 生活护理 □ 患者安全及心理护理 □ 完成护理记录 □ 配合患者做好出院准备
基础护理	□ 心率、心律，血压，血氧饱和度，呼吸 □ 一级或二级护理 □ 协助患者完成各项检查 □ 协助患者做好生活护理	□ 二级护理 □ 协助患者完成各项检查 □ 办理出院事项
专科护理	□ 相关并发症的观察	□ 相关并发症的观察
重点医嘱	□ 详见医嘱执行单	□ 详见医嘱执行单
病情变异记录	□ 无 □ 有，原因： 1. 2.	□ 无 □ 有，原因： 1. 2.
护士签名		

（三）患者表单

类风湿关节炎临床路径患者表单

适用对象：第一诊断为类风湿关节炎（ICD-10：M06.900）

患者姓名：	性别： 年龄： 门诊号：	住院号：
住院日期： 年 月 日	出院日期： 年 月 日	标准住院日：7~15 天

时间	入院第 1 天	入院第 2 天	入院第 3~15 天
医患配合	□ 配合询问病史、收集资料，请务必详细告知既往史、用药史、过敏史 □ 如需进行活检，签署手术知情同意书等	□ 配合签署关于治疗用药的各种必要的知情同意书 □ 治疗中使用药物如有不适，及时告诉医师	□ 接受出院前指导 □ 知道复诊程序 □ 获取出院诊断书
护患配合	□ 配合测量体温、脉搏、呼吸、血压 □ 配合完成入院护理评估（简单询问病史、过敏史、用药史） □ 接受入院宣教（环境介绍、病室规定、订餐制度、贵重物品保管等） □ 有任何不适请告知护士	□ 接受术后宣教 □ 配合静脉输液、皮下及肌内注射用药等之类 □ 有任何不适告知护士 □ 配合定时测量生命体征、每日询问尿便，监测血糖 □ 配合做好病房消毒，避免感染 □ 配合执行探视及陪伴	□ 接受出院宣教 □ 办理出院手续 □ 获取出院带药 □ 知道服药方法、作用、注意事项 □ 了解复查的时间及项目 □ 知道复印病历方法
饮食	□ 如无禁忌，正常饮食	□ 如无禁忌，正常饮食	□ 正常饮食
排泄	□ 正常排泄	□ 正常排泄	□ 正常排泄
活动	□ 如无需活检，正常活动	□ 加强防护，避免感染	□ 加强防护，避免感染

附：原表单（2016 年版）

类风湿关节炎临床路径表单

适用对象：第一诊断为类风湿关节炎（M06.900）

患者姓名：	性别： 年龄： 门诊号：	住院号：
住院日期： 年 月 日	出院日期： 年 月 日	标准住院日：7~15 天

时间	住院第 1~2 天	住院第 3~6 天	住院第 7~15 天（出院日）
主要诊疗工作	□ 询问病史及体格检查 □ 完成病历书写 □ 开实验室检查单及检查申请单 □ 主管医师查房 □ 初步确定治疗方案	□ 上级医师查房，确定进一步的检查和治疗：并发症、治疗效果、治疗方案、完成疾病诊断、下一步治疗对策 □ 根据病情需要，完成相关科室会诊 □ 住院医师完成病程日志、上级医师查房记录等病历书写	□ 上级医师查房，明确是否出院 □ 住院医师完成出院小结、出院证明、病历首页等 □ 向患者及家属交代出院后的注意事项，如饮食、用药、复诊时间、后续治疗等
重点医嘱	**长期医嘱：** □ 风湿科二级护理常规 □ 饮食：◎普通饮食◎软质饮食◎低盐低脂饮食◎糖尿病饮食◎低盐低脂糖尿病饮食 **临时医嘱：** □ 红细胞沉降率、血常规、尿常规、便常规 □ 肝肾功能、血糖、心肌酶、血脂、电解质、补体、免疫球蛋白、风湿 3 项 □ 类风湿早期诊断抗体谱、抗核抗体谱、ANCA 谱 □ 心电图、唾液腺显像、骨密度 □ 影像学检查：胸片 X 线检查、小关节彩超 □ 必要时相关检查：胸部 CT、超声心动图、腹部超声或 CT	**长期医嘱：** □ 药物治疗 □ 对症处置 **临时医嘱：** □ 其他特殊医嘱	**出院医嘱：** □ 用药指导 □ 定期复查 □ 巩固治疗
主要护理工作	□ 介绍病房环境、设施和设备 □ 入院护理评估 □ 风湿免疫病慢病管理（心理、康复、自我评估、用药指导、数据库录入）	□ 加强功能锻炼 □ 密切观察患者病情变化	□ 指导患者办理出院手续 □ 交代出院后的注意事项 □ 出院后饮食指导 □ 风湿免疫病慢病管理（心理、康复、自我评估、用药指导、数据库录入）
病情变异记录	□ 无 □ 有，原因： 1. 2.	□ 无 □ 有，原因： 1. 2.	□ 无 □ 有，原因： 1. 2.
护士签名			
医师签名			

第五章

抗磷脂综合征临床路径释义

一、抗磷脂综合征编码

1. 卫计委原编码：

疾病名称及编码：抗磷脂综合征（ICD-10：D68.802）

2. 修改编码：

疾病名称及编码：抗磷脂综合征（ICD-10：D68.603）

二、临床路径检索方法

D68.603

三、抗磷脂综合征（APS）临床路径标准住院流程

（一）适用对象

第一诊断为抗磷脂综合征。

> **释义**
>
> ■ 抗磷脂综合征（antiphospholipid syndrome，APS）是一种以反复动、静脉血栓形成，病态妊娠和血小板减少为主要特征的系统性自身免疫性疾病，患者血清中可检测出抗磷脂抗体阳性。APS 可以是原发的，也可以继发于其他疾病，如系统性红斑狼疮等。

（二）诊断依据

根据《临床诊疗指南·风湿病学分册》（中华医学会编著，人民卫生出版社，2010 年）。

2006 年悉尼国际 APS 会议修订分类标准。

诊断 APS 必须具备下列至少 1 项临床标准和 1 项实验室标准。

1. 临床标准：

（1）血管栓塞：任何器官或组织发生 1 次以上的动脉、静脉或小血管血栓，血栓必须被客观的影像学或组织学证实。组织学证实血管壁附有血栓，但没有显著炎症反应。

（2）病态妊娠：

a. 发生 1 次以上的在 10 周或 10 周以上不可解释的形态学正常的死胎，正常形态学的依据必须被超声波或直接检查所证实。

b. 在妊娠 34 周之前因严重的子痫或先兆子痫或严重的胎盘功能不全所致 1 次以上的形态学正常的新生儿早产。

c. 在妊娠 10 周前发生 3 次以上的不可解释的自发性流产，必须排除母亲解剖、激素异常及双亲染色体异常。

2. 实验室标准：

（1）血浆中出现狼疮抗凝物（LA），至少发现 2 次，每次间隔至少 12 周。

（2）用标准 ELISA 在血清中检测到中/高滴度的 IgG/IgM 类抗心磷脂抗体（aCL）；至少 2 次，间隔至少 12 周。

（3）用标准 ELISA 在血清中检测到 IgG/IgM 型抗 β_2 糖蛋白 I（抗 β_2 GPI），至少 2 次，间隔至少 12 周。

> **释义**
>
> ■ APS 的诊断标准有多个版本，目前主要依据 2006 年国际标准。对于该标准的注释如下：

（1）同时存在遗传性或获得性血栓形成的病因时也能诊断 APS，可依据是否存在其他血栓的危险因素进行分组，包括：年龄（男性>55 岁、女性>65 岁），存在已知的心血管危险因素（如高血压、糖尿病、低密度脂蛋白升高、高密度脂蛋白胆固醇降低、吸烟、早发心血管病的家族史、体重指数>30kg/m² 、微量白蛋白尿、估测肾小球滤过滤<60ml/min），遗传性血栓形成倾向，口服避孕药，肾病综合征，恶性肿瘤，长期制动，手术。

（2）既往血栓史可认为是一项临床标准，但血栓必须经过确切的诊断方法证实，排除其他可能导致血栓的病因。

（3）不包括浅表静脉血栓。

（4）胎盘功能不全包括：异常或不稳定的胎儿监护提示胎儿低氧血症；异常的多普勒流量速度分析提示胎儿低氧血症；羊水过少；出生体重低于同胎龄儿平均体重的 10%。

（5）强烈建议根据抗磷脂抗体对 APS 患者进行分型：Ⅰ型，1 项以上实验室指标阳性；Ⅱa 型，仅狼疮抗凝物阳性；Ⅱb 型，仅抗心磷脂抗体阳性；Ⅱc 型，仅抗 β_2 GPI 抗体阳性。

（三）治疗方案的选择

根据《临床诊疗指南·风湿病学分册》（中华医学会编著，人民卫生出版社，2010 年）。

1. 一般原则：对症处理，防止血栓和流产再发生。

2. 急性期治疗：取栓、溶栓、抗凝。

3. 慢性期治疗：抗凝。

4. 妊娠期治疗：阿司匹林、低分子肝素。

5. 糖皮质激素和免疫抑制剂治疗。

6. 灾难性 APS（CAPS）治疗。

> **释义**
>
> ■ APS 的主要治疗目标是预防血栓和流产。治疗方法包括抗凝治疗、激素及免疫抑制剂、对症支持治疗。

（1）治疗和预防血栓：仅有 aPL 阳性而无血栓形成的患者可以使用小剂量阿司匹林预防血栓形成；对于已经出现血栓的患者，急性期应用肝素/低分子肝素抗凝，稳定后过渡到口服华法林。单纯抗凝治疗效果不佳者可联合阿司匹林抗血小板治疗。

华法林抗凝的目标值为凝血酶原时间的国际标准值（INR）2.0～3.0，对于反复血栓形成的患者抗凝的目标值可达 INR 3.0～4.0，但应警惕出血倾向。血小板计数<5×10⁹/L 时出血风险高，应根据病情酌情选择抗凝治疗。

（2）预防产科并发症：APS 的患者妊娠时应根据是否有血栓史或是否有病态妊娠史给予小剂量阿司匹林或联合肝素/低分子肝素治疗，上述治疗仍失败者可联合小剂量糖皮质激素、羟氯喹或大剂量静脉注射免疫球蛋白等。

（3）血小板减少和溶血性贫血：轻度血小板减少时可不进行干预，发生严重的血小板减少和溶血性贫血时需使用糖皮质激素、静脉注射免疫球蛋白或免疫抑制剂等治疗。

（4）灾难性抗磷脂综合征（CAPS）：由于 CAPS 发病急骤，短期内迅速危及生命，因此，一旦诊断应积极治疗。应及时给予抗凝、大剂量糖皮质激素冲击治疗和（或）血浆置换/免疫吸附，以及大剂量静脉注射免疫球蛋白，利妥昔单抗也可用于严重和难治性患者。病情趋于稳定时可加用环磷酰胺等免疫抑制剂。即使使用上述治疗，CAPS 死亡率仍高达 60%；死亡原因常为心肌梗死、呼吸衰竭、肾衰竭及中风等。

（四）标准住院日 14～21 天

> **释义**
>
> ■ 需要入院治疗的 APS 患者入院后第 1～5 天评估原发性或是继发性，同时进行病情和受累器官的评估，制订治疗方案；第 6～13 天继续治疗，达病情好转或缓解；第 13～21 天出院。总住院时间不超过 21 天均符合路径要求。

（五）进入路径标准

1. 第一诊断必须符合抗磷脂综合征（APS）。
2. 达到住院标准：符合 APS 诊断标准，且重要脏器受累。
3. 当患者同时具有其他疾病诊断，如在住院期间不需特殊处理也不影响第一诊断的临床路径流程实施时，可以进入路径。

> **释义**
>
> ■ 进入本路径的标准必须是明确诊断的抗磷脂综合征患者。
> ■ 需要除外患者有遗传性易栓症、感染、恶性肿瘤等。
> ■ 当患者同时患有其他自身免疫性疾病，后者病情平稳、无需特殊调整治疗者，也可以进入本路径。
> ■ 本路径不适用于合并严重威胁生命的并发症的患者。

（六）住院期间的检查项目

1. 必需的检查项目：
（1）血常规、尿常规、便常规。
（2）肝功能、肾功能、电解质、血糖、心肌酶、血凝分析、同型半胱氨酸。
（3）免疫球蛋白、补体、红细胞沉降率、C 反应蛋白（CRP）。
（4）抗核抗体谱、抗磷脂抗体谱、抗 β_2GPI、LA。
（5）胸部正侧位 X 线片、心电图、心脏彩超、证实血栓部位的相关检查（根据病变部位选择：血管超声、CTA、MRA、肺 V/Q 显像等）。
2. 根据患者病情进行的检查项目：
（1）肿瘤标志物、甲状腺功能 5 项、易栓全套。
（2）肺 CT。

（3）Coombs 试验。

（4）皮肤、胎盘或其他组织活检。

> **释义**
>
> ■ 必查项目是为明确诊断，明确血栓受累部位，以及病情评估必需的检查。相关人员应认真分析检查结果，以便患者入院后能够得到正确和有效的治疗。
>
> ■ 为缩短患者住院时间，部分检查项目可以在患者入院前于门诊完成。
>
> ■ 影像学检查由主管医师根据病史和查体，判断可能出现血栓或病变部位，再进行相应的、有针对性的检查。

（七）治疗方案与药物选择

根据《临床诊疗指南·风湿病学分册》（中华医学会编著，人民卫生出版社，2010 年）。

1. 一般原则：对症处理，防止血栓和流产再发生。
2. 抗凝药物：肝素、低分子肝素、华法林、直接口服抗凝药等。
3. 抗血小板聚集药物：阿司匹林、双嘧达莫、噻氯匹定、氯吡格雷等。
4. 妊娠期治疗：小剂量阿司匹林、预防量或治疗量低分子肝素。
5. 糖皮质激素：剂量和用法视病情而定。
6. 免疫抑制剂：环磷酰胺/霉酚酸酯/他克莫司/环孢素 A/甲氨蝶呤/来氟米特/硫唑嘌呤，选用何种药物及用药时间视病情而定。
7. 其他药物：抗疟药、他汀类药物等。
8. 难治性 APS 患者：根据患者病情使用血浆置换、免疫吸附、IVIG、抗 CD20 单抗等。

> **释义**
>
> ■ 抗磷脂综合征的治疗要根据患者为原发性或继发性、血栓部位、病态妊娠情况、是否合并血小板减少或溶血性贫血等不同临床表现选择不同方案，包括对症治疗，预防血栓和妊娠失败。具体原则见上述"（三）治疗方案选择"。

（八）出院标准

1. 明确诊断。
2. 治疗有效。
3. 没有需要住院治疗的合并症和（或）并发症。

> **释义**
>
> ■ 患者出院前应完成必需的检查项目（包括住院前门诊检查），诊断基本明确、治疗有效，无需要继续住院的特殊合并症或并发症。

（九）变异及原因分析

1. 对于 CAPS，且伴有影响本病治疗效果的合并症和（或）并发症，需要进行相关检查及治疗，导致住院时间延长。

2. 血栓需转入血管外科取栓以及溶栓。

3. 妊娠胎儿发生危险，需要转入产科专科处置。

> **释义**
>
> ■ 变异情况分析：APS患者出现特殊情况，如危及生命的CAPS、抗血栓治疗特殊并发症（如肝素相关血小板减少等）、免疫治疗过程中发生感染、病情严重导致心力衰竭、呼吸衰竭等，需要延长住院时间；或需外科取栓；妊娠胎儿发生危险，需要转入产科专科处置，上述均为变异情况。

四、抗磷脂综合征临床路径给药方案

阿司匹林 → 一般给予小剂量阿司匹林：75～100mg/d

其他抗血小板药物 → 如阿司匹林过敏或不耐受，可选择氯吡格雷、噻氯匹定等

抗凝治疗 → 血栓患者：血栓急性期使用治疗量肝素或低分子肝素，稳定后过渡至华法林，肝素和华法林应重叠使用3～5天。华法林的目标值为凝血酶原时间的国际标准值（INR）2.0～3.0，反复血栓形成的患者目标值可达INR3.0～4.0，但应警惕出血倾向。血小板减少者出血风险高，应根据病情酌情选择抗凝治疗APS妊娠患者：妊娠全程使用预防量或治疗量低分子肝素，直至产后6周

其他药物 → 辅助治疗包括降脂药等。上述治疗效果不佳或药物不耐受时可使用直接口服抗凝药，如利伐沙班、达比加群酯等

糖皮质激素 → 用于严重血小板减少、溶血性贫血、神经系统损害或CAPS患者剂量依据病情，泼尼松0.5～1.0mg/（kg·d），或甲泼尼龙冲击，病情控制后规律减量，至小剂量维持

免疫抑制剂 → 羟氯喹：0.2～0.4g/d。其他：依据患者病情和肝肾功能等，可选择以下免疫抑制剂单用或联合环磷酰胺、霉酚酸酯、他克莫司、环孢素A、甲氨蝶呤、来氟米特、硫唑嘌呤；注意监测药物不良反应

其他免疫治疗 → 重症、难治性患者可考虑使用大剂量丙种球蛋白、血浆置换、免疫吸附或生物制剂（如利妥昔单抗）

【用药选择】

抗磷脂综合征患者药物治疗的目的为预防血栓和流产，具体药物如下：

1. 抗血小板药物：小剂量阿司匹林，可用于APS患者的一级预防和二级预防。无禁忌证患者长期75～100mg/d，口服应用。阿司匹林不能耐受患者可用氯吡格雷替代。

2. 抗凝药物：

（1）肝素或低分子肝素：作用于凝血因子Ⅱa和Ⅹa，也可直接干扰抗磷脂抗体的作用，为

需要迅速达到抗凝作用的首选药物。静脉血栓患者首先应用肝素或低分子肝素，使用方法为皮下注射伊诺肝素 1mg/kg 每 12 小时 1 次或达肝素钠 100IU/kg 每 12 小时 1 次，至少 5 天，与华法林重叠，然后转为华法林长期使用。

（2）华法林：华法林是双香豆素衍生物，为维生素 K 拮抗剂，作用于凝血因子 Ⅱ、Ⅶ、Ⅸ、Ⅹ、PC 和 PS，为预防动、静脉血栓最主要的药物。服用时从小剂量开始，根据凝血酶原时间的国际标准值（INR）进行调整，一般静脉血栓的抗凝强度为标准强度（INR 2~3）；动脉血栓患者可采用标准强度（INR 2~3）抗凝联合低剂量阿司匹林（LDA），或者高强度（INR 3~4）抗凝。初始使用时应与肝素或低分子肝素重叠 3~5 天。

（3）新型口服抗凝药：包括直接抗 Ⅹa 因子抑制剂沙班类药物和直接凝血酶抑制剂达比加群酯，该类药物目前对于 APS 患者为非适应证，可试用于上述抗凝药无效或不能耐受的患者。

3. 免疫抑制药物：

（1）糖皮质激素：一般 APS 患者不需使用糖皮质激素。当患者发生严重血小板减少、溶血性贫血、神经系统损害或 CAPS 时需要使用。剂量依据病情，泼尼松 0.5~1.0mg/（kg·d），有危及生命的情况时可使用甲泼尼龙冲击，每日 500~1000mg，连续使用 3~5 天，然后序贯大剂量激素，病情控制后规律减量，至小剂量维持。

（2）传统免疫抑制剂：羟氯喹（200~400mg/d）可用于 APS 患者的长期预防和治疗，特别是合并系统性红斑狼疮的患者。其他免疫抑制剂包括环磷酰胺（口服或静脉）、霉酚酸酯（口服，1.5~2.0g/d）、他克莫司（2~4mg/d）、环孢素 A ［3~5mg/（kg·d）］、甲氨蝶呤（10~15mg，每周 1 次）、来氟米特（20mg/d）、硫唑嘌呤 ［起始剂量为 1mg/（kg·d），如果能耐受，2~4 周后增至 2~2.5mg/（kg·d）］ 等。上述药物使用时应密切监测不良反应，如血常规、肝肾功能、血压以及胃肠道不良反应等。

（3）其他治疗：难治型患者，特别是 CAPS 患者病情危重，预后差，在上述积极治疗的基础上可使用血浆置换、大剂量丙种球蛋白或生物制剂（如利妥昔单抗）等。此类情况发生时应属于出临床路径的指征。

【药学提示】

1. 抗血小板和抗凝药物的作用相互补充，对于反复血栓或难治性 APS 患者可以联合使用。

2. 华法林的剂量反应关系变异很大，受许多因素影响，细胞色素 P450 基因、食物、药物等，因此需要严密监测。此外，华法林可通过胎盘，胎儿血药浓度接近母体值，因此不能用于妊娠期妇女。

3. 环磷酰胺：有口服和静脉注射两种用药方式，疗效相当。主要不良反应包括：骨髓抑制、感染、出血性膀胱炎、抑制生殖系统、消化系统症状、脱发、肝功能异常等。

4. 硫唑嘌呤：对于某些具有硫代嘌呤甲基转移酶（TPMT）活性低或缺乏的患者，服用硫唑嘌呤后会出现严重的骨髓抑制，可通过基因筛选鉴定高危人群。

5. 环孢素和他克莫司：均属于钙调磷酸酶抑制剂，通过阻断 IL-2 和生长因子介导的信号抑制 T 淋巴细胞的活化和增殖。对于血小板减少的患者有一定优势。主要不良反应：高血压、肾功能异常、震颤等。

6. 吗替麦考酚酯为嘌呤合成抑制剂，通过抑制次黄嘌呤单核苷酸脱氢酶，特异性地抑制淋巴细胞的增殖。

7. 甲氨蝶呤：甲氨蝶呤为叶酸类似物，和二氢叶酸还原酶结合，抑制其活性，具有免疫调节、抗炎抗增殖作用。可通过口服、皮下或肌内注射方式给药，经肝脏代谢，经肾脏排泄。服药方式为每周 1 次，次日可服用叶酸以减少甲氨蝶呤的不良反应。不良反应包括：口腔溃疡、肝功能损伤、白细胞减少等。

8. 来氟米特：为异噁唑衍生物，可抑制淋巴细胞增殖和免疫反应。胃肠道吸收，经肝脏转化为活性形式 A77 1726，参与肠肝循环。不良反应包括腹部不适、恶心、转氨酶升高、高血压、过敏、体重下降等。妊娠级别 X 级，来氟米特的代谢产物在体内可存留数年，计划生育前需测定 A77 1726 水平，>0.02mg/L 时，需口服考来烯胺 8g tid×11 天，之后，A77 1726 浓度<0.02mg/L 持续 3 个月以上，方可怀孕。

【注意事项】

1. 相关药物应用时应熟知其不良反应、禁忌证、药物间的交互作用及慎用人群。
2. 密切监测血栓和出血的风险。

五、推荐表单

(一) 医师表单

抗磷脂综合征临床路径医师表单

适用对象：第一诊断为抗磷脂综合征（APS）

患者姓名：	性别： 年龄： 门诊号：	住院号：
住院日期： 年 月 日	出院日期： 年 月 日	标准住院日：14~20 天

时间	住院第 1 天	住院第 2~5 天
主要诊疗工作	□ 询问病史及体格检查 □ 开实验室检查单，完成病历书写 □ 上级医师查房 □ 完成初步的疾病严重程度及疾病活动度的评价	□ 上级医师查房 □ 根据辅助检查结果，完成病情评估，并制订治疗计划 □ 观察药物不良反应 □ 住院医师书写病程记录
重点医嘱	**长期医嘱：** □ 风湿免疫科护理常规 □ 一级或二级护理 □ 膳食选择 **临时医嘱：** □ 血常规、尿常规、大便常规 □ 肝功能、肾功能、电解质、血糖、心肌酶、血凝分析、同型半胱氨酸 □ 胸部正侧位 X 线片、心电图、血管超声、MRA，腹部彩超 □ 皮肤、胎盘或其他组织活检 □ 免疫球蛋白、补体、红细胞沉降率、CRP □ 抗核抗体、自身抗体、抗心磷脂抗体、抗 β_2 GPI、LA □ 必要时肿瘤标志物、甲状腺功能 5 项、肺 CT、Coombs 试验	**长期医嘱：** □ 风湿免疫科护理常规 □ 一级或二级护理 □ 膳食选择 □ 抗凝药物：肝素、低分子肝素、华法林、抗血小板聚集药物（阿司匹林） □ 抗疟药，氯喹、羟氯喹 □ 必要时取栓、溶栓、抗凝 □ 必要时糖皮质激素、丙种球蛋白、血浆置换、免疫吸附、CD20 单抗 □ 必要时免疫抑制剂：视病情需要 □ 必要时给予质子泵抑制剂、胃黏膜保护剂 **临时医嘱：**
主要护理工作	□ 介绍病房环境、设施和设备 □ 入院护理评估，制订护理计划 □ 协助患者完成实验室检查及辅助检查 □ 风湿免疫病慢病管理（心理、康复、自我评估、用药指导、数据库录入）	□ 观察患者一般情况及病情变化 □ 观察疗效和药物不良反应 □ 进行疾病相关健康教育
病情变异记录	□ 无 □ 有，原因： 1. 2.	□ 无 □ 有，原因： 1. 2.
医师签名		

时间	住院第 6～13 天	住院第 14～21 天（出院日）
主要诊疗工作	□ 上级医师查房，治疗效果评估 □ 再次进行病情评估 □ 确定出院后治疗方案 □ 完成上级医师查房纪录	□ 上级医师进行病情评估，确定患者是否可以出院 □ 完成出院小结 □ 向患者交代出院后注意事项 □ 预约复诊日期
重点医嘱	长期医嘱： □ 根据病情调整长期用药 临时医嘱： □ 根据需要，复查有关检查	出院医嘱： □ 出院带药 □ 门诊随诊 □ 风湿免疫病慢病管理（心理、康复、自我评估、用药指导、数据库录入）
主要护理工作	□ 观察患者一般情况 □ 观察疗效和药物不良反应 □ 恢复期生活和心理护理 □ 出院准备指导	□ 告知复诊计划，就医指征 □ 帮助患者办理出院手续 □ 出院指导
病情变异记录	□ 无　□ 有，原因： 1. 2.	□ 无　□ 有，原因： 1. 2.
医师签名		

（二）护士表单

抗磷脂综合征临床路径护士表单

适用对象：第一诊断为抗磷脂综合征（APS）

患者姓名：		性别： 年龄： 门诊号：	住院号：
住院日期： 年 月 日		出院日期： 年 月 日	标准住院日：14~20 天

时间	住院第 1~3 天	住院第 4~20 天
健康宣教	□ 入院宣教 　介绍主管医师、护士 　介绍环境、设施 　介绍住院注意事项	□ 用药前宣教 　使用的药物名称，作用及可能出现的不良反应 　做好自我防护，避免感染，避免发生血栓事件
护理处置	□ 核对患者，佩戴腕带 □ 建立入院护理病历 □ 卫生处置：剪指（趾）甲、更换病号服 □ 测量生命体征 □ 遵医嘱采血 □ 遵医嘱留取尿便送检 □ 影像、心肺功能检查	□ 遵医嘱完成使用药物阶段相关监测指标 □ 遵医嘱完成各种药物的发放和液体的输注
基础护理	□ 二级护理 □ 晨晚间护理 □ 患者安全管理	□ 一级或二级护理 □ 晨晚间护理 □ 患者安全管理
专科护理	□ 测体温、脉搏、血压、血糖	□ 遵医嘱给药 □ 遵医嘱监测病情变化 □ 观察血栓相关问题
重点医嘱	□ 详见医嘱执行单	□ 详见医嘱执行单
病情变异记录	□ 无 □ 有，原因： 1. 2.	□ 无 □ 有，原因： 1. 2.
护士签名		

（三）患者表单

抗磷脂综合征临床路径患者表单

适用对象：第一诊断为抗磷脂综合征（APS）

患者姓名：	性别： 年龄： 门诊号：	住院号：
住院日期： 年 月 日	出院日期： 年 月 日	标准住院日：14~20 天

时间	入院第 1~4 天	住院第 5~10 天	出院
医患配合	□ 配合询问病史、收集资料，务必详细告知既往史、用药史、过敏史 □ 如需进行活检，签署手术知情同意书等	□ 配合签署关于治疗用药的各种必要的知情同意书 □ 治疗中使用药物如有不适，及时告诉医师	□ 接受出院前指导 □ 知道复诊程序 □ 获取出院诊断书
护患配合	□ 配合测量体温、脉搏、呼吸、血压 □ 配合完成入院护理评估（简单询问病史、过敏史、用药史） □ 接受入院宣教（环境介绍、病室规定、订餐制度、贵重物品保管等） □ 有任何不适告知护士	□ 接受疾病相关知识宣教 □ 配合使用药物 □ 有任何不适告知护士 □ 配合定时测量生命体征、每日病情询问 □ 配合做好病房消毒，避免感染 □ 配合执行探视及陪伴	□ 接受出院宣教 □ 办理出院手续 □ 获取出院带药 □ 知道服药方法、作用、注意事项 □ 了解复查的时间及项目 □ 知道复印病历方法
饮食	□ 如无禁忌，正常饮食	□ 如无禁忌，正常饮食	□ 如无禁忌，正常饮食
排泄	□ 正常排泄	□ 正常排泄	□ 正常排泄
活动	□ 如无需活检，正常活动	□ 加强防护，避免感染	□ 加强防护，避免血栓及感染

附：原表单（2016 年版）

抗磷脂综合征（APS）临床路径表单

适用对象：第一诊断为抗磷脂综合征（APS）

患者姓名：		性别：　年龄：　门诊号：		住院号：
住院日期：　　年　月　日		出院日期：　　年　月　日		标准住院日：14~20 天

时间	住院第 1 天	住院第 2~5 天
主要诊疗工作	□ 询问病史及体格检查 □ 开实验室检查单，完成病历书写 □ 上级医师查房 □ 完成初步的疾病严重程度及疾病活动度的评价	□ 上级医师查房 □ 根据辅助检查结果，完成病情评估，并制订治疗计划 □ 观察药物不良反应 □ 住院医师书写病程记录
重点医嘱	**长期医嘱：** □ 风湿免疫科护理常规 □ 一级或二级护理 □ 膳食选择 **临时医嘱：** □ 血常规、尿常规、大便常规 □ 肝功能、肾功能、电解质、血糖、心肌酶、血凝分析、同型半胱氨酸 □ 胸部正侧位 X 线片、心电图、血管超声、MRA，腹部彩超 □ 皮肤、胎盘或其他组织活检 □ 免疫球蛋白、补体、红细胞沉降率、CRP □ 抗核抗体、自身抗体、抗磷脂抗体、抗 β_2 GPI、LA □ 必要时肿瘤标志物、甲状腺功能 5 项、肺 CT、Coombs 试验	**长期医嘱：** □ 风湿免疫科护理常规 □ 一级或二级护理 □ 膳食选择 □ 抗凝药物：肝素、低分子肝素、华法林、抗血小板聚集药物（阿司匹林） □ 抗疟药，氯喹、羟氯喹 □ 必要时取栓、溶栓、抗凝 □ 必要时糖皮质激素、丙种球蛋白、血浆置换、免疫吸附、CD20 单抗 □ 必要时免疫抑制剂：视病情需要 □ 必要时给予质子泵抑制剂、胃黏膜保护剂 **临时医嘱：**
主要护理工作	□ 介绍病房环境、设施和设备 □ 入院护理评估，制订护理计划 □ 协助患者完成实验室检查及辅助检查 □ 风湿免疫病慢病管理（心理、康复、自我评估、用药指导、数据库录入）	□ 观察患者一般情况及病情变化 □ 观察疗效和药物不良反应 □ 进行疾病相关健康教育
病情变异记录	□ 无　□ 有，原因： 1. 2.	□ 无　□ 有，原因： 1. 2.
护士签名		
医师签名		

时间	住院第 6 ~ 13 天	住院第 14 ~ 21 天（出院日）
主要诊疗工作	□ 上级医师查房，治疗效果评估 □ 再次进行病情评估 □ 确定出院后治疗方案 □ 完成上级医师查房纪录	□ 上级医师进行病情评估，确定患者是否可以出院 □ 完成出院小结 □ 向患者交代出院后注意事项 □ 预约复诊日期
重点医嘱	长期医嘱： □ 根据病情调整长期用药 临时医嘱： □ 根据需要，复查有关检查	出院医嘱： □ 出院带药 □ 门诊随诊 □ 风湿免疫病慢病管理（心理、康复、自我评估、用药指导、数据库录入）
主要护理工作	□ 观察患者一般情况 □ 观察疗效和药物不良反应 □ 恢复期生活和心理护理 □ 出院准备指导	□ 告知复诊计划，就医指征 □ 帮助患者办理出院手续 □ 出院指导
病情变异记录	□ 无　□ 有，原因： 1. 2.	□ 无　□ 有，原因： 1. 2.
护士签名		
医师签名		

第六章

干燥综合征伴肺间质纤维化临床路径释义

一、干燥综合征伴肺间质纤维化编码

疾病名称及编码：干燥综合征伴肺间质纤维化（ICD-10：M35.002+J99.1*）

二、临床路径检索方法

M35.002+J99.1*

三、干燥综合征伴肺间质纤维化临床路径标准住院流程

（一）适用对象

第一诊断为干燥综合征伴肺间质纤维化（ICD-10：M35.002+J99.1*）。

> **释义**
>
> ■ 干燥综合征是一种侵犯泪腺和唾液腺等外分泌腺、具有淋巴细胞浸润和特异性自身抗体（抗SSA/SSB）为特征的弥漫性结缔组织病。最常见的症状是口、眼干燥，且常伴有内脏损害而出现多种临床表现。本病分为原发性和继发性两类，原发性干燥综合征指不具另一诊断明确的结缔组织病的干燥综合征。继发性干燥综合征是指发生于另一诊断明确的结缔组织疾病，如系统性红斑狼疮、类风湿关节炎等的干燥综合征。弥漫性肺实质性疾病常统称为间质性肺疾病，是一组异质性疾病，由于相似的临床表现、放射影像学表现、生理或病理表现而归在一起。结缔组织疾病相关性间质性肺疾病是其中的一部分。本文只针对原发性干燥综合征伴肺间质纤维化的情况。

（二）诊断依据

根据2002干燥综合征国际分类标准（表6-1、表6-2），《临床诊疗指南·风湿病学分册》（中华医学会编著，人民卫生出版社），《干燥综合征诊断及治疗指南》（中华医学会风湿病学分会，2010年）。

1. 符合干燥综合征国际分类标准。

表6-1　2002年干燥综合征国际分类标准项目

Ⅰ. 口腔症状：3 项中有 1 项或 1 项以上

　　1. 每日感口干持续 3 个月以上

　　2. 成年后腮腺反复或持续肿大

　　3. 吞咽干性食物时需用水帮助

Ⅱ. 眼部症状：3 项中有 1 项或 1 项以上

　　1. 每日感到不能忍受的眼干持续 3 个月以上

　　2. 有反复的砂子进眼或砂磨感觉

　　3. 每日需用人工泪液 3 次或 3 次以上

Ⅲ. 眼部体征：下述检查有 1 项或 1 项以上阳性

　　1. Schirmer Ⅰ 试验（+）（≤5mm/5min）

　　2. 角膜染色（+）（≥4，van Bijsterveld 计分法）

Ⅳ. 组织学检查：下唇腺病理示淋巴细胞灶≥1（指 4mm^2 组织内至少有 50 个淋巴细胞聚集于唇腺间质者为 1 灶）

Ⅴ. 涎腺受损：下述检查有 1 项或 1 项以上阳性

　　1. 涎液流率（+）（≤1.5ml/15min）

　　2. 腮腺造影（+）

　　3. 涎腺同位素检查（+）

Ⅵ. 自身抗体：抗 SSA 抗体或抗 SSB 抗体（+）（双扩散法）

2. 符合干燥综合征的分类标准项目的具体分类。

表6-2　分类标准项目的具体分类

1. 干燥综合征：无任何潜在疾病的情况下，有下述 2 条则可诊断：

　　a. 符合表 6-1 中 4 条或 4 条以上，但必须含有条目Ⅳ（组织学检查）和（或）条目Ⅵ（自身抗体）

　　b. 条目Ⅲ、Ⅳ、Ⅴ、Ⅵ，4 条中任 3 条阳性

2. 必须除外：颈头面部放疗史，丙型肝炎病毒感染，艾滋病，淋巴瘤，结节病，格雷夫斯病，抗乙酰胆碱药的应用（如阿托品、莨菪碱、溴丙胺太林、颠茄等）

3. 胸部 HRCT 表现为双肺磨玻璃影、网格样改变。

4. 肺功能表现异常，包括限制性通气功能障碍和（或）气体交换障碍。

5. 必要时进行肺活检病理检查。

> **释义**
>
> 　　■ 2012 年美国风湿病学会发表了新的干燥综合征分类标准，符合下列中 2 项可以诊断干燥综合征：SICCA 眼染色≥3 分；灶性淋巴细胞浸润性唾液腺炎，且灶性指数≥1；自身抗体阳性：抗 SSA 抗体和（或）抗 SSB 抗体阳性，或者 RF 阳性和 ANA≥1∶320。

■ 诊断干燥综合征伴肺间质纤维化需除外其他原因如感染、药物等原因所致的肺间质纤维化。

■ 干燥综合征伴肺间质纤维化患者非特异性间质性肺炎最常见，淋巴样间质性肺炎、机化性肺炎、寻常型间质性肺炎也有，需要除外淋巴增殖性疾病如肺淋巴瘤特别是淋巴样间质性肺炎患者。对于典型的干燥综合征伴肺间质纤维化患者目前不主张行肺活检病理检查。

■ 一般情况下是出现其他干燥综合征的症状后出现肺间质纤维化，但干燥综合征患者的肺间质纤维化可以为干燥综合征的首发表现，或者与干燥综合征的其他表现同时出现。

（三）治疗方案的选择

根据《临床诊疗指南·风湿病学分册》（中华医学会编著，人民卫生出版社），《干燥综合征诊断及治疗指南》（中华医学会风湿病学分会，2010 年）。

1. 一般治疗：休息，对症治疗。
2. 药物治疗：非甾体抗炎药、糖皮质激素、改善病情的抗风湿药物（DMARDs）、植物制剂。
3. 其他治疗：IVIG、生物制剂等。

释义

■ 目前没有指南针对干燥综合征伴肺间质纤维化患者：谁需要治、什么时候开始、治疗多长时间。

■ 基于肺部疾病严重程度、疾病进展程度及系统疾病的病程为基础判断，当疾病进展，需要开始治疗。

■ 治疗延误，错失最佳治疗时机，造成病变难以逆转；过度应用免疫抑制剂，产生继发感染，加快预后不良。

■ 一般认为对渗出为主的病变应该积极治疗，尤其是激素及免疫抑制剂的应用有助逆转病情；对晚期纤维化蜂窝样病变不应太积极应用免疫抑制剂，以减少并发症发生。

（四）标准住院日 10～20 天

释义

■ 完善相关实验室及影像学检查，行口腔科、眼科及相关科室的检查，判断病情制订治疗方案 1～7 天，糖皮质激素及免疫抑制剂使用在第 1～20 天实施。住院期间观察治疗的不良反应。总住院时间不超过 20 天均符合路径要求。

（五）进入路径标准

1. 第一诊断必须符合 ICD-10：M35.002+J99.1* 干燥综合征伴肺间质纤维化疾病编码。
2. 当患者同时具有其他疾病诊断，但在住院期间不需要特殊处理也不影响第一诊断的临床路径流程实施时，可以进入路径。

3. 有明显影响干燥综合征常规治疗的情况，不进入本临床路径。

> **释义**
>
> ■ 进入路径的标准必须是符合 2002 年干燥综合征国际分类标准或一些大家公认的最新分类标准中明确诊断原发性干燥综合征，且合并肺间质纤维化病变的患者。
>
> ■ 对于继发性干燥综合征患者不适用本临床路径。
>
> ■ 虽合并糖尿病、不严重的感染等疾病，也可以进入路径，但应密切监测血糖、感染等情况，如果临床医师估计这些问题会影响患者治疗，不推荐进入本临床路径。
>
> ■ 需要除外患者合并严重感染、恶性肿瘤、急性肝炎、急性消化道溃疡等疾患。

(六) 住院期间的检查项目

1. 必需的检查项目：

(1) 血常规、尿常规、大便常规。

(2) 肝肾功能、血糖、血脂、电解质、红细胞沉降率（ESR）、C 反应蛋白（CRP）、凝血功能、感染性疾病筛查（乙型肝炎、丙型肝炎、梅毒、艾滋病等）。

(3) 抗核抗体谱、类风湿因子、抗 CCP 抗体、免疫球蛋白及补体、病毒全套。

(4) 心电图、心脏彩超、胸部 HRCT、肺功能、肝胆胰脾彩超、骨密度。

2. 根据患者病情可选择进行：自身免疫性肝炎相关抗体谱、KL-6、抗磷脂抗体谱、血气分析、肾小管酸化功能、溶血试验、泌尿系彩超和磁共振检查、HBV - DNA、HCV - RNA、PCT、^{13}C 呼气试验、消化内镜检查。

> **释义**
>
> ■ 首先应开展确诊干燥综合征的相关检查，并应评估除肺间质纤维化外其他系统受累情况，如肾小管酸中毒。
>
> ■ 肺高分辨 CT 和肺功能是疾病严重度的客观指标。
>
> ■ 干燥综合征容易合并自身免疫性肝炎、原发性胆汁性胆管炎等疾病，可以根据情况开展相应检查。

(七) 治疗方案与药物选择

1. 一般治疗：休息，氧疗，针对口眼干燥对症治疗、纠正低钾、改善外分泌腺体功能。

2. 药物治疗：非甾体抗炎药（水杨酸类、吲哚衍生物类），糖皮质激素，免疫抑制剂（抗疟药、环磷酰胺、甲氨蝶呤、硫唑嘌呤、环孢素等），抗纤维化药物（匹非尼酮）、抗氧化药物（乙酰半胱氨酸）、植物制剂（白芍总苷），生物靶向制剂、IVIG。

3. 必要时抗感染、保护胃黏膜、保肝、防治骨质疏松等治疗。

> 释义
>
> ■ 治疗分为针对干燥综合征的对症治疗、针对合并肺间质纤维化的治疗、针对合并其他系统受累的治疗。
> ■ 一般治疗主要是针对眼干、口干、皮肤干等对症治疗。
> ■ 药物治疗包括糖皮质激素、免疫抑制剂、抗纤维化治疗、祛痰治疗、植物制剂等。
> ■ 必要时针对激素及免疫抑制剂的不良反应如骨质疏松、感染、消化道溃疡采取相应的治疗。

（八）出院标准

1. 症状明显缓解。
2. 病情稳定。
3. 没有需要继续住院治疗的合并症和（或）并发症。

> 释义
>
> ■ 患者出院前应完成相应项目，明确诊断及完成相应的系统评估，并对采用的药物治疗没有明确的不良反应。无其他需要继续住院治疗的并发症。

（九）变异及原因分析

1. 伴有其他疾病，需要进行相关诊断和治疗，导致住院时间延长。
2. 治疗无效或者病情进展，需要进行相关诊断和治疗，导致住院时间延长。
3. 伴有影响本病治疗效果的合并症和并发症，需要进行相关诊断和治疗。

> 释义
>
> ■ 变异是指入选临床路径的患者未能按路径流程完成医疗行为或未达到预期的医疗质量控制目标。这包含三方面情况：①按路径流程完成治疗，但出现非预期结果，可能需要后续进一步处理，如本路径治疗后病情加重或出现严重并发症，还需进一步的治疗；②按路径流程完成治疗，但超出了路径规定的时限，实际住院日超出标准住院日要求；③不能按路径流程完成治疗，患者需要中途退出路径，如治疗过程中出现严重并发症，导致必须终止路径或需要转入其他路径进行治疗等。对这些患者，主管医师均应进行变异原因的分析，并在临床路径的表单中予以说明。
> ■ 医师认可的变异原因主要指患者入选路径后，医师在检查及治疗过程中发现患者合并存在一些事前未预知的对本路径治疗可能产生影响的情况，需要终止执行路径或者是延长治疗时间、增加治疗费用。医师需在表单中明确说明。
> ■ 因患者方面的主观原因导致执行路径出现变异，也需要医师在表单中予以说明。

四、干燥综合征伴肺间质纤维化临床路径给药方案

【用药选择】

干燥综合征伴肺间质纤维化的早期诊断与治疗是临床医师应当关注和重视的问题，治疗干燥综合征伴肺间质纤维化仍然是一大难题。

目前没有指南针对干燥综合征伴肺间质纤维化患者，治疗对象、治疗时机及疗程均不明确。关于结缔组织疾病合并肺间质纤维化的治疗证据主要来源于系统性硬化症的临床研究、部分来源于多发性肌炎合并肺间质纤维化研究，及对结缔组织疾病的其他系统治疗有效推断它们对肺部也有效。

基于肺部疾病严重程度、疾病进展程度及系统疾病的病程为基础判断，当疾病进展，需要开始治疗。由于疾病的早期阶段大多是炎症反应，一般认为对渗出为主的病变应该积极治疗，

尤其是激素及免疫抑制剂的应用有助逆转病情；对晚期纤维化蜂窝样病变不应太积极应用免疫抑制剂，以减少并发症发生。目前的治疗主要是针对炎症反应及免疫因素，常用者有糖皮质激素、环磷酰胺、硫唑嘌呤、他克莫司、环孢素 A、霉酚酸酯等。肾上腺糖皮质激素根据患者病情选择泼尼松（或其他激素如甲泼尼龙等）0.5～1.0mg/（kg·d），具体用量需遵循个体化原则。环磷酰胺 1～2mg/（kg·d）口服或静脉（0.2g 隔日、0.4g 每周或 0.8～1g 每月）给药、硫唑嘌呤 1～2mg/（kg·d），霉酚酸酯 1～2g/d、他克莫司 2～3mg/d、环胞霉素 A 3～5mg/（kg·d）已被应用于临床。

对于急性发作病情重进展快病变严重危及生命的干燥综合征伴肺间质纤维化患者，在评估感染及其他风险及获益后，可采用大剂量甲泼尼龙冲击治疗（500～1000mg/d），连续应用 3～5 天。

吡非尼酮和尼达尼布（nintedanib）在国外被批准应用于特发性肺纤维化的患者，推断这些药物可能对结缔组织疾病合并肺间质纤维化的患者有益，但仍需更多循证医学的证据来支持。吡非尼酮属于吡啶类的小分子物质，具有抗纤维化作用。

雷公藤及白芍总苷等植物药物也可根据情况应用，有一定疗效。乙酰半胱氨酸能降低黏液的黏稠度、起到抗氧化作用，可以改善患者的咳痰症状，长期服用安全性好。

对于药物干预无效的严重晚期干燥综合征伴肺间质纤维化患者，如果有条件，可考虑肺移植。

利妥昔单抗是一种靶向 CD20 阳性 B 淋巴细胞的单克隆抗体，目前认为对患者有效，但考虑到药物的费用及不良反应，对难治性患者可试用。

干燥综合征伴肺间质纤维化患者可合并应用其他对症支持治疗，包括低氧患者辅助供氧、定期接种肺炎球菌疫苗、流感疫苗等疫苗、肺康复治疗等。

【药学提示】

1. 免疫抑制剂根据情况可以与糖皮质激素合用，联合用药效果更好；一般不联合应用多种免疫抑制剂，少数病人可采用联合治疗，起到多靶点治疗的目的。

2. 准备使用糖皮质激素和免疫抑制剂的患者使用前应评估是否有细菌、结核、病毒等感染，有无肿瘤病史。

3. 硫唑嘌呤不良反应主要是对骨髓抑制作用，有个别患者小剂量即可出现严重骨髓抑制，故有条件情况下，可行硫嘌呤甲基转移酶（TPMT）基因分型，以判断患者能否应用硫唑嘌呤。

4. 尽管干燥综合征伴肺间质纤维化患者以中老年患者居多，如果患者有生育和怀孕要求，医师在选用药物及维持治疗时应考虑。

【注意事项】

1. 环磷酰胺的不良反应主要是胃肠道反应、出血性膀胱炎、骨髓抑制，在环磷酰胺治疗期间，应监测白细胞计数、肝肾功能和尿液分析。如果出现出血性膀胱炎，应停用环磷酰胺。如果病情控制后或当环磷酰胺累积到一定剂量后，应根据病情换用其他免疫抑制剂。

2. 患者使用免疫抑制剂治疗前和使用中，要定期检查血常规、肝肾功能等，如有异常，则根据情况减量或停止使用。

3. 环胞霉素 A 不良反应包括高血压、血清肌酐升高、肿瘤风险增高、牙龈增生等。

五、推荐表单

（一）医师表单

干燥综合征伴肺间质纤维化临床路径医师表单

适用对象：第一诊断为干燥综合征伴肺间质纤维化（ICD-10：M35.002+J99.1*）

患者姓名：	性别： 年龄： 门诊号：	住院号：
住院日期： 年 月 日	出院日期： 年 月 日	标准住院日：10~20天

日期	住院第1天	住院第2~10天	住院第11~20天
主要诊疗工作	□ 询问病史及体格检查 □ 进行病情初步评估 □ 完成病历书写 □ 开实验室检查单	□ 上级医师查房 □ 分析病情，初步诊断，制订诊疗计划 □ 根据病情调整基础用药 □ 申请相关科室会诊 □ 向患者及家属交代病情 □ 签署各种必要的知情同意书、自费用品协议书 □ 必要时协助患者完成检查 □ 书写病程记录	□ 上级医师查房 □ 评估检查结果，明确诊断 □ 病情评估，根据病情调整治疗方案 □ 观察药物不良反应 □ 确认有无并发症 □ 书写病程记录 □ 必要时完成诊断证明书 □ 患者教育
重点医嘱	长期医嘱： □ 风湿病护理常规 □ 一级或二级护理 □ 膳食选择 □ 既往基础用药 □ 对症处理：氧疗、改善右心功能、防治继发感染 □ 心电监护（必要时） 临时医嘱： □ 血常规、尿常规、大便常规、肝肾功能、血糖、血脂、电解质、ESR、CRP、凝血功能、传染病4项、ANA谱、RF、抗CCP抗体、免疫球蛋白及补体 □ 心电图、心脏彩超、胸部HRCT、肝胆胰脾彩超、骨密度、病毒检测、心电图、肺功能 □ 必要时进行：自身免疫性肝炎相关抗体谱、抗磷脂抗体谱、KL-6、血气分析、肾小管酸化功能、溶血试验、泌尿系彩超和MRI、HBV-DNA、HCV-RNA、PCT、^{13}C呼气试验、消化内镜检查	长期医嘱： □ 风湿病护理常规 □ 一级或二级护理 □ 膳食选择 □ 实验室检查结果调整抗风湿药，可给予非甾体抗炎药、糖皮质激素类药物，免疫抑制剂（抗疟药、环磷酰胺、甲氨蝶呤、硫唑嘌呤、环孢素等），抗纤维化药物（吡非尼酮），抗氧化药物（乙酰半胱氨酸）植物制剂（白芍总苷），生物制剂，IVIG □ 必要时给予质子泵抑制剂、胃黏膜保护剂、抗感染、保肝治疗 □ 需要时给予钙剂、阿法骨化醇、双膦酸盐防治骨质疏松治疗 □ 必要时调整既往基础用药 □ 对症处理：氧疗、改善右心功能、防治继发感染 □ 心电监护（必要时） 临时医嘱： □ 其他特殊或补充医嘱 □ 请相应的口腔科、眼科、呼吸科及其他相应的科室会诊	长期医嘱： □ 风湿免疫科护理常规 □ 一级或二级护理 □ 膳食选择 □ 必要时调整既往用药 □ 实验室检查结果调整抗风湿药，可给予非甾体抗炎药、糖皮质激素类药物，免疫抑制剂（抗疟药、环磷酰胺、甲氨蝶呤、硫唑嘌呤、环孢素等），抗纤维化药物（吡非尼酮），抗氧化药物（乙酰半胱氨酸）植物制剂（白芍总苷），生物制剂，IVIG □ 必要时给予质子泵抑制剂、胃黏膜保护剂、抗感染、保肝治疗 □ 需要时给予钙剂、阿法骨化醇、双膦酸盐防治骨质疏松治疗 □ 对症处理：氧疗、改善右心功能、防治继发感染 □ 心电监护（必要时） 临时医嘱： □ 必要时复查血常规、CRP、ESR、补体、肝功能、肾功能、电解质、胸部HRCT □ 异常指标复查
病情变异记录	□ 无 □ 有，原因： 1. 2.	□ 无 □ 有，原因： 1. 2.	□ 无 □ 有，原因： 1. 2.
医师签名			

（二）护士表单

干燥综合征伴肺间质纤维化临床路径护士表单

适用对象：第一诊断为干燥综合征伴肺间质纤维化（ICD-10：M35.002+J99.1*）

患者姓名：		性别：	年龄：	门诊号：	住院号：
住院日期： 年 月 日		出院日期： 年 月 日			标准住院日：10~20 天

时间	住院第 1 天	住院第 2~20 天
健康宣教	□ 介绍病房环境、设施和设备 □ 入院护理评估 　风湿免疫病慢病管理（心理、康复、自我评估、用药指导、数据库录入）	□ 用药前宣教 　使用的药物名称，作用及可能出现的不良反应做好自我防护，避免感染 □ 患者教育 □ 观察患者病情变化 □ 观察药物疗效和不良反应 □ 心理与生活护理
护理处置	□ 核对患者，佩戴腕带 □ 建立入院护理病历 □ 卫生处置：剪指（趾）甲、更换病号服 □ 测量生命体征 □ 遵医嘱采血 □ 遵医嘱留取尿便送检 □ 影像、心肺功能检查	□ 遵医嘱完成使用药物阶段相关监测指标 □ 遵医嘱完成各种药物的发放和液体的输注
基础护理	□ 二级护理 □ 晨晚间护理 □ 患者安全管理	□ 一级或二级护理 □ 晨晚间护理 □ 患者安全管理
专科护理	□ 测体温、脉搏、血压、血糖	□ 遵医嘱晨 8：30 给予激素 □ 遵医嘱监测血压、血糖的变化 □ 遵医嘱观察有无感染的出现 □ 遵医嘱观察有无服用激素后兴奋等神经系统表现
重点医嘱	□ 详见医嘱执行单	□ 详见医嘱执行单
病情变异记录	□ 无 □ 有，原因： 1. 2.	□ 无 □ 有，原因： 1. 2.
护士签名		

（三）患者表单

干燥综合征伴肺间质纤维化临床路径患者表单

适用对象：第一诊断为干燥综合征伴肺间质纤维化（ICD-10：M35.002+J99.1*）

患者姓名：	性别： 年龄： 门诊号：	住院号：
住院日期： 年 月 日	出院日期： 年 月 日	标准住院日：10~20 天

时间	入院第 1~3 天	住院第 4~20 天	出院
医患配合	□ 配合询问病史、收集资料，请务必详细告知既往史、用药史、过敏史 □ 如需进行有创性检查如支气管镜检查及活检等，签署手术知情同意书等	□ 配合签署关于治疗用药的各种必要的知情同意书 □ 治疗中使用药物如有不适，及时告诉医师	□ 接受出院前指导 □ 知道复诊程序 □ 获取出院诊断书
护患配合	□ 配合测量体温、脉搏、呼吸、血压 □ 配合完成入院护理评估（简单询问病史、过敏史、用药史） □ 接受入院宣教（环境介绍、病室规定、订餐制度、贵重物品保管等） □ 有任何不适请告知护士	□ 接受术后宣教 □ 配合静脉输液、皮下及肌内注射用药等之类 □ 有任何不适请告知护士 □ 配合定时测量生命体征、每日询问尿便，监测血糖 □ 配合做好病房消毒，避免感染 □ 配合执行探视及陪伴	□ 接受出院宣教 □ 办理出院手续 □ 获取出院带药 □ 知道服药方法、作用、注意事项 □ 了解复查的时间及项目 □ 知道复印病历方法
饮食	□ 如无禁忌，正常饮食	□ 如无禁忌，正常饮食	□ 正常饮食
排泄	□ 正常排泄	□ 正常排泄	□ 正常排泄
活动	□ 如果没有缺氧情况，正常活动 □ 如果有缺氧情况，应吸氧，在医师指导下活动	□ 加强防护，避免感染	□ 加强防护，避免感染

附：原表单（2016 年版）

干燥综合征伴肺间质纤维化临床路径表单

适用对象：第一诊断为干燥综合征伴肺间质纤维化（ICD-10：M35.002+J99.1*）

患者姓名：	性别：	年龄：	门诊号：	住院号：

住院日期： 年 月 日	出院日期： 年 月 日	标准住院日：10~20 天

日期	住院第 1 天	住院第 2 天	住院第 3~10 天
主要诊疗工作	□ 询问病史及体格检查 □ 进行病情初步评估 □ 完成病历书写 □ 开实验室检查单	□ 上级医师查房 □ 分析病情，初步诊断，制定诊疗计划 □ 根据病情调整基础用药 □ 申请相关科室会诊 □ 向患者及家属交代病情 □ 签署各种必要的知情同意书、自费用品协议书 □ 必要时协助患者完成检查 □ 书写病程记录	□ 上级医师查房 □ 评估检查结果，明确诊断 □ 病情评估，根据病情调整治疗方案 □ 观察药物不良反应 □ 确认有无并发症 □ 书写病程记录 □ 必要时完成诊断证明书 □ 患者教育
重点医嘱	**长期医嘱：** □ 风湿病护理常规 □ 一级或二级护理 □ 膳食选择 □ 既往基础用药 □ 对症处理：氧疗、改善右心功能、防治继发感染 □ 心电监护（必要时） **临时医嘱：** □ 血常规、尿常规、大便常规、肝肾功能、血糖、血脂、电解质、ESR、CRP、凝血功能、传染病 4 项、ANA 谱、RF、抗 CCP 抗体、免疫球蛋白及补体 □ 心电图、心脏彩超、胸部 HRCT、肝胆胰脾彩超、骨密度、病毒检测、心电图、肺功能 □ 必要时进行：自身免疫性肝炎相关抗体谱、抗磷脂抗体谱、KL-6、血气分析、肾小管酸化功能、溶血试验、泌尿系彩超和 MRI、HBV-DNA、HCV-RNA、PCT、^{13}C 呼气试验、消化内镜检查	**长期医嘱：** □ 风湿病护理常规 □ 一级或二级护理 □ 膳食选择 □ 必要时调整既往基础用药 □ 对症处理：氧疗、改善右心功能、防治继发感染 □ 心电监护（必要时） **临时医嘱：** □ 其他特殊或补充医嘱	**长期医嘱：** □ 风湿免疫科护理常规 □ 一级或二级护理 □ 膳食选择 □ 必要时调整既往用药 □ 实验室检查结果调整抗风湿药，可给予非甾体抗炎药，糖皮质激素类药物，免疫抑制剂（抗疟药、环磷酰胺、甲氨蝶呤、硫唑嘌呤、环孢素等），抗纤维化药物（吡非尼酮），抗氧化药物（乙酰半胱氨酸），植物制剂（白芍总苷），生物制剂，IVIG □ 必要时给予质子泵抑制剂、胃黏膜保护剂、抗感染、保肝治疗 □ 需要时给予钙剂、阿法骨化醇、双膦酸盐防治骨质疏松治疗 □ 对症处理：氧疗、改善右心功能、防治继发感染 □ 心电监护（必要时） **临时医嘱：** □ 必要时复查血常规、CRP、ESR、补体、肝功能、肾功能、电解质、胸部 HRCT □ 异常指标复查

续　表

日期	住院第 1 天	住院第 2 天	住院第 3~10 天
主要 护理 工作	□ 介绍病房环境、设施和设备 □ 入院护理评估 □ 风湿免疫病慢病管理（心理、康复、自我评估、用药指导、数据库录入）	□ 患者教育 □ 观察患者病情变化 □ 观察药物疗效和不良反应 □ 静脉取血，用药指导	□ 患者教育 □ 观察患者病情变化 □ 观察药物疗效和不良反应 □ 心理与生活护理
病情 变异 记录	□ 无　□ 有，原因： 1. 2.	□ 无　□ 有，原因： 1. 2.	□ 无　□ 有，原因： 1. 2.
护士 签名			
医师 签名			

时间	出院前 1~3 天	住院第 10~20 天（出院日）
主要 诊疗 工作	□ 上级医师查房 □ 病情评估、疗效及不良反应评估 □ 确定出院后长期系统的治疗方案 □ 明确出院时间	□ 完成出院相关医疗文件 □ 交代出院后的注意事项及就医指征 □ 预约复诊日期 □ 交待复查项目
重 点 医 嘱	**长期医嘱：** □ 风湿免疫科护理常规 □ 一级或二级护理 □ 根据病情调整长期用药 □ 对症处理：氧疗、改善右心功能、防治继发 　感染 □ 心电监护（必要时） **临时医嘱：** □ 根据需要复查相关指标	**出院医嘱：** □ 出院带药
主要 护理 工作	□ 患者教育 □ 观察患者病情变化 □ 观察药物疗效和不良反应 □ 生活和心理护理 □ 出院准备指导	□ 指导患者办理出院手续 □ 风湿免疫病慢病管理（心理、康复、自我评 　估、用药指导、数据库录入）
病情 变异 记录	□ 无　□ 有，原因： 1. 2.	□ 无　□ 有，原因： 1. 2.
护士 签名		
医师 签名		

第七章

干燥综合征临床路径释义

一、干燥综合征编码

1. 卫计委原编码：

疾病名称及编码：干燥综合征［舍格伦］（ICD-10：M35.000）

2. 修改编码：

疾病名称及编码：干燥综合征［舍格伦］（ICD-10：M35.0）

二、临床路径检索方法

M35.0

三、干燥综合征临床路径标准住院流程

（一）适用对象

第一诊断为干燥综合征（ICD-10：M35.000）。

释义

■ 干燥综合征是一种以外分泌腺受累为主要临床表现的自身免疫性疾病。其病因不明，主要表现为口眼干燥，也可有多器官系统的损害，并伴有一系列的临床和血清学表现。本路径适用于干燥综合征。

（二）诊断依据

根据 2002 年干燥综合征国际分类标准（表 7-1、表 7-2），《临床诊疗指南·风湿病学分册》（中华医学会编著，人民卫生出版社），《干燥综合征诊断及治疗指南》（中华医学会风湿病学分会，2010 年）。

表 7-1　2002 年干燥综合征国际分类标准项目

Ⅰ. 口腔症状：3 项中有 1 项或 1 项以上

  1. 每日感口干持续 3 个月以上

  2. 成年后腮腺反复或持续肿大

  3. 吞咽干性食物时需用水帮助

Ⅱ. 眼部症状：3 项中有 1 项或 1 项以上

  1. 每日感到不能忍受的眼干持续 3 个月以上

  2. 有反复的砂子进眼或砂磨感觉

  3. 每日需用人工泪液 3 次或 3 次以上

续　表

Ⅲ. 眼部体征：下述检查有 1 项或 1 项以上阳性
　　1. Schirmer I 试验（+）（≤5mm/5min）
　　2. 角膜染色（+）（≥4，van Bijsterveld 计分法）

Ⅳ. 组织学检查：下唇腺病理示淋巴细胞灶≥1（指 4mm^2 组织内至少有 50 个淋巴细胞聚集于唇腺间质者为 1 灶）

Ⅴ. 涎腺受损：下述检查有 1 项或 1 项以上阳性
　　1. 涎液流率（+）（≤1.5ml/15min）
　　2. 腮腺造影（+）
　　3. 涎腺同位素检查（+）

Ⅵ. 自身抗体：抗 SSA 抗体或抗 SSB 抗体（+）（双扩散法）

表 7-2　分类标准项目的具体分类

1. 干燥综合征：无任何潜在疾病的情况下，有下述 2 条则可诊断：
　　a. 符合表 7-1 中 4 条或 4 条以上，但必须含有条目Ⅳ（组织学检查）和（或）条目Ⅵ（自身抗体）
　　b. 条目Ⅲ、Ⅳ、Ⅴ、Ⅵ 4 条中任 3 条阳性

2. 必须除外：颈头面部放疗史，丙型肝炎病毒感染，艾滋病，淋巴瘤，结节病，格雷夫斯病，抗乙酰胆碱药的应用（如阿托品、莨菪碱、溴丙胺太林、颠茄等）

> **释义**
>
> ■ 目前临床上干燥综合征分类标准多采用 2002 年美欧共识（国际）标准。该标准同时包含患者口眼干燥的主观症状和客观检查结果，同时要求患者必须具备自身免疫表现，即小唾液腺活检阳性或者血清学抗体阳性才能诊断，除外了其他原因（如肝炎）造成的口眼干燥的表现，与之前的标准相比增加了诊断的特异度。2012 年，美国风湿病协会推出了干燥综合征的美国风湿病学会（ACR）分类标准，此标准主要依靠三个客观标准来评估干燥综合征的三个主要方面（血清学、眼、唾液腺检查），去除了主观症状。血清学方面加入了 RF 阳性并且 ANA 高效价，以增加诊断的敏感度。眼诊断方面，提出了眼染色评分（OSS）——角膜荧光素染色及结膜丽丝胺绿染色联合。其较之前的眼评分标准更省时间，但目前国内部分医院尚未开展此种检测方法。2016 年 ACR 和欧洲风湿病防治联合会（EULAR）共同制定了干燥综合征的国际统一分类标准，与 2002 年标准相比，该标准采用评分体系，口腔和眼部主观症状未纳入分类标准，血清学只纳入了抗 SSA 抗体，涎腺受损检查只保留了唾液流率，角膜染色实验将 OSS 评分作为 van Bijsterveld（VB）评分的备选方案。此分类标准受到了 ACR 和 EULAR 的共同认可，有望作为今后干燥综合征临床研究的国际统一分类标准。

（三）治疗方案的选择

根据《临床诊疗指南·风湿病学分册》（中华医学会编著，人民卫生出版社），《干燥综合征诊断及治疗指南》（中华医学会风湿病学分会，2010 年）。

1. 一般治疗：休息，对症治疗。
2. 药物治疗：非甾体抗炎药、糖皮质激素、改善病情的抗风湿药物（DMARDs）、植物制剂。
3. 其他治疗：IVIG、生物靶向制剂等。

【释义】

■ 干燥综合征的临床异质性很强，因此治疗方法也差异较大，依据疾病活动程度、受累器官及严重程度而采取不同的治疗手段。

■ 口眼干燥症的治疗包括局部治疗和系统治疗，局部治疗不可轻视。

（四）标准住院日 7~10 天

【释义】

■ 完善相关实验室检查，口腔科及眼科等相关科室会诊，判断病情制订治疗方案 1~4 天，药物（如糖皮质激素、免疫抑制剂等）使用在第 5~7 天实施，如患者行组织活检，或需使用糖皮质激素冲击或丙种球蛋白冲击治疗，可延长住院日 3 天。总住院时间不超过 10 天均符合路径要求。

（五）进入路径标准

1. 第一诊断必须符合 ICD-10：M35.000 干燥综合征疾病编码。
2. 当患者同时具有其他疾病诊断，但在住院期间不需要特殊处理也不影响第一诊断的临床路径流程实施时，可以进入路径。
3. 有明显影响干燥综合征常规治疗的情况，不进入干燥综合征临床路径。

【释义】

■ 进入路径的标准必须是符合指南中明确诊断的干燥综合征患者。

■ 需要除外患者患有未经治疗的其他较为重要的疾病，如恶性肿瘤、感染等疾患。

■ 患者如合并糖尿病、高血压等疾病，未对患者目前的干燥综合征诊治有显著影响，也可以进入本路径，但应密切监测血糖、血压等，并及时调整相关药物的使用。

（六）住院期间的检查项目

1. 必需的检查项目：
（1）血常规、尿常规、大便常规。
（2）肝肾功能、血糖、血脂、电解质、红细胞沉降率（ESR）、C 反应蛋白（CRP）、凝血功能、感染性疾病筛查（乙型肝炎、丙型肝炎、梅毒、艾滋病等）。

（3）抗核抗体谱、类风湿因子、抗 CCP 抗体、免疫球蛋白及补体。

（4）心电图、心脏彩超、胸部 CT、肝胆胰脾彩超、骨密度。

（5）眼科：Schirmer I 试验、角膜荧光染色、泪膜破裂时间；口腔科：唾液分泌试验。

2. 根据患者病情可选择进行：唇腺活检（推荐）、自身免疫性肝炎抗体、抗磷脂抗体谱、血气分析、肾小管酸化功能、溶血试验、泌尿系彩超和磁共振检查、HBV-DNA、HCV-RNA、PCT、^{13}C 呼气试验、消化内镜检查。

3. 必要时可检测免疫固定电泳、血尿轻链等排查淋巴瘤的实验室检查。

> **释义**
>
> ■ 必需的检查项目是初步诊断干燥综合征，评估患者干燥综合征的病情活动性以及严重性，患者存在的潜在其他疾病以及是否存在药物使用禁忌的必要检查。相关人员应认真分析检查结果，以便及时发现异常情况并采取对应处置。
>
> ■ 唇腺活检，自身免疫性肝炎抗体、抗磷脂抗体的检查，血气分析，肾小管酸化功能，溶血试验、泌尿系彩超和磁共振检查等有助于做好鉴别诊断以及准确判断脏器的损害程度，有助于制订治疗方案。
>
> ■ HBV-DNA、HCV-RNA 定量检查是对于初筛中发现既往感染 HBV、HCV 的患者，进一步评价其病毒复制情况，为使用免疫抑制剂治疗提供参考。PCT 检查则是评估患者是否存在急性感染，以备在不明确是否存在感染的情况下及时诊断感染，给予抗感染治疗，避免感染加重。^{13}C 呼气试验、消化内镜的检查则是为了解患者胃肠道是否存在溃疡等疾患或潜在风险，从而在加用糖皮质激素或非甾体抗炎药治疗时及时给予胃黏膜保护。

（七）治疗方案与药物选择

1. 一般治疗：休息，针对口眼干燥对症治疗，纠正低钾、改善外分泌腺体功能。

2. 药物治疗：非甾体抗炎药（水杨酸类、吲哚衍生物类），糖皮质激素，DMARDs（抗疟药、环磷酰胺、甲氨蝶呤、硫唑嘌呤、环孢素等），植物制剂（白芍总苷），生物靶向制剂、IVIG。

3. 必要时抗感染、保护胃黏膜、保肝、防治骨质疏松等治疗。

> **释义**
>
> ■ 患者治疗期间应注意休息，注意口腔卫生，避免感染。
>
> ■ 如无重要脏器损害，以对症治疗为主，纠正电解质紊乱等，可考虑使用抗疟药、植物制剂治疗。
>
> ■ 如有重要脏器损害，可考虑使用糖皮质激素联合 DMARDs 治疗，如环磷酰胺、甲氨蝶呤、硫唑嘌呤、环孢素等。脏器受累严重时，也可以考虑联合 IVIG 或生物制剂（如 CD20 单抗）治疗，必要时可糖皮质激素冲击治疗。
>
> ■ 用免疫抑制剂和激素治疗时，应注意患者出现继发感染的可能，必要时可给予抗感染治疗。
>
> ■ 病情稳定的患者，可在医师指导下调整用药。
>
> ■ 患者使用糖皮质激素同时即应给予钙制剂和骨化三醇等预防骨质疏松。对于合并肾小管酸中毒、低钾血症的患者，应注意纠正酸碱平衡及电解质紊乱。

■ 有消化道溃疡或出血的高风险患者，应给予质子泵抑制剂和胃黏膜保护剂。

■ 有肝功能异常的患者，应同时应用保肝药物。

（八）出院标准

1. 症状明显缓解。
2. 病情稳定。
3. 没有需要继续住院治疗的合并症和（或）并发症。

> **释义**
>
> ■ 患者出院前应完成必须复查的项目，如血常规、肝肾功能、电解质等，同时临床表现缓解或明显减轻。服用糖皮质激素和免疫抑制剂等药物，无特殊不适和并发症发生。活检部位无出血和感染。无其他需要继续住院治疗的并发症。

（九）变异及原因分析

1. 伴有其他疾病，需要进行相关诊断和治疗，导致住院时间延长。
2. 治疗无效或者病情进展，需要进行相关诊断和治疗，导致住院时间延长。
3. 伴有影响本病治疗效果的合并症和并发症，需要进行相关诊断和治疗。

> **释义**
>
> ■ 变异是指入选临床路径的患者未能按路径流程完成医疗行为或未达到预期的医疗质量控制目标。这包含三方面情况：①按路径流程完成治疗，但出现非预期结果，可能需要后续进一步处理。如本路径治疗后患者出现严重并发症，如急性消化道出血或严重肺部感染，必须进行必要的治疗。②按路径流程完成治疗，但超出了路径规定的时限。实际住院日超出标准住院日要求，或未能在规定的时间内达到患者重要脏器急性损害的缓解，如患者生命体征仍不平稳，仍有因肺间质病变造成的呼吸衰竭。③不能按路径流程完成治疗，患者需要中途退出路径。如治疗过程中出现严重并发症，导致必须终止路径或需要转入其他路径进行治疗等。对这些患者，主管医师均应进行变异原因的分析，并在临床路径的表单中予以说明。
>
> ■ 干燥综合征治疗常见的并发症有：激素和免疫抑制剂使用后患者出现血压增高，血糖增高，肝功能异常，以及恶心、呕吐等胃肠道不耐受表现。包括革兰阳性菌、革兰阴性菌、真菌等多种微生物在内的各器官感染；急性消化道出血；穿刺部位出血，如肾脏包膜下大量出血、唇腺活检后伤口不愈合等。
>
> ■ 医师认可的变异原因主要指患者入选路径后，医师在检查及治疗过程中发现患者合并存在一些事前未预知的对本路径治疗可能产生影响的情况，需要终止执行路径或是延长治疗时间、增加治疗费用。医师需在表单中明确说明。
>
> ■ 因患者方面的主观原因导致执行路径出现变异，也需要医师在表单中予以说明。

四、干燥综合征临床路径给药方案

【用药选择】

1. 对于口眼干燥的症状表现，治疗上以局部治疗和系统治疗相结合。局部治疗首先非药物治疗，包括口干可以多饮水，戒烟，避免进食可能加重口干的咖啡等食物，保持口腔卫生，眼干避免长时间使用电脑、手机，使用加湿器等。严重者可使用含透明质酸的低张性人工泪液滴眼。系统治疗针对口干者可服用环戊硫酮，促进唾液分泌。

2. 对于发热、乏力、关节肌痛等非特异性症状的治疗，主要选择非甾体抗炎药（NSAIDs）和羟氯喹，偶尔需要短时间使用低剂量糖皮质激素。

3. 对于腺外器官系统受累，常用糖皮质激素和免疫抑制剂。根据受累脏器的不同以及脏器受累的严重程度不同选择不同的糖皮质激素剂量（中~大量）和免疫抑制剂。如关节受累常选择 MTX，肺间质病变选择 CTX 等。对于治疗效果不佳，病情仍在进展者，根据患者的情况，可选择激素冲击治疗、换用其他免疫抑制剂、应用生物制剂（如 CD20 单抗）等。病情稳定后，激素逐渐减量。

【药学提示】

1. 患者在需要长期使用免疫抑制治疗时，使用前应除外急性感染、结核感染、病毒性肝炎等疾病，依此决定治疗干燥综合征时是否必要给予相应的抗感染治疗。

2. 患者使用免疫抑制剂治疗前（除使用激素外），需检查血常规、肝肾功能等，如有严重异常，应慎重使用。

3. 使用激素及免疫制剂治疗的患者，应关注患者血糖、血压等信息，根据情况给予必要的治疗。

【注意事项】

1. 患者因长期使用糖皮质激素，应监测血糖、血压等事件，并注意防治骨质疏松、白内障、青光眼等激素带来的不良反应。血压升高、血糖升高时，应积极对症治疗。骨质疏松则应在开始加用激素治疗时同时予以预防骨质疏松的治疗。激素应尽可能地减量，以防止白内障、青光眼等发生，如有相应临床症状，建议患者眼科会诊治疗。

2. 患者长期使用糖皮质激素，应注意观察患者继发胃溃疡的发生，必要时给予质子泵抑制剂。

3. 患者使用环孢素、甲氨蝶呤、来氟米特、吗替麦考酚酯、环磷酰胺等免疫抑制剂时，要定期检查血常规、肝肾功能、尿常规等，监测药物对血液系统、肝功能是否造成损害，以便早期调整治疗；注意羟氯喹可能引起的眼黄斑变性；注意环磷酰胺可能引起的出血性膀胱炎；注意监测来氟米特、环孢素可能引起的血压升高。出现上述情况，可停用或换用其他药物治疗，并于相应专科诊治。

4. 患者使用免疫抑制药物治疗期间应避免接种活疫苗及减活疫苗。

五、推荐表单

（一）医师表单

干燥综合征临床路径医师表单

适用对象：第一诊断为干燥综合征（ICD-10：M35.000）

患者姓名：	性别：	年龄：	门诊号：	住院号：
住院日期： 年 月 日	出院日期： 年 月 日			标准住院日：7~10 天

日期	住院第 1 天	住院第 2~4 天	住院第 5~10 天
主要诊疗工作	□ 询问病史及体格检查 □ 进行病情初步评估 □ 完成病历书写 □ 开实验室检查单	□ 上级医师查房 □ 分析病情，初步诊断，制订诊疗计划 □ 根据病情调整基础用药 □ 申请相关科室会诊 □ 向患者及家属交代病情 □ 签署各种必要的知情同意书、自费用品协议书 □ 必要时协助患者完成检查 □ 书写病程记录	□ 上级医师查房 □ 评估检查结果，明确诊断 □ 病情评估，根据病情调整治疗方案 □ 观察药物不良反应 □ 确认有无并发症 □ 书写病程记录 □ 必要时完成诊断证明书 □ 患者教育
重点医嘱	**长期医嘱：** □ 风湿免疫科护理常规 □ 膳食选择 □ 一级或二级护理 □ 对症治疗 □ 既往基础用药 **临时医嘱：** □ 血常规、尿常规、大便常规 □ 肝肾功能、血糖、血脂、电解质、ESR、CRP、凝血功能、传染病 4 项、ANA 谱、RF、抗 CCP 抗体、免疫球蛋白及补体 □ 心电图、心脏彩超、胸部 CT、肝胆胰脾彩超、骨密度 □ 必要时进行：自身免疫性肝炎抗体、抗磷脂抗体谱、血气分析、肾小管酸化功能、溶血试验、泌尿系彩超和 MRI、HBV-DNA、HCV-RNA、PCT、^{13}C 呼气试验、消化内镜检查	**长期医嘱：** □ 风湿免疫科护理常规 □ 膳食选择 □ 一级或二级护理 □ 继续对症治疗 □ 必要时调整既往用药 **临时医嘱：** □ 其他特殊或补充医嘱	**长期医嘱：** □ 风湿病护理常规 □ 一级或二级护理 □ 膳食选择 □ 继续对症治疗 □ 根据实验室检查结果调整抗风湿药，可给予非甾体抗炎、糖皮质激素类药物，DMARDs（抗疟药、环磷酰胺、甲氨蝶呤、硫唑嘌呤、环孢素等），植物制剂（白芍总苷），生物制剂，IVIG □ 必要时给予质子泵抑制剂、胃黏膜保护剂、抗感染、保肝治疗 □ 需要时给予钙剂、阿法骨化醇、双膦酸盐防治骨质疏松治疗 **临时医嘱：** □ 必要时复查血常规、CRP、ESR、补体、肝功能、肾功能、血糖、电解质、胸部 CT □ 异常指标复查
病情变异记录	□ 无 □ 有，原因： 1. 2.	□ 无 □ 有，原因： 1. 2.	□ 无 □ 有，原因： 1. 2.
医师签名			

（二）护士表单

干燥综合征临床路径护士表单

适用对象：第一诊断为干燥综合征（ICD-10：M35.000）

患者姓名：	性别：　年龄：　门诊号：	住院号：
住院日期：　年　月　日	出院日期：　年　月　日	标准住院日：7~10 天

时间	住院第 1 天	住院第 2~10 天
健康宣教	□ 入院宣教 　　介绍主管医师、护士 　　介绍环境、设施 　　介绍住院注意事项	□ 用药前宣教 　　使用的药物名称，作用及可能出现的不良反应做好自我防护，避免感染
护理处置	□ 核对患者，佩戴腕带 □ 建立入院护理病历 □ 卫生处置：剪指（趾）甲、更换病号服 □ 测量生命体征 □ 遵医嘱采血 □ 遵医嘱留取尿便送检 □ 影像、心肺功能检查	□ 遵医嘱完成使用药物阶段相关监测指标 □ 遵医嘱完成各种药物的发放和液体的输注
基础护理	□ 二级护理 □ 晨晚间护理 □ 患者安全管理	□ 一级或二级护理 □ 晨晚间护理 □ 患者安全管理
专科护理	□ 测体温、脉搏、血压、血糖	□ 遵医嘱给药 □ 遵医嘱监测血压，血糖的变化
重点医嘱	□ 详见医嘱执行单	□ 详见医嘱执行单
病情变异记录	□ 无　□ 有，原因： 1. 2.	□ 无　□ 有，原因： 1. 2.
护士签名		

(三) 患者表单

干燥综合征临床路径患者表单

适用对象：第一诊断为干燥综合征（ICD-10：M35.000）

患者姓名：	性别： 年龄： 门诊号：	住院号：
住院日期： 年 月 日	出院日期： 年 月 日	标准住院日：7~10 天

时间	入院第 1~4 天	住院第 5~10 天	出院
医患配合	□ 配合询问病史、收集资料，请务必详细告知既往史、用药史、过敏史 □ 如需进行活检，签署手术知情同意书等	□ 配合签署关于治疗用药的各种必要的知情同意书 □ 治疗中使用药物如有不适，及时告诉医师	□ 接受出院前指导 □ 知道复诊程序 □ 获取出院诊断书
护患配合	□ 配合测量体温、脉搏、呼吸、血压 □ 配合完成入院护理评估（简单询问病史、过敏史、用药史） □ 接受入院宣教（环境介绍、病室规定、订餐制度、贵重物品保管等） □ 有任何不适请告知护士	□ 接受术后宣教 □ 配合静脉输液、皮下及肌内注射用药等之类 □ 有任何不适请告知护士 □ 配合定时测量生命体征、每日询问尿便，监测血糖 □ 配合做好病房消毒，避免感染 □ 配合执行探视及陪伴	□ 接受出院宣教 □ 办理出院手续 □ 获取出院带药 □ 知道服药方法、作用、注意事项 □ 了解复查的时间及项目 □ 知道复印病历方法
饮食	□ 如无禁忌，正常饮食	□ 如无禁忌，正常饮食	□ 正常饮食
排泄	□ 正常排泄	□ 正常排泄	□ 正常排泄
活动	□ 如无需活检，正常活动	□ 加强防护，避免感染	□ 加强防护，避免感染

附：原表单（2016年版）

干燥综合征临床路径表单

适用对象：第一诊断为干燥综合征（ICD-10：M35.000）

患者姓名：	性别： 年龄： 门诊号：	住院号：
住院日期：　年　月　日	出院日期：　年　月　日	标准住院日：7～10天

日期	住院第1天	住院第2天	住院第3～6天
主要诊疗工作	□ 询问病史及体格检查 □ 进行病情初步评估 □ 完成病历书写 □ 开实验室检查单	□ 上级医师查房 □ 分析病情，初步诊断，制订诊疗计划 □ 根据病情调整基础用药 □ 申请相关科室会诊 □ 向患者及家属交代病情 □ 签署各种必要的知情同意书、自费用品协议书 □ 必要时协助患者完成检查 □ 书写病程记录	□ 上级医师查房 □ 评估检查结果，明确诊断 □ 病情评估，根据病情调整治疗方案 □ 观察药物不良反应 □ 确认有无并发症 □ 书写病程记录 □ 必要时完成诊断证明书 □ 患者教育
重点医嘱	长期医嘱： □ 风湿免疫科护理常规 □ 膳食选择 □ 一级或二级护理 □ 对症治疗 □ 既往基础用药 临时医嘱： □ 血常规、尿常规、大便常 □ 肝肾功能、血糖、血脂、电解质、ESR、CRP、凝血功能、传染病四项、ANA谱、RF、抗CCP抗体、免疫球蛋白及补体 □ 心电图、心脏彩超、胸部CT、肝胆胰脾彩超、骨密度 □ 必要时进行：自身免疫性肝炎抗体、抗磷脂抗体谱、血气分析、肾小管酸化功能、溶血试验、泌尿系彩超和MRI、HBV-DNA、HCV-RNA、PCT、^{13}C呼气试验、消化内镜检查	长期医嘱： □ 风湿免疫科护理常规 □ 膳食选择 □ 一级或二级护理 □ 继续对症治疗 □ 必要时调整既往用药 临时医嘱： □ 其他特殊或补充医嘱	长期医嘱： □ 风湿病护理常规 □ 一级或二级护理 □ 膳食选择 □ 继续对症治疗 □ 根据实验室检查结果调整抗风湿药，可给予非甾体抗炎、糖皮质激素类药物，DMARDs（抗疟药、环磷酰胺、甲氨蝶呤、硫唑嘌呤、环孢素等），植物制剂（白芍总苷），生物制剂，IVIG □ 必要时给予质子泵抑制剂、胃黏膜保护剂、抗感染、保肝治疗 □ 需要时给予钙剂、阿法骨化醇、双膦酸盐防治骨质疏松治疗 临时医嘱： □ 必要时复查血常规、CRP、ESR、补体、肝功能、肾功能、血糖、电解质、胸部CT □ 异常指标复查

续　表

日期	住院第 1 天	住院第 2 天	住院第 3～6 天
主要 护理 工作	□ 介绍病房环境、设施和设备 □ 入院护理评估 □ 风湿免疫病慢病管理（心理、康 　复、自我评估、用药指导、数据 　库录入）	□ 患者教育 □ 观察患者病情变化 □ 观察药物疗效和不良反应 □ 静脉取血，用药指导	□ 患者教育 □ 观察患者病情变化 □ 观察药物疗效和不良反应 □ 心理与生活护理
病情 变异 记录	□ 无　□ 有，原因： 1. 2.	□ 无　□ 有，原因： 1. 2.	□ 无　□ 有，原因： 1. 2.
护士 签名			
医师 签名			

时间	出院前 1~3 天	住院第 7~10 天（出院日）
主要 诊疗 工作	□ 上级医师查房 □ 病情评估、疗效及不良反应评估 □ 确定出院后长期系统的治疗方案 □ 明确出院时间	□ 完成出院相关医疗文件 □ 交代出院后的注意事项及就医指征 □ 预约复诊日期 □ 交代复查项目
重 点 医 嘱	**长期医嘱：** □ 风湿免疫科护理常规 □ 一级或二级护理 □ 根据病情调整长期用药 **临时医嘱：** □ 根据需要复查相关指标	**出院医嘱：** □ 出院带药
主要 护理 工作	□ 患者教育 □ 观察患者病情变化 □ 观察药物疗效和不良反应 □ 生活和心理护理 □ 出院准备指导	□ 指导患者办理出院手续 □ 风湿免疫病慢病管理（心理、康复、自我评 　估、用药指导、数据库录入）
病情 变异 记录	□ 无　□ 有，原因： 1. 2.	□ 无　□ 有，原因： 1. 2.
护士 签名		
医师 签名		

第八章

成人 Still 病临床路径释义

一、成人 Still 病编码

疾病名称及编码：成人 Still 病（AOSD）（ICD-10：M06.1）

二、临床路径检索方法

M06.1

三、成人 Still 病临床路径标准住院流程

（一）适用对象

第一诊断为成人 Still 病（AOSD）。

> **释义**
>
> ■ Still 病是指系统性起病的幼年型慢性关节炎，但类似的疾病发生于成年人时，被称为成人斯蒂尔病（adult onset Still's disease，AOSD）。成人 Still 病是一组病因和发病机制不明，临床以高热、一过性皮疹、关节炎（痛）和白细胞计数升高为主要表现的综合征。

（二）诊断依据

根据《临床诊疗指南·风湿病学分册》（中华医学会编著，人民卫生出版社，2010 年）。

以下诊断指标中符合 5 项或以上（其中主要指标需 2 项或以上）者即可诊断成人 Still 病，但需排除所列疾病。

主要指标：

1. 发热≥39℃并持续 1 周以上。
2. 关节痛持续 2 周以上。
3. 典型皮疹。
4. 白细胞增高≥$15×10^9$/L。

次要指标：

1. 咽痛。
2. 淋巴结和（或）脾大。
3. 肝功能异常。
4. RF（-）和 ANA（-）。

排除：

1. 感染性疾病（尤其是败血症和传染性单核细胞增多症）。
2. 恶性肿瘤（尤其是恶性淋巴瘤、白血病）。
3. 其他风湿病（尤其是多发性动脉炎、有关节外征象的风湿性血管炎）。

> **释义**
>
> ■ 本病尚无特异性诊断方法，国内外曾制定了许多诊断或分类标准，但至今仍未有公认的统一标准。目前推荐应用较多的是日本标准和美国 Cush 标准，本路径列出的诊断标准为 1992 年日本 AOSD 研究委员会制订的诊断标准，其敏感度较好，可应用于初步诊断。某些患者即便诊断为成人 Still 病，也需要在治疗中密切随访，以进一步除外感染、肿瘤、其他结缔组织病的可能。
>
> ■ 典型皮疹的特点包括：多分布于颈前、躯干或四肢近端皮肤，也可出现于手掌、足跖、面部。皮疹形态大多为直径 2～5mm 的鲜红色或橘红色斑疹或斑丘疹，不隆起或微隆起于皮肤表面，压之褪色，范围可逐渐扩大或融合成片。同一患者不同部位的皮疹可形态不一，多数皮疹随发热而出现，热退而消失，有时会呈现昼隐夜现的特点，皮疹消退后多不留痕迹，少数可遗留大片色素沉着。

（三）治疗方案的选择

根据《临床诊疗指南·风湿病学分册》（中华医学会编著，人民卫生出版社，2010 年）。

1. 非甾体抗炎药（NSAIDs）。
2. 糖皮质激素。
3. 改善病情的抗风湿药（DMARDs）。
4. 生物制剂。
5. 其他植物制剂：如雷公藤、青藤碱、白芍总苷。
6. 其他用药。

> **释义**
>
> ■ 目前成人 Still 病尚无统一的治疗方案。在治疗、随访过程中随时调整药物，以改善预后并经常注意排除感染、肿瘤和其他疾病，从而修订诊断，改变治疗方案。
>
> ■ 根据炎症反应的程度、有无内脏病变及持续性关节炎等病情而制订相应的治疗方案。炎症反应的程度可参考患者的热型、红细胞沉降率、C 反应蛋白、白细胞计数以及血清铁蛋白的检测结果判断。

（四）标准住院日 10～21 天

> **释义**
>
> ■ 成人 Still 病入院第 1 天完善检查，评估病情；第 2～5 天根据病情评估结果拟定治疗方案；第 6～9 天治疗效果评估，酌情调整治疗方案；第 10～21 天再次行病情评估，确定患者是否可以出院。总住院时间不超过 21 天均符合路径要求。

（五）进入路径标准

1. 第一诊断必须符合成人 Still 病。

2. 达到住院标准：符合 AOSD 诊断标准。

3. 当患者同时具有其他疾病诊断，如在住院期间不需特殊处理也不影响第一诊断的临床路径流程实施时，可以进入路径。

> **释义**
>
> ■ 进入路径的标准是符合本路径"（二）诊断依据"中列出的分类标准。
>
> ■ 当患者同时患有其他疾病诊断，本次住院期间不需特殊处理也不影响成人 Still 病作为第一诊断，也可以进入本路径。

（六）住院期间的检查项目

1. 必需的检查项目：

（1）血常规、尿常规、大便常规。

（2）肝功能、肾功能、血脂、电解质、血糖、心肌酶、肿瘤标志物、嗜酸性粒细胞计数、免疫固定电泳、血清铁蛋白、病毒系列（巨细胞病毒、EB 细胞病毒等）、肥达-外斐试验、传染病综合抗体（乙型肝炎、丙型肝炎、梅毒、HIV）、结核相关检查。

（3）红细胞沉降率、CRP、免疫球蛋白、补体。

（4）抗核抗体谱、自身抗体。

（5）骨髓穿刺、咽拭子、血培养、降钙素原、真菌葡聚糖。

（5）胸部正侧位 X 线片、心电图，腹部彩超。

2. 根据患者病情进行的检查项目：

（1）心脏彩超、关节影像、肺部影像、全身骨扫描。

（2）关节腔穿刺及关节液培养、甲状腺功能系列、淋巴结或皮疹活检。

（3）感染性、过敏性、肿瘤性疾病及其他疾病相关检查。

> **释义**
>
> ■ 必需的检查项目是确保诊疗安全、有效开展的基础，入院后必须尽早尽快完成。相关人员应认真分析检查结果，以便及时发现异常情况并采取对应处置。
>
> ■ 对于有内脏受累的患者可行相关系统检查，如心脏彩超、关节影像、肺部影像、全身骨扫描；对诊断不明确的患者可行淋巴结或皮疹活检，感染性、过敏性、肿瘤性疾病及其他疾病相关检查等。

（七）治疗方案与药物选择

根据《临床诊疗指南·风湿病学分册》（中华医学会编著，人民卫生出版社，2010 年）。

1. 非甾体抗炎药。

2. 糖皮质激素：视病情选择用法和用量。

3. DMARDs 药物：甲氨蝶呤、来氟米特、艾拉莫得、抗疟药、硫唑嘌呤、柳氮磺胺吡啶、青霉胺、沙利度胺、环孢素 A、他克莫司、环磷酰胺。

4. 生物制剂。

5. 其他植物制剂，如雷公藤、青藤碱、白芍总苷等中药。

6. 钙剂、维生素 D、双膦酸盐防治骨质疏松治疗。

7. 胃黏膜保护剂、保肝药：视病情而定。

8. 预防和缓解激素及免疫抑制剂不良反应的药物。

> **释义**
>
> ■ 治疗的具体原则包括：关节症状轻微、无脏器病变时可单独给予足够量的非甾体抗炎药；全身症状明显，并伴有关节炎，但无内脏器官病变的患者，可应用非甾体抗炎药或中等剂量的糖皮质激素；对持续性进行性关节炎可加用 DMARDs，必要时进行关节外科手术；伴有内脏受累者应尽早加用 DMARDs。对糖皮质激素或 DMARDs 不耐受或停药后复发或不能减量的患者可加用生物制剂。
>
> ■ 当出现下列情况时应选用糖皮质激素：非甾体抗炎药疗效不佳或导致严重不良反应、肝功能异常，伴发大量心包积液、心脏压塞、心肌炎、严重肺炎、血管内凝血或其他脏器损害等。对于多数患者来说，一般开始剂量为泼尼松 $0.5 \sim 1.0$ mg/（kg·d），有些患者需 $1 \sim 2$ mg/（kg·d）方能有效。急重症患者治疗初期可以应用甲泼尼龙或氢化可的松等静脉冲击治疗，待病情控制后换成口服制剂。
>
> ■ 用药过程中，应密切观察所有药物的不良反应。使用钙剂、维生素 D、双膦酸盐防治骨质疏松治疗。视情况使用胃黏膜保护剂、保肝药。
>
> ■ 病情缓解后首先要将激素减量，但为控制病情防止复发，DMARDs 应继续应用较长时间，剂量可酌减。使用预防和缓解激素及免疫抑制剂不良反应的药物。

（八）出院标准

1. 明确诊断。

2. 治疗有效。

3. 没有需要住院治疗的合并症和（或）并发症。

> **释义**
>
> ■ 入院时的待诊患者在出院前应明确成人 Still 病诊断是否成立。确诊成人 Still 病患者出院时疾病治疗有效，为患者拟定个体化治疗方案后可出院后继续家中服药治疗、门诊定期随访。没有需要住院治疗的合并症和（或）并发症。

（九）变异及原因分析

1. 对于重症型 AOSD，且伴有影响本病治疗效果的合并症和（或）并发症，需要进行相关检查及治疗，导致住院时间延长。

2. 严重的肺内感染等并发症需转入相关科室进行抢救治疗。

释义

■ 变异是指入选临床路径的患者未能按路径流程完成医疗行为或未达到预期的医疗质量控制目标。这包含三方面情况：①按路径流程完成治疗，但出现非预期结果，可能需要后续进一步处理，如出现相关合并症和（或）并发症；②按路径流程完成治疗，但超出了路径规定的时限，实际住院日超出标准住院日要求；③不能按路径流程完成治疗，患者需要中途退出路径，如严重的肺内感染等并发症需转入相关科室进行抢救治疗等。对这些患者，主管医师均应进行变异原因的分析，并在临床路径的表单中予以说明。

■ 重症型 AOSD 是指疾病累及 1 个或数个内脏导致相关脏器功能衰竭，或者经过使用激素、DMARDs 药物后疾病仍不能得到控制的患者。

■ 医师认可的变异原因主要指患者入选路径后，医师在检查及治疗过程中发现患者合并存在一些事前未预知的对本路径治疗可能产生影响的情况，需要终止执行路径或者是延长治疗时间、增加治疗费用。医师需在表单中明确说明。

■ 因患者方面的主观原因导致执行路径出现变异，也需要医师在表单中予以说明。

四、成人 Still 病临床路径给药方案

【用药选择】

成人 Still 病患者药物治疗的目的是抑制全身的炎症反应、减轻受累脏器的病变、防止复发及保持关节功能。具体药物如下。

1. 非甾体抗炎药：一般需要较大剂量，部分患者能取得良好疗效，如可控制发热，减轻全身症状和关节炎症。单用非甾体抗炎药对部分患者（约 1/4）能取得良好疗效，如可控制症状，病情得到缓解，这类患者病情较轻，预后较好。

2. 糖皮质激素：糖皮质激素是治疗成人 Still 病的主要药物。应在临床症状消失及实验室指标正常后再开始缓慢减少泼尼松剂量，每 1~2 周减药 2.5~5mg，后期减药更要谨慎，最后用最小有效剂量维持较长一段时间，总疗程不少于 3~6 个月。

3. DMARDs 药物：可根据病情联合使用 DMARDs 药物，首选在甲氨蝶呤基础上联合其他 DMARDs 药物。为控制病情防止复发，DMARDs 药物应继续使用长时间，剂量可酌减。

4. 生物制剂：是难治、复发、重症和高度活动的 AOSD 的治疗新途径，抗肿瘤坏死因子-α、抗白细胞介素-1 受体制剂和抗白细胞介素-6 受体制剂已有广泛使用。

5. 其他植物制剂：主要包括雷公藤、青藤碱、白芍总苷等中药在本病慢性期，以关节炎为主要表现时亦可使用。

6. 钙剂、维生素 D、双膦酸盐防治骨质疏松治疗：由于成人 Still 病患者疾病本身易骨质疏松，且长期使用糖皮质激素导致骨质疏松加重，应重视使用钙剂、维生素 D、双膦酸盐防治骨质疏松。

7. 胃黏膜保护剂、保肝药：视病情而定，患者有消化道基础疾病或有消化道症状时应加用胃黏膜保护剂，酌情加用保肝药。

8. 预防和缓解激素及免疫抑制剂不良反应的药物：使用甲氨蝶呤补充叶酸（1mg/d），可能达到预防口腔炎和肝损害发生的目的。

【药学提示】

1. 糖皮质激素可抑制巨噬细胞产生白细胞介素-1 和肿瘤坏死因子-α，抑制巨噬细胞向淋巴细胞提呈抗原并抑制免疫反应的功能。

2. 抗肿瘤坏死因子-α 制剂：肿瘤坏死因子-α 是介导自身免疫反应的重要效应因子。抗肿瘤坏死因子-α 制剂可特异性地与体内肿瘤坏死因子-α 结合，从而阻断其与细胞表面受体的结合，降低其活性。

3. 托珠单抗是免疫球蛋白 IgG1 亚型的重组人源化抗人白细胞介素-6 受体单克隆抗体，可特异性结合可溶性及膜结合的白细胞介素-6 受体（可溶性白细胞介素-6 受体和细胞膜白细胞介素-6 受体），并抑制可溶性白细胞介素-6 受体和细胞膜白细胞介素-6 受体介导的信号传导。

【注意事项】

1. 相关药物应用时应熟知其不良反应、禁忌证、药物间的交互作用及慎用人群。

2. 定期复查血、尿常规和肝肾功能。

3. 应用激素及免疫抑制剂治疗时，感染机会明显增加需引起重视。

五、推荐表单

（一）医师表单

成人 Still 病临床路径医师表单

适用对象：第一诊断为成人 Still 病（AOSD）

患者姓名：	性别：	年龄：	门诊号：	住院号：
住院日期：　年　月　日	出院日期：　年　月　日		标准住院日：10～14 天	

时间	住院第 1 天	住院期间（第 2～5 天）
主要诊疗工作	□ 询问病史及体格检查 □ 开实验室检查单，完成病历书写 □ 上级医师查房 □ 完成初步的疾病严重程度及疾病活动度的评价	□ 上级医师查房 □ 根据辅助检查结果，完成病情评估，并制订治疗计划 □ 观察药物不良反应 □ 住院医师书写病程记录
重点医嘱	**长期医嘱：** □ 风湿免疫科护理常规 □ 一级或二级护理 □ 膳食选择 **临时医嘱：** □ 血常规、尿常规、便常规 □ 肝功能、肾功能、血脂、电解质、血糖、心肌酶、肿瘤标志物、嗜酸性粒细胞计数、免疫固定电泳、血清铁蛋白、内毒素、病毒系列（巨细胞病毒、EB 细胞病毒等）、肥达-外斐试验、传染病综合抗体（乙型肝炎、丙型肝炎、梅毒、HIV）、PPD、抗核抗体、自身抗体、咽拭子、血培养、降钙素原、真菌葡聚糖、胸部正侧位 X 线片、心电图、腹部彩超、骨髓穿刺 □ 必要时：心脏彩超、关节彩超、关节 X 线检查、肺 CT、全身骨扫描 □ 必要时：关节腔穿刺及关节液培养、Tspot. TB、甲状腺功能 5 项、淋巴结或皮疹活检	**长期医嘱：** □ 风湿免疫科护理常规 □ 一级或二级护理 □ 膳食选择 □ 非甾体抗炎药：分选择性 COX-2 抑制剂与非选择性 COX-2 抑制剂，视病情需要 □ 糖皮质激素类药物：分口服、静脉或外用，视病情需要 □ 慢作用药物：甲氨蝶呤/羟氯喹/沙利度胺/硫唑嘌呤/雷公藤多苷/环磷酰胺/吗替麦考酚酯/他克莫司/环孢素 A，视病情需要 □ 必要时生物制剂 TNF 拮抗剂等 □ 必要时给予质子泵抑制剂、胃黏膜保护剂、抗感染、保肝治疗 □ 需要时给予钙剂、阿法骨化醇、双膦酸盐防治骨质疏松治疗 **临时医嘱：**
病情变异记录	□ 无　□ 有，原因： 1. 2.	□ 无　□ 有，原因： 1. 2.
医师签名		

时间	住院第 6 ~ 9 天	住院第 10 ~ 21 天（出院日）
主要 诊疗 工作	□ 上级医师查房，治疗效果评估 □ 再次进行病情评估 □ 确定出院后治疗方案 □ 完成上级医师查房纪录	□ 上级医师进行病情评估，确定患者是否可以 　出院 □ 完成出院小结 □ 向患者交代出院后注意事项 □ 预约复诊日期
重点 医嘱	**长期医嘱:** □ 根据病情调整长期用药 **临时医嘱:** □ 根据需要，复查有关检查	**出院医嘱:** □ 出院带药 □ 门诊随诊
病情 变异 记录	□ 无　□ 有，原因: 1. 2.	□ 无　□ 有，原因: 1. 2.
医师 签名		

（二）护士表单

成人 Still 病临床路径护士表单

适用对象：第一诊断为成人 Still 病（AOSD）

患者姓名：		性别：	年龄：	门诊号：	住院号：
住院日期：	年　月　日	出院日期：	年　月　日		标准住院日：10 ~ 14 天

时间	住院第 1 天	住院第 2 ~ 5 天
健康宣教	□ 介绍主管医师、护士 □ 入院宣教（常规、安全） □ 介绍病房环境、设施和设备	□ 饮食宣教 □ 服药宣教 □ 疾病宣教
护理处置	□ 安置患者，佩戴腕带 □ 通知医师 □ 生命体征的监测测量 □ 吸氧 □ 交接液体 □ 病情交班 □ 配合治疗 □ 完成护理记录 □ 协助患者完成实验室检查及辅助检查	□ 观察生命体征 □ 遵医嘱完成治疗 □ 维持静脉通畅 □ 静脉和口服给药 □ 完成护理记录
基础护理	□ 准备床单位、监护、吸氧 □ 生命体征的观察 □ 一级或二级护理 □ 观察 24 小时出入量 □ 生活护理 □ 患者安全及心理护理	□ 生命体征的观察 □ 一级或二级护理 □ 生活护理 □ 观察 24 小时出入量 □ 患者安全及心理护理 □ 观察疗效和药物不良反应
专科护理	□ 使用药物的浓度剂量 □ 各种置管情况	□ 使用药物的浓度剂量 □ 各种置管情况
重点医嘱	□ 详见医嘱执行单	□ 详见医嘱执行单
病情变异记录	□ 无　□ 有，原因： 1. 2.	□ 无　□ 有，原因： 1. 2.
护士签名		

时间	住院第 6~9 天	住院第 10~21 天（出院日）
健康宣教	□ 饮食宣教 □ 服药宣教 □ 疾病宣教	□ 告知复诊计划，就医指征 □ 康复宣教 □ 出院宣教
护理处置	□ 观察生命体征 □ 遵医嘱完成治疗 □ 维持静脉通畅 □ 静脉和口服给药 □ 完成护理记录	□ 观察生命体征 □ 遵医嘱完成治疗 □ 维持静脉通畅 □ 静脉和口服给药 □ 完成护理记录 □ 配合患者做好出院准备
基础护理	□ 观察生命体征 □ 一级或二级护理 □ 准确记录出入量 □ 观察疗效和药物不良反应 □ 协助患者做好生活和心理护理	□ 观察生命体征 □ 一级或二级护理 □ 准确记录出入量 □ 观察疗效和药物不良反应 □ 帮助患者办理出院事项
专科护理	□ 使用药物的浓度剂量 □ 各种置管情况 □ 相关并发症的观察	□ 相关并发症的观察
重点医嘱	□ 详见医嘱执行单	□ 详见医嘱执行单
病情变异记录	□ 无　□ 有，原因： 1. 2.	□ 无　□ 有，原因： 1. 2.
护士签名		

（三）患者表单

成人 Still 病临床路径患者表单

适用对象：第一诊断为成人 Still 病（AOSD）

患者姓名：		性别：　　年龄：　　门诊号：	住院号：
住院日期：　　年　月　日		出院日期：　　年　月　日	标准住院日：10～14 天

时间	住院第 1～3 天	住院第 4～9 天	住院第 10～21 天（出院日）
医患配合	□ 配合询问病史、收集资料，务必详细告知既往史、用药史、过敏史 □ 如需进行活检，签署手术知情同意书等	□ 配合签署关于治疗用药的各种必要的知情同意书 □ 治疗中使用药物如有不适，及时告诉医师	□ 接受出院前指导 □ 知道复诊程序 □ 获取出院诊断书
护患配合	□ 配合测量体温、脉搏、呼吸、血压 □ 配合完成入院护理评估（简单询问病史、过敏史、用药史） □ 接受入院宣教（环境介绍、病室规定、订餐制度、贵重物品保管等） □ 有任何不适告知护士	□ 接受术后宣教 □ 配合静脉输液、皮下及肌内注射用药等之类 □ 有任何不适告知护士 □ 配合定时测量生命体征、每日询问尿便、监测血糖 □ 配合做好病房消毒，避免感染 □ 配合执行探视及陪伴	□ 接受出院宣教 □ 办理出院手续 □ 获取出院带药 □ 知道服药方法、作用、注意事项 □ 了解复查的时间及项目 □ 知道复印病历方法
饮食	□ 如无禁忌，正常饮食	□ 如无禁忌，正常饮食	□ 正常饮食
排泄	□ 正常排泄	□ 正常排泄	□ 正常排泄
活动	□ 如无需活检，正常活动	□ 加强防护，避免感染	□ 加强防护，避免感染

附：原表单（2016 年版）

成人 Still 病临床路径表单

适用对象：第一诊断为成人 Still 病（AOSD）

患者姓名：	性别：	年龄：	门诊号：	住院号：

住院日期：	年 月 日	出院日期：	年 月 日	标准住院日：10~14 天

时间	住院第 1 天	住院第 2~5 天
主要 诊疗 工作	□ 询问病史及体格检查 □ 开实验室检查单，完成病历书写 □ 上级医师查房 □ 完成初步的疾病严重程度及疾病活动度的评价	□ 上级医师查房 □ 根据辅助检查结果，完成病情评估，并制订治疗计划 □ 观察药物不良反应 □ 住院医师书写病程记录
重点医嘱	长期医嘱： □ 风湿免疫科护理常规 □ 一级或二级护理 □ 膳食选择 临时医嘱： □ 血常规、尿常规、大便常规 □ 肝功能、肾功能、血脂、电解质、血糖、心肌酶、肿瘤标志物、嗜酸性粒细胞计数、免疫固定电泳、血清铁蛋白、内毒素、病毒系列（巨细胞病毒、EB 细胞病毒等）、肥达-外斐试验、传染病综合抗体（乙型肝炎、丙型肝炎、梅毒、HIV）、PPD、抗核抗体、自身抗体、咽拭子、血培养、降钙素原、真菌葡聚糖、胸部正侧位 X 线片、心电图、腹部彩超、骨髓穿刺 □ 必要时：心脏彩超、关节彩超、关节 X 线检查、肺 CT、全身骨扫描 □ 必要时：关节腔穿刺及关节液培养、Tspot. TB、甲状腺功能五项、淋巴结或皮疹活检	长期医嘱： □ 风湿免疫科护理常规 □ 一级或二级护理 □ 膳食选择 □ 非甾体抗炎药：分选择性 COX-2 抑制剂与非选择性 COX-2 抑制剂，视病情需要 □ 糖皮质激素类药物：分口服、静脉或外用，视病情需要 □ 慢作用药物：甲氨蝶呤/沙利度胺/硫唑嘌呤/雷公藤多苷/环磷酰胺/吗替麦考酚酯/他克莫司/环孢素 A，视病情需要 □ 必要时生物制剂 TNF 拮抗剂 □ 必要时给予质子泵抑制剂、胃黏膜保护剂、抗感染、保肝治疗 □ 需要时给予钙剂、阿法骨化醇、双膦酸盐防治骨质疏松治疗 临时医嘱：
主要 护理 工作	□ 介绍病房环境、设施和设备 □ 入院护理评估，制订护理计划 □ 协助患者完成实验室检查及辅助检查	□ 观察患者一般情况及病情变化 □ 观察疗效和药物不良反应 □ 进行疾病相关健康教育
病情 变异 记录	□ 无 □ 有，原因： 1. 2.	□ 无 □ 有，原因： 1. 2.
护士 签名		
医师 签名		

时间	住院第 6～9 天	住院第 10～21 天（出院日）
主要诊疗工作	□ 上级医师查房，治疗效果评估 □ 再次进行病情评估 □ 确定出院后治疗方案 □ 完成上级医师查房纪录	□ 上级医师进行病情评估，确定患者是否可以出院 □ 完成出院小结 □ 向患者交代出院后注意事项 □ 预约复诊日期
重点医嘱	**长期医嘱：** □ 根据病情调整长期用药 **临时医嘱：** □ 根据需要，复查有关检查	**出院医嘱：** □ 出院带药 □ 门诊随诊
主要护理工作	□ 观察患者一般情况 □ 观察疗效和药物不良反应 □ 恢复期生活和心理护理 □ 出院准备指导	□ 告知复诊计划，就医指征 □ 帮助患者办理出院手续 □ 出院指导
病情变异记录	□ 无　□ 有，原因： 1. 2.	□ 无　□ 有，原因： 1. 2.
护士签名		
医师签名		

第九章

白塞病（贝赫切特病）临床路径释义

一、白塞病（贝赫切特病）编码

疾病名称及编码：贝赫切特病（ICD-10：M35.2）

二、临床路径检索方法

M35.2

三、白塞病临床路径标准住院流程

（一）适用对象

第一诊断为白塞病（贝赫切特病，BD）。

> **释义**
>
> ■ 白塞病又称贝赫切特病，是一种以血管炎为基本病理表现的累及多系统、多器官的全身性疾病。主要临床表现为反复发作的口腔溃疡、生殖器溃疡，以及关节炎、血管疾病、眼、皮肤、胃肠道、神经系统损害。2012 年教堂山共识会议（Chapel Hill consensus conference），白塞病被归类于新增的"可变性血管炎"类别。

（二）诊断依据

根据《临床诊疗指南·风湿病学分册》（中华医学会编著，人民卫生出版社，2010 年）。

1989 年白塞病国际诊断标准：

1. 复发性口腔溃疡：口腔阿弗他溃疡或疱疹性溃疡，>3 次/年。
2. 复发性外阴溃疡（经医师确诊或本人确认有把握的外阴溃疡或瘢痕）。
3. 眼病。
4. 皮肤病变：结节性红斑，假性毛囊炎。
5. 针刺反应（+）。

具备第一条者，加上其余 4 项中任何 2 项。

> **释义**
>
> ■ 由于缺乏特异性实验室检查，白塞病的诊断有时颇为困难，容易误诊。1989 年的白塞病国际诊断标准将口腔溃疡作为诊断必要条件，对于具有典型三联征的患者相对容易诊断，对于不典型表现，主要是预后不良的系统病变发病者却难以确诊。在使用该诊断标准进行诊断时，还需注意其他与本病密切相关并有利于诊断的症状：关节病（关节炎）、皮下栓塞性静脉炎、深部静脉栓塞、动脉栓塞和（或）动脉瘤、中枢神经系统病变、消化道溃疡、附睾炎和家族史。

■ 诊断标准还可参考2014年由国际白塞病研究组（ISGBD）专家提出的修订后的白塞病国际标准（ICBD）（表9-1）。该标准没有强调口腔溃疡作为必备条件，在ISGBD 5个条件基础上，补充血管病变、神经系统损害为诊断条件，将针刺反应检查作为可选项，若患者7个条件的总评分≥4分可以诊断为白塞病。

■ 口腔黏膜溃疡还需与感染性疾病（口腔结核、梅毒、深部真菌感染、口腔单纯疱疹）、恶性溃疡（原发性口腔肿瘤、恶性淋巴瘤、白血病）、免疫/血管性溃疡（重型口疮、天疱疮）等相鉴别。瑞特综合征可引起皮疹和生殖器溃疡，强直性脊柱炎可累及眼、主动脉瓣、肠道等，克罗恩病也可伴有口腔溃疡、眼炎、关节炎等肠外表现，临床上需注意鉴别。

表9-1　2014年国际白塞病标准评分系统（ICBD）（得分≥4提示诊断白塞病）

症状/体征	得分
眼部损害	2
生殖器溃疡	2
口腔溃疡	2
皮肤损害	1
神经系统表现	1
血管表现	1
针刺试验阳性	1*

* 针刺试验是非必须的，最初的评分系统未包括其在内。但如果进行了针刺试验，且结果为阳性，则加上额外的1分

（三）治疗方案的选择

根据《临床诊疗指南·风湿病学分册》（中华医学会编著，人民卫生出版社，2010年）。

1. 一般治疗：休息、健康教育。
2. 对症治疗：皮肤黏膜处理，必要的眼科处理。
3. 皮质激素与免疫抑制剂治疗：根据病情选择激素剂量和疗程，必要时可冲击治疗。同时或配合使用免疫抑制剂。
4. 血浆置换、免疫吸附、生物靶向制剂或免疫细胞治疗。

释义

■ 治疗方案的选择和治疗依据主要参考2008年EULAR关于白塞病治疗的推荐建议。2016年EULAR会议对白塞病的治疗进行了补充和更新。

■ 皮肤黏膜的处理：口腔和生殖器溃疡一般使用局部糖皮质激素治疗。预防黏膜及皮肤病变复发可选用秋水仙碱和沙利度胺治疗。丘疹脓疱性或痤疮样病变治疗同寻常痤疮。白塞病腿部溃疡可能是静脉淤血或闭塞性脉管炎所致，应在皮肤科医师和血管外科医师的协同下进行治疗。

■眼科处理：伴有单眼葡萄膜炎恶化者在系统治疗基础上，可选择玻璃体内糖皮质激素注射。

■糖皮质激素主要用于中重度白塞病患者的治疗。急性危及生命或器官的病例给予大剂量糖皮质激素；而对于非急重患者则给予小剂量。大剂量冲击治疗常用于进展的、严重的危及器官功能或生命的病例。

■硫唑嘌呤可用于炎症性眼病后段受累、急性深静脉血栓、胃肠道受累、中枢性神经系统受累和顽固性皮肤黏膜受累，以及肺动脉瘤诱导缓解后的维持治疗。环磷酰胺主要用于白塞病大血管和中枢神经系统受累者。环孢素主要用于白塞病眼病。使用环孢素可能出现血肌酐升高、高血压和神经毒性等不良反应，对于中枢神经系统受累患者不建议应用。

■肿瘤坏死因子α抑制剂可用于传统激素联合免疫抑制剂无效的难治性白塞病器官损伤，如白塞病眼病、血管受累、白塞病肠病和中枢神经受累。α干扰素可用于复发性难治性白塞病相关眼葡萄膜炎。

■对有出血风险的动脉瘤和严重主动脉瓣关闭不全病例，尽量在病情稳定期进行手术治疗，并在围术期坚持应用激素和免疫抑制剂。

（四）标准住院日 10~14 天

> **释义**
>
> ■重要脏器受累且病情活动的白塞病患者入院后，进行脏器受累程度和疾病活动度评估，并制订治疗计划，观察药物不良反应。在第6~9天再次进行病情及治疗反应评估，拟定后续治疗方案。第10~14天评估病情稳定可出院。总住院天数在10~14天均符合本路径要求。如需要使用糖皮质激素冲击或生物制剂，可延长住院日5~7天。

（五）进入路径标准

1. 第一诊断必须符合白塞病。
2. 达到住院标准：符合白塞病诊断标准，且重要脏器受累。
3. 当患者同时具有其他疾病诊断，如在住院期间不需特殊处理也不影响第一诊断的临床路径流程实施时，可以进入路径。

> **释义**
>
> ■进入路径的标准必须是符合白塞病诊断标准的患者。
> ■本路径适用于伴有重要脏器受累的白塞病患者，如大血管、眼、神经系统、肠道等系统受累者。

■当患者同时患有其他非血管炎性疾病，本次住院期间不需要检查和治疗，且本次入院第一诊断为白塞病，也可以进入本路径。

■需除外合并未经治疗的肿瘤、活动性结核病及急性严重感染的病例。如合并一般可去除的感染，稳定的糖尿病、消化性溃疡，可进入路径，同时密切监测糖皮质激素等药物不良反应。

（六）住院期间的检查项目

1. 必需的检查项目：

（1）血常规、尿常规、大便常规。

（2）肝功能、肾功能、电解质、血糖、免疫球蛋白、补体、自身抗体系列。

（3）红细胞沉降率、CRP。

（4）抗核抗体谱、ANCA、感染性疾病筛查（结核菌素试验）。

（5）胸部正侧位 X 线片、心电图、腹部+泌尿系彩超、电子胃镜、肠镜。

2. 根据患者病情进行的检查项目：

（1）巨细胞病毒、EB 细胞病毒、骨髓穿刺、咽拭子、血培养、降钙素原、真菌葡聚糖。

（2）眼部检查、心脏彩超、关节彩超、关节 X 线检查、CT、增强 CT、CTA、MRA（颅脑、肺、腹部）。

（3）腰穿、骨髓穿刺。

释义

■必查项目是为了评估患者的脏器受累、病情活动情况，同时排除其他风湿免疫性疾病、感染性疾病、血液病、肿瘤的诊断，应在药物治疗前完成。相关人员应认真分析检查结果，以便及时发现异常情况并采取对应处置。

■对于发热原因不明的患者可进行病原学检查，病原学检查还有助于免疫抑制治疗强度调整。对于伴有眼、心脏、关节、肠道、神经系统、心脏大血管等系统受累的患者，可予以相关部位的影像学及专科检查。消化道受累者建议内镜检查（胃镜、肠镜），神经白塞病患者还应给予脑脊液检查。对于血细胞减少原因不明的患者可给予骨髓穿刺。

■为尽早完成患者入院时病情的评估，部分检查项目可以在门诊完成。

■3 个月内曾做胸部正侧位 X 线片、腹部+泌尿系彩超、电子胃镜、肠镜检查，本次住院无特殊其他表现，可以考虑不再重复上述检查。

（七）治疗方案与药物选择

根据《临床诊疗指南·风湿病学分册》（中华医学会编著，人民卫生出版社，2010 年）。

1. 口腔/外阴溃疡：皮质激素、局部涂抹；秋水仙碱、沙利度胺口服。

2. 皮肤病变：秋水仙碱、沙利度胺。

3. 关节炎：非甾体抗炎药、柳氮磺胺吡啶、秋水仙碱。

4. 眼病：皮质激素滴眼和（或）眼部注射。

5. 全葡萄膜炎和（或）视网膜血管炎：皮质激素、硫唑嘌呤、甲氨蝶呤、环孢素、他克莫司、环磷酰胺。

6. 内脏损害：皮质激素或环磷酰胺冲击、静点。

7. 血栓性病变：动脉（溶栓——尿激酶、tPA）

　　　　　　　深静脉（抗凝——低分子肝素、华法林）

　　　　　　　浅静脉（抗血小板——阿司匹林）

8. 中枢神经病变：甲氨蝶呤+地塞米松，鞘注。

9. 消化道溃疡：环磷酰胺、沙利度胺。

10. 其他：生物制剂。

释义

■ 口腔/外阴溃疡：可进行专科局部糖皮质激素和对症治疗。治疗和预防黏膜病变复发可选用秋水仙碱和沙利度胺口服。

■ 皮肤病变：可选用秋水仙碱或沙利度胺。

■ 关节炎：白塞病伴有急性关节炎患者一般首选秋水仙碱治疗。非甾体抗炎药和柳氮磺胺吡啶对关节炎也有一定疗效。

■ 眼病：单纯前葡萄膜炎以激素局部滴眼治疗为主，如伴有预后不良因素（如青年、男性及早期发病）应考虑全身激素联合免疫抑制剂。白塞病累及眼球后段患者，应给予全身糖皮质激素联合免疫抑制剂（如硫唑嘌呤、环孢素A）。伴有单眼恶化者在系统治疗基础上，可选择玻璃体内糖皮质激素注射。

■ 内脏损害：重症者如急性威胁视力的葡萄膜炎、中枢神经系统病变和严重血管炎患者，应给予大剂量激素冲击治疗（静脉注射1g甲泼尼龙，连续1～5天，通常为3天）或环磷酰胺每月1g冲击治疗。

■ 血栓性病变：动脉血栓，可给予尿激酶或tPA溶栓；深静脉血栓，可给予低分子肝素、华法林抗凝治疗；浅静脉血栓，应给予阿司匹林抗血小板治疗。

■ 中枢神经系统病变：在激素联合免疫抑制剂的基础上，可给予甲氨蝶呤、地塞米松鞘内注射。

■ 消化道溃疡：给予激素联合免疫抑制剂，如环磷酰胺或沙利度胺治疗。

■ 其他：包括各种生物制剂如TNF-α抑制剂、α-干扰素等，用于传统激素、免疫抑制剂治疗无效的难治性白塞病。TNF-α抑制剂可用于严重眼病、难治性胃肠道受累及中枢神经系统病变。α-干扰素可用于顽固性眼炎。

（八）出院标准

1. 明确诊断。

2. 治疗有效。

3. 没有需要住院治疗的合并症和（或）并发症。

> **释义**
>
> ■ 出院前应完成诊断所需各项检查，明确诊断，并完成病情评估的复查。出院前器官受累症状及炎症表现较前缓解，病情活动度较入院时减低，无其他需要继续住院治疗的合并症和（或）并发症。

（九）变异及原因分析

1. 对于重症型白塞病，且伴有影响本病治疗效果的合并症和（或）并发症，需要进行相关检查及治疗，导致住院时间延长。
2. 严重的肺部动脉瘤、腹部动脉瘤、肠系膜血栓等需手术治疗者。
3. 严重的消化道溃疡或出血需外科手术者。

> **释义**
>
> ■ 变异是指入选临床路径的患者未能按路径流程完成医疗行为或未达到预期的医疗质量控制目标。这包含三方面情况：①按路径流程完成治疗，但出现非预期结果，可能需要后续进一步处理；②按路径流程完成治疗，但超出了路径规定的时限，实际住院日超出标准住院日要求；③不能按路径流程完成治疗，患者需要中途退出路径，如治疗过程中出现严重并发症，导致必须终止路径或需要转入其他路径进行治疗等，如本路径中血管或肠道受累需要外科手术者。对这些患者，主管医师均应进行变异原因的分析，并在临床路径的表单中予以说明。
>
> ■ 白塞病的并发症有：动脉瘤、静脉血栓、心脏瓣膜病、消化道溃疡、出血、穿孔、骨髓异常增生综合征（MDS）、肿瘤等。
>
> ■ 医师认可的变异原因主要指患者入选路径后，医师在检查及治疗过程中发现患者合并存在一些事前未预知的对本路径治疗可能产生影响的情况，需要终止执行路径或者是延长治疗时间、增加治疗费用。如合并活动性结核，或不能耐受药物不良反应等，医师需在表单中明确说明。
>
> ■ 因患者方面的主观原因导致执行路径出现变异，也需要医师在表单中予以说明。

四、白塞病临床路径给药方案

【用药选择】

白塞病的治疗目的是迅速抑制炎症的加重和复发，预防不可逆的器官损伤。具体用药如下：
口腔和生殖器溃疡一般使用局部糖皮质激素治疗。预防黏膜及皮肤病变复发可选用秋水仙碱
和沙利度胺治疗。

白塞病伴有急性关节炎患者应选用非甾体抗炎药、秋水仙碱治疗。急性单关节疾病可采用关
节内糖皮质激素治疗。慢性/复发性关节炎可用硫唑嘌呤、α-干扰素、TNF-α抑制剂治疗。
单纯前葡萄膜炎以激素局部滴眼治疗为主，如伴有预后不良因素（如青年、男性及早期发
病）应考虑全身激素联合免疫抑制剂。白塞病累及眼球后段患者，应给予全身糖皮质激素联
合免疫抑制剂（如硫唑嘌呤、环孢素 A）。对于初发或反复发作的急性威胁视力的葡萄膜炎

患者，应给予大剂量糖皮质激素、单抗类 TNF-α 阻断剂（如英夫利昔单抗）或 α-干扰素治疗。伴有单眼恶化者在系统治疗基础上，可选择玻璃体内糖皮质激素注射。

急性深静脉血栓推荐使用糖皮质激素联合免疫抑制剂，如硫唑嘌呤、环磷酰胺或环孢素 A。对于难治性静脉血栓，可给予 TNF-α 单抗治疗；若患者出血风险低，在排除动脉瘤的情况下，可同时加入抗凝治疗。肺动脉瘤推荐使用大剂量糖皮质激素和环磷酰胺治疗，难治性肺动脉瘤患者可考虑采用 TNF-α 单抗治疗。大出血风险较高的患者，紧急情况下可行动脉瘤栓塞术。主动脉及外周动脉瘤患者，在进行血管修复手术之前应给予糖皮质激素联合环磷酰胺治疗。动脉瘤有破裂风险者，应尽早进行手术或支架置入术。

急性发作的脑实质受累患者应给予大剂量糖皮质激素联合免疫抑制剂（如硫唑嘌呤）治疗。不宜使用环孢素 A。重症或难治性患者可选用 TNF-α 单克隆阻断剂。急性颅内静脉窦血栓形成患者应给予大剂量糖皮质激素治疗，可短期使用抗凝药物，同时需对颅外血管疾病进行筛查。

对有腹痛、腹泻等消化道症状的白塞病患者，应先通过内镜和（或）影像学检查确定其是否有胃肠道受累。在排除其他疾病后应用糖皮质激素和免疫抑制剂。急性发作期患者，应给予糖皮质激素联合免疫抑制剂，如 5-氨基水杨酸或硫唑嘌呤。对于严重和（或）难治性患者应考虑使用 TNF-α 单抗和（或）沙利度胺治疗。有穿孔、大出血和梗阻并发症应与外科共同商议治疗方案，但术后复发率和二次手术率高。术后药物治疗可以减少手术后复发危险。

【药学提示】

1. 皮质激素可抑制巨噬细胞吞噬和处理抗原的作用，改变淋巴细胞数量和分布，干扰和阻断淋巴细胞的识别，抑制炎症因子生成。对于存在严重活动性感染、未控制的糖尿病、高血压等合并情况的患者，需要慎重评估使用皮质激素的风险和获益，密切观察调整剂量。

2. 环磷酰胺主要作用于细胞周期的 S 期，它和 DNA 结合导致细胞死亡或与其他细胞内大分子结合，以烷化 DNA 杀伤淋巴细胞，引起 T 和 B 淋巴细胞数目减少，并抑制细胞免疫和体液免疫反应，使抗体生成减少。甲氨蝶呤是一种叶酸拮抗剂，可竞争性与二氢叶酸还原酶结合并阻止二氢叶酸向四氢叶酸转化，导致叶酸耗竭，干扰胸腺嘧啶脱氧核苷酸合成，从而抗细胞增殖。硫唑嘌呤可抑制肌苷酸转变为腺苷酸，进而抑制腺嘌呤和鸟嘌呤合成，抑制 DNA 的合成和淋巴细胞增殖。环孢素 A 主要抑制 T 淋巴细胞的激活，阻止其基因转录，阻断单核细胞和辅助 T 细胞合成和释放 IL-1 和 IL-2，抑制依赖 T 细胞的 γ-干扰素产生。柳氮磺吡啶抑制肠道中某些抗原性物质，抑制前列腺素合成，抑制中性粒细胞趋化和淋巴细胞转化，磺胺过敏者禁用此药。

【注意事项】

1. 相关药物应用时应熟知其不良反应、禁忌证、药物间相互作用及慎用人群。

2. 患者因长期使用糖皮质激素，应监测血糖、血压等事件，并注意防止骨质疏松、白内障、青光眼等激素带来的不良反应。血压升高、血糖升高时，应积极对症治疗。骨质疏松则应在开始加用激素同时补钙治疗。激素应在尽可能情况下减量，以防止白内障、青光眼等发生，如确有发生，建议患者眼科会诊治疗。

3. 患者使用免疫抑制剂维持治疗时，需定期检测血压、血常规、肝肾功能、尿便常规等，避免骨髓抑制、肝肾功能损伤、出血性膀胱炎。

五、推荐表单

(一) 医师表单

白塞病临床路径医师表单

适用对象：第一诊断为白塞病（BD）

患者姓名：	性别：	年龄：	门诊号：	住院号：
住院日期：　　年　月　日	出院日期：　　年　月　日		标准住院日：10～14 天	

时间	住院第 1 天	住院第 2～5 天
主要诊疗工作	□ 询问病史及体格检查 □ 开实验室检查单，完成病历书写 □ 上级医师查房 □ 完成初步的疾病严重程度及疾病活动度的评价	□ 上级医师查房 □ 根据辅助检查结果，完成病情评估，并制订治疗计划 □ 观察药物不良反应 □ 住院医师书写病程记录
重点医嘱	**长期医嘱：** □ 风湿免疫科护理常规 □ 一级或二级护理 □ 膳食选择 □ 必要时监测生命体征 □ 基本药物及对症治疗 **临时医嘱：** □ 血常规、尿常规、大便常规+隐血 □ 肝肾功能、血脂分析、电解质、血糖、免疫球蛋白、补体、自身抗体系列、ANCA、感染性疾病筛查 □ 红细胞沉降率、C 反应蛋白 □ 针刺反应 □ 心脏彩超、心电图、胸部 X 线或 CT □ 腹部和盆腔增强 CT、胃镜和（或）肠镜 □ 视力测定、眼部检查 □ 血管彩超、CTA □ 必要时行头颅或脊髓 MRI、腰椎穿刺、神经诱发电位、关节 X 片等	**长期医嘱：** □ 风湿免疫科护理常规 □ 一级或二级护理 □ 膳食选择 □ 非甾体抗炎药：分选择性 COX-2 抑制剂与非选择性 COX-2 抑制剂，视病情需要 □ 糖皮质激素类药物：分口服、静脉或外用，视病情需要 □ 秋水仙碱 □ 免疫抑制剂：视病情需要，给予甲氨蝶呤/柳氮磺胺吡啶/沙利度胺/硫唑嘌呤/雷公藤多苷/环磷酰胺/吗替麦考酚酯/他克莫司/环孢素 A □ 视病情需要予以抗凝及抗血小板治疗 □ 视病情需要予以生物制剂 □ 必要时给予质子泵抑制剂、胃黏膜保护剂、抗感染、保肝治疗 □ 需要时给予钙剂、阿法骨化醇、双膦酸盐防治骨质疏松治疗 □ 其他对症支持治疗 **临时医嘱：** □ 复查炎症指标
病情变异记录	□ 无　□ 有，原因： 1. 2.	□ 无　□ 有，原因： 1. 2.
医师签名		

时间	住院第 6~9 天	住院第 10~14 天（出院日）
主要 护理 工作	□ 上级医师查房，治疗效果评估 □ 再次进行病情评估，完成会诊 □ 交代病情 □ 拟定出院后治疗方案 □ 完成上级医师查房纪录	□ 上级医师进行病情评估，确定患者是否可以 　出院 □ 完成出院小结 □ 向患者交代出院后注意事项 □ 预约复诊日期
重 点 医 嘱	长期医嘱： □ 根据病情调整长期用药 临时医嘱： □ 根据需要，复查有关检查 □ 评估药物不良反应	出院医嘱： □ 出院带药 □ 门诊监测指标 □ 门诊随诊
病情 变异 记录	□ 无　□ 有，原因： 1. 2.	□ 无　□ 有，原因： 1. 2.
医师 签名		

（二）护士表单

白塞病临床路径护士表单

适用对象：第一诊断为白塞病（BD）

患者姓名：	性别： 年龄： 门诊号：	住院号：
住院日期： 年 月 日	出院日期： 年 月 日	标准住院日：10~14 天

时间	住院第 1 天	住院第 2~14 天
健康宣教	□ 入院宣教 　介绍主管医师、护士 　介绍环境、设施 　介绍住院注意事项	□ 用药前宣教 　使用的药物名称，作用及可能出现的不良反 　应做好自我防护，避免感染
护理处置	□ 核对患者，佩戴腕带 □ 建立入院护理病历 □ 卫生处置：剪指（趾）甲、更换病号服 □ 测量生命体征 □ 遵医嘱采血 □ 遵医嘱留取尿便送检 □ 影像、心肺功能检查	□ 遵医嘱完成使用药物阶段相关监测指标 □ 遵医嘱完成各种药物的发放和液体的输注
基础护理	□ 二级护理 □ 晨晚间护理 □ 患者安全管理	□ 一级或二级护理 □ 晨晚间护理 □ 患者安全管理
专科护理	□ 测体温、脉搏、血压、血糖	□ 遵医嘱晨 8：30 给予激素 □ 遵医嘱监测血压，血糖的变化
重点医嘱	□ 详见医嘱执行单	□ 详见医嘱执行单
病情变异记录	□ 无 □ 有，原因： 1. 2.	□ 无 □ 有，原因： 1. 2.
护士签名		

（三）患者表单

白塞病临床路径患者表单

适用对象：第一诊断为白塞病（BD）

患者姓名：		性别：　　年龄：　　门诊号：		住院号：
住院日期：　　年　月　日		出院日期：　　年　月　日		标准住院日：10~14天

时间	入院第1~3天	住院第4~14天	出院
医患配合	□ 配合询问病史、收集资料，请务必详细告知既往史、用药史、过敏史 □ 如需进行活检，签署手术知情同意书等	□ 配合签署关于治疗用药的各种必要的知情同意书 □ 治疗中使用药物如有不适，及时告诉医师	□ 接受出院前指导 □ 知道复诊程序 □ 获取出院诊断书
护患配合	□ 配合测量体温、脉搏、呼吸、血压 □ 配合完成入院护理评估（简单询问病史、过敏史、用药史） □ 接受入院宣教（环境介绍、病室规定、订餐制度、贵重物品保管等） □ 有任何不适请告知护士	□ 接受术后宣教 □ 配合静脉输液、皮下及肌内注射用药等之类 □ 有任何不适请告知护士 □ 配合定时测量生命体征、每日询问尿便，监测血糖 □ 配合做好病房消毒，避免感染 □ 配合执行探视及陪伴	□ 接受出院宣教 □ 办理出院手续 □ 获取出院带药 □ 知道服药方法、作用、注意事项 □ 了解复查的时间及项目 □ 知道复印病历方法
饮食	□ 如无禁忌，正常饮食	□ 如无禁忌，正常饮食	□ 正常饮食
排泄	□ 正常排泄	□ 正常排泄	□ 正常排泄
活动	□ 如无需活检，正常活动	□ 加强防护，避免感染	□ 加强防护，避免感染

附：原表单（2016 年版）

白塞病临床路径表单

适用对象：第一诊断为白塞病（BD）

患者姓名：	性别：　　年龄：　　门诊号：	住院号：
住院日期：　　年　月　日	出院日期：　　年　月　日	标准住院日：10~14 天

时间	住院第 1 天	住院第 2~5 天
主要诊疗工作	□ 询问病史及体格检查 □ 开实验室检查单，完成病历书写 □ 上级医师查房 □ 完成初步的疾病严重程度及疾病活动度的评价	□ 上级医师查房 □ 根据辅助检查结果，完成病情评估，并制订治疗计划 □ 观察药物不良反应 □ 住院医师书写病程记录
重点医嘱	**长期医嘱：** □ 风湿免疫科护理常规 □ 一级或二级护理 □ 膳食选择 □ 必要时监测生命体征 □ 基本药物及对症治疗 **临时医嘱：** □ 血常规、尿常规、大便常规+隐血 □ 肝肾功能、血脂分析、电解质、血糖、免疫球蛋白、补体、自身抗体系列、ANCA、感染性疾病筛查（结核菌素试验） □ 红细胞沉降率、C 反应蛋白 □ 针刺反应 □ 心脏彩超、心电图、胸部 X 线或 CT □ 胃镜和（或）肠镜 □ 钡餐透视 □ 视力测定、眼部检查 □ 必要时行头颅或脊髓 MRI、腰椎穿刺、神经诱发电位、关节 X 线片	**长期医嘱：** □ 风湿免疫科护理常规 □ 一级或二级护理 □ 膳食选择 □ 非甾体抗炎药：分选择性 COX-2 抑制剂与非选择性 COX-2 抑制剂，视病情需要 □ 糖皮质激素类药物：分口服、静脉或外用，视病情需要 □ 秋水仙碱 □ 免疫抑制剂：甲氨蝶呤/柳氮磺胺吡啶/沙利度胺/硫唑嘌呤/雷公藤多苷/环磷酰胺/吗替麦考酚酯/他克莫司/环孢素 A，视病情需要 □ 视病情需要予以抗凝及抗血小板治疗 □ 视病情需要予以生物制剂 □ 必要时给予质子泵抑制剂、胃黏膜保护剂、抗感染、保肝治疗 □ 需要时给予钙剂、阿法骨化醇、双膦酸盐防治骨质疏松治疗 **临时医嘱：**
主要护理工作	□ 介绍病房环境、设施和设备 □ 入院护理评估，制订护理计划 □ 协助患者完成实验室检查及辅助检查 □ 风湿免疫病慢病管理（心理、康复、自我评估、用药指导、数据库录入）	□ 观察患者一般情况及病情变化 □ 观察疗效和药物不良反应 □ 进行疾病相关健康教育
病情变异记录	□ 无　□ 有，原因： 1. 2.	□ 无　□ 有，原因： 1. 2.
护士签名		
医师签名		

时间	住院第 6~9 天	住院第 10~14 天（出院日）
主要 诊疗 工作	□ 上级医师查房，治疗效果评估 □ 再次进行病情评估 □ 确定出院后治疗方案 □ 完成上级医师查房纪录	□ 上级医师进行病情评估，确定患者是否可以 　出院 □ 完成出院小结 □ 向患者交代出院后注意事项 □ 预约复诊日期
重 点 医 嘱	**长期医嘱：** □ 根据病情调整长期用药 **临时医嘱：** □ 根据需要，复查有关检查	**出院医嘱：** □ 出院带药 □ 门诊随诊
主要 护理 工作	□ 观察患者一般情况 □ 观察疗效和药物不良反应 □ 恢复期生活和心理护理 □ 出院准备指导	□ 告知复诊计划，就医指征 □ 帮助患者办理出院手续 □ 出院指导 □ 风湿免疫病慢病管理（心理、康复、自我评 　估、用药指导、数据库录入）
病情 变异 记录	□ 无　□ 有，原因： 1. 2.	□ 无　□ 有，原因： 1. 2.
护士 签名		
医师 签名		

第十章

自身免疫性肝炎临床路径释义

一、自身免疫性肝炎编码

自身免疫性肝炎是指自身免疫导致肝功能异常，尚未达到肝硬化失代偿。

1. 卫计委原编码：

疾病名称及编码：自身免疫性肝炎（ICD-10：K75.400）

2. 修改编码：

疾病名称及编码：自身免疫性肝炎（ICD-10：K75.4）

二、临床路径检索方法

K75.4

三、自身免疫性肝炎临床路径标准住院流程

（一）适用对象

第一诊断为自身免疫性肝炎（ICD-10：K75.400）。

释义

■ 自身免疫性肝炎是指一种有针对肝细胞的自身免疫反应所介导的肝脏实质炎症，具有血清自身抗体阳性、高免疫球蛋白 G 和（或）γ-球蛋白血症、肝组织学上存在界面性肝炎等特点。如果不规范治疗，易导致肝硬化、肝功能衰竭等重症。治疗主要包括免疫抑制治疗和肝硬化治疗等。本路径适用于早中期自身免疫性肝炎需免疫抑制治疗的患者。

（二）诊断依据

根据《实用内科学》（14 版，陈灏珠、林果为、王吉耀主编，人民卫生出版社，2013 年）以及 2011 年英国胃肠病学会和 2010 年美国肝病研究协会发布自身免疫性肝炎的实践指南。

1. 具有相符的临床症状与体征。

2. 实验室检查的异常：如转氨酶（ALT、AST）升高，免疫球蛋白 G（IgG）或 γ-球蛋白水平升高，血清学标志物如抗核抗体（ANA）、抗平滑肌抗体（SMA）、抗肝肾微粒体 1 型抗体（anti-LKM1）或抗肝细胞胞质 1 型抗体（anti-LC1）阳性。

3. 肝组织学表现为界面性肝炎。

4. 排除其他导致慢性肝炎的病因，如病毒性、遗传代谢性、药物性、胆汁淤积性等。

5. 对于临床表现不典型、难以确定的患者，可采用国际标准化的诊断积分系统进行评估（表 10-1）。此外，2008 年 Mayo 临床中心推出了简化的自身免疫性肝炎诊断标准，便于临床应用（表 10-2）。根据血清学特征，自身免疫性肝炎通常分为 2 型：1 型的特征性抗体为 ANA 和 SMA 阳性，任何年龄均可发病。2 型特征性抗体为 anti-LKM1 和 anti-LC1 阳性，多见于儿童，成人相对少见。

表 10-1 自身免疫性肝炎的诊断积分系统 (IAIHG, 1999)

项 目	因 素	评 分
性别	女性	+2
ALP/AST (或 ALT) 比值	>3	-2
	<1.5	+2
Γ-球蛋白或 IgG (大于正常值的倍数)	>2.0	+3
	1.5~2.0	+2
	1.0~1.5	+1
	<1.0	0
ANA、SMA 或 anti-LKM1 滴度	>1:80	+3
	1:80	+2
	1:40	+1
	<1:40	0
AMA	阳性	-4
病毒感染活动性标志物	阳性	-3
	阴性	+3
肝毒性药物服用史	有	-4
	无	+1
乙醇摄入量	<25g/d	+2
	>60g/d	-2
伴随的免疫性疾病	任何其他非肝脏免疫系统疾病	+2
其他自身抗体	Anti-SLA/LP、anti-LC1、pANCA	+2
组织学特征	界面性肝炎	+3
	浆细胞浸润	+1
	玫瑰花结改变	+1
	无上述改变	-5
	胆管病变	-3
	非典型特征	-3
HLA	DR3 或 DR4	+1
对治疗的应答	完全缓解	+2
	缓解后复发	+3
治疗前		
确诊自身免疫性肝炎		>15
疑诊自身免疫性肝炎		10~15
治疗后		
确诊自身免疫性肝炎		>17
疑诊自身免疫性肝炎		12~17

表 10-2　自身免疫性肝炎诊断的简化标准

分　类	变　量	积　分
自身抗体		
ANA 或 SMA	1：40	+1
ANA 或 SMA	≥1：80	+2
或 Anti-LKM1	≥1：40	多项同时出现时最多 2 分
或抗可溶性肝抗原抗体（anti-SLA）	阳性	
免疫球蛋白水平		
IgG	>正常值上限（ULN）	+1
	>1.1ULN	+2
组织学改变		
形态学特点	符合自身免疫性肝炎	+1
	自身免疫性肝炎典型表现	+2
病毒性肝炎		
无病毒性肝炎	病毒标志物阴性	+2
治疗前总积分		
确诊		≥7
疑诊		6

　　注：界面性肝炎、汇管区和小叶内淋巴浆细胞浸润、肝细胞玫瑰花结样改变被认为是特征性自身免疫性肝炎组织学改变，3 项同时出现时为典型自身免疫性肝炎表现

> **释义**
>
> 　　■ 自身免疫性肝炎是一种慢性免疫性肝细胞损伤型改变的疾病。大多数自身免疫性肝炎患者血清中存在 1 种或多种高滴度自身抗体。肝组织学检查对自身免疫性肝炎的诊断和治疗非常重要，可以明确诊断、精确评价肝病分级分期；对于抗体滴度不高或缺乏者是确诊的唯一依据；有助于鉴别诊断及判断合适的停药时机。综合积分系统诊断自身免疫性肝炎具有良好的敏感度和特异度。

（三）治疗方案的选择

根据《实用内科学》（陈灏珠、林果为、王吉耀主编，人民卫生出版社，2013 年，第十四版）以及 2011 年英国胃肠病学会和 2010 年美国肝病研究协会发布的自身免疫性肝炎实践指南。

应积极对自身免疫性肝炎进行治疗，免疫抑制剂是治疗自身免疫性肝炎首选药物。最常用的免疫抑制剂为糖皮质激素（泼尼松或泼尼松龙），可单独应用也可与硫唑嘌呤联合应用。治疗包括诱导缓解治疗与维持治疗两阶段。

尽管自身免疫性肝炎对免疫抑制剂有良好的应答，但免疫抑制剂治疗的不良反应较多，应掌握治疗指征。通常情况下，组织学检查发现界面性肝炎，无论有无肝纤维化或肝硬化均应给予治疗；需要强调的是转氨酶和γ-球蛋白升高程度并非与肝组织损伤严重程度相一致。

释义

　　■ 治疗方案的选择与治疗依据还可参考 2015 年自身免疫性肝炎诊断和治疗的共识与 2015 年 EASL 临床实践指南。

　　■ 药物治疗和肝移植手术是现代自身免疫性肝炎治疗的主要方法，其中药物治疗是最基本的手段。肝移植不适用本路径。药物治疗中糖皮质激素和硫唑嘌呤，如无禁忌建议长期使用，免疫抑制治疗一般应维持 3 年以上，或获得生化指标缓解后至少 2 年以上。临床治疗目标是：获得生化指标缓解［血清转氨酶、IgG 和（或）γ-球蛋白水平恢复正常］和肝组织学缓解，防止疾病进展。

（四）标准住院日 12 ~ 20 天

释义

　　■ 计划接受免疫抑制治疗的自身免疫性肝炎患者，肝脏功能及肝纤维化评估 3 ~ 7 天，在第 3 ~ 5 天根据患者情况给予免疫抑制剂及激素的选择，治疗方案初次评估 5 ~ 7 天出院。总住院时间不超过 20 天均符合路径要求。

（五）进入路径标准

1. 第一诊断必须符合 ICD-10：K75.400。
2. 符合需要住院的指征：转氨酶升高超过 2.5 倍正常值上限（ULN）；转氨酶超过 2ULN 同时伴有临床症状或结合胆红素升高；血清-球蛋白超过 2ULN；肝活检存在桥接样坏死或多小叶坏死的组织学表现。
3. 当患者同时具有其他疾病诊断，但在住院期间不需要特殊处理，也不影响第一诊断的临床路径流程实施时，可以进入路径。

释义

　　■ 进入本路径的标准必须是符合指南中明确诊断的自身免疫性肝炎的患者。

　　■ 需要除外患者有病毒性肝炎、非酒精性脂肪性肝病等疾患。

　　■ 当患者同时患有其他自身免疫疾病，本次住院期间不需要检查和治疗，且本次入院第一诊断为自身免疫性肝炎，也可以进入本路径。

　　■ 本路径不适用于已发生肝硬化患者。

（六）住院期间检查项目

1. 必需的检查项目：
（1）血常规、尿常规、大便常规+隐血。
（2）肝肾功能、电解质、血糖、血脂、凝血功能、胆碱酯酶、血清蛋白电泳、肝炎病毒标志物全套、免疫球蛋白、自身抗体（ANA、SMA、AMA、anti-LKM1、anti-LC1 和 pANCA 等）、AFP 和肝癌相关指标、肝硬化相关指标。

（3）X 线胸片、心电图、腹部 B 超。

2. 根据患者情况可选择：铜蓝蛋白、甲状腺功能等其他生化指标；上腹部 CT 或 MRI、肝穿刺活组织检查、肝血管造影和 PET-CT。

3. 疑有肝硬化门静脉高压者可选择：上、下消化道内镜检查。

释义

■ 必查项目是为了确保治疗精准性和有效性，在给药前必须完成。相关人员应认真分析检查结果，以便及时发现异常情况并采取对应处置。

■ 肝硬化是在治疗前必须评估的；若 3 个月内曾做消化道内镜检查，本次住院无特殊其他表现，可以考虑不再重复检查。

（七）治疗方案与药物选择

1. 激素和免疫抑制剂治疗：通常采用糖皮质激素单药治疗诱导缓解治疗，泼尼松或泼尼松龙初始剂量 40~60mg/d，并于 4 周内逐渐减量至 15~20mg/d；也可采用糖皮质激素联合硫唑嘌呤（50mg/d）诱导治疗，尤其是对于糖皮质激素不良反应风险增加的患者（如具有脆性糖尿病、骨质疏松、情感不稳定、精神病史和控制不良的高血压患者），泼尼松或泼尼松龙初始剂量为 30mg/d，并于 4 周内逐渐减量至 10mg/d，硫唑嘌呤无需减量。维持治疗可采用泼尼松或泼尼松龙（2.5~10mg/d）单药或联合硫唑嘌呤（50mg/d）治疗，也可单用硫唑嘌呤（50mg/d）维持治疗。治疗应强调个体化的原则。

对上述经典治疗疗效不佳的患者，建议考虑选择其他免疫抑制剂，如环孢素 A、霉酚酸酯、羟氯喹和雷公藤制剂等。

2. 其他保肝药物及对症治疗：

（1）可根据肝功能损伤程度可应用多烯磷脂酰胆碱、甘草酸类及谷胱甘肽等药物静脉应用以及中草药治疗。

（2）给予质子泵抑制剂（PPI）和其他胃保护药口服，每天 2 次，以保护胃黏膜，预防消化道出血。对已有胃肠道出血病史的患者，给予胃镜下止血或手术治疗。

（3）骨质疏松的预防和治疗，给予口服钙剂、肌注维生素 D_3 注射液及磷酸盐类等药物的应用。

3. 对于慢加急性肝衰竭患者，经过上述治疗，病情无缓解，推荐肝移植前的评估。

4. 针对难治性重症患者，有条件的医院可考虑在专家组指导下使用免疫吸附、血浆置换或免疫细胞治疗。

释义

■ 药物治疗是自身免疫性肝炎的基础治疗。到目前为止，糖皮质激素（泼尼松、泼尼松龙）和硫唑嘌呤药物已经成为标准治疗，吗替麦考酚酯、环孢素 A、他克莫司、甲氨蝶呤等可作为二线免疫抑制剂选择。

■ 甘草酸制剂（如甘草酸单铵半胱氨酸）、水飞蓟素制剂、多不饱和卵磷脂制剂以及双环醇等，有不同程度的抗炎、抗氧化、保护肝细胞膜及细胞器等作用，临床应用可改善肝脏生化指标。

■ 协同应用保肝药物及对抗激素和免疫抑制剂不良反应药物。

(八) 出院标准

1. 临床症状改善或消失。
2. 血清转氨酶、胆红素和 γ-球蛋白水平的改善。

> **释义**
>
> ■ 患者出院前不仅应完成必须复查的项目，且复查项目应无明显异常。无其他需要继续住院治疗的并发症。

(九) 变异及原因分析

1. 经治疗后，临床症状及生化指标反而恶化，考虑重叠其他肝脏疾病如肝窦状核变性、原发性胆汁性肝硬化和原发性硬化性胆管炎、慢性丙型病毒性肝炎者，则退出该路径。
2. 入院后评估发现诊断不能确定、已经是肝硬化失代偿期或合并有原发性肝癌者，则退出该路径，进入相应的临床路径。
3. 经治疗后，临床症状与实验室指标进行性进展，有急性肝衰竭或慢加急性肝衰竭时，则退出该路径，进入相应的临床路径。

> **释义**
>
> ■ 变异是指入选临床路径的患者未能按路径流程完成医疗行为或未达到预期的医疗质量控制目标。这包含三方面情况：①按路径流程完成治疗，但出现非预期结果，可能需要后续进一步处理；②按路径流程完成治疗，但超出了路径规定的时限，实际住院日超出标准住院日要求，或未能在规定的时间完成评估；③不能按路径流程完成治疗，患者需要中途退出路径，如治疗过程中出现严重并发症，导致必须终止路径或需要转入其他路径进行治疗等。对这些患者，主管医师均应进行变异原因的分析，并在临床路径的表单中予以说明。
>
> ■ 自身免疫性肝炎的并发症有：脾功能亢进、自发性腹膜炎、肝性脑病、凝血功能障碍等。
>
> ■ 医师认可的变异原因主要指患者入选路径后，医师在检查及治疗过程中发现患者合并存在一些事前未预知的对本路径治疗可能产生影响的情况，需要终止执行路径或者是延长治疗时间、增加治疗费用。医师需在表单中明确说明。
>
> ■ 因患者方面的主观原因导致执行路径出现变异，也需要医师在表单中予以说明。

四、自身免疫性肝炎临床路径给药方案

【用药选择】

自身免疫性肝炎治疗目的是得到肝组织学缓解、防止肝纤维化的发展和肝功能衰竭的发生，提高患者的生存期和生存质量。临床上的治疗目标是获得完全生化缓解，即血清转氨酶（ALT/AST）和 IgG 水平均恢复正常。具体用药如下：

初治自身免疫性肝炎、中重度自身免疫性肝炎、急性表现、活动性肝硬化等活动性自身免疫性肝炎患者均建议行免疫抑制治疗（1A）。以肝组织学为依据，存在中、重度界面性肝炎的患者应行免疫抑制治疗。轻度界面性肝炎的年轻患者亦推荐行免疫抑制治疗，而存在轻度界面性肝炎的老年（>65 岁）患者可暂不予免疫抑制治疗（1B）。免疫抑制治疗一般应维持 3年以上，或获得生化缓解后至少 2 年以上。建议停药前行肝组织学检查，肝内无炎症活动时方可考虑停药（1B）。停药后复发或维持治疗中反跳的自身免疫性肝炎患者应以初始治疗相似的方案进行治疗，并推荐尽可能联合治疗并长期维持（1C）。需长期接受糖皮质激素治疗的自身免疫性肝炎患者，建议治疗前行基线骨密度测定并每年监测随访，并适当补充维生素 D 和钙剂（1B）。在治疗前已存在血细胞减少者或肝硬化者，慎用硫唑嘌呤。硫唑嘌呤用药过程中也应注意检测全血细胞计数，防止骨髓抑制的发生。有条件的情况下可检测 TPMT 基因型或活性以指导临床用药。对于硫唑嘌呤应答但不能耐受者可考虑在泼尼松的基础上加用吗替麦考酚酯（0.5~1.0g/d，分 2 次服用），但也应严密监测血常规变化（1B）。

保肝降酶药物：甘草酸制剂如甘草酸二铵、复方甘草酸苷和甘草酸单铵半胱氨酸（静脉缓慢滴注，一次 100~250ml，一天 1 次）有较好的抗炎、稳定细胞膜作用。有口服和静脉剂型，适合序贯治疗。双环醇等有很好的降低转氨酶作用。多烯磷脂酰胆碱可提供肝细胞代谢所需的能量，改善脂质代谢，磷脂是肝细胞膜的构成组分。

【药学提示】

1. 长期使用糖皮质激素可出现明显不良反应（包括 cushing 貌），还可干扰代谢（如骨质疏

松、糖尿病、高脂血症、白内障、高血压），而且与消化道不良事件、感染和精神疾病的发生有关。患者由于不能接受其外貌上的变化或肥胖是造成治疗中断的最常见原因（占47%），其次为骨量减少造成的脊柱压缩（占27%）和脆性糖尿病（占20%）等。应尽量采用联合治疗方案，尽量减少糖皮质激素剂量，并最终过渡至硫唑嘌呤单药维持治疗方案。需长期接受糖皮质激素治疗的自身免疫性肝炎患者，建议治疗前做基线骨密度检测并每年监测随访。骨病的辅助治疗包括：坚持规律的负重锻炼、补充维生素 D_3 和钙质，适时给予骨活性制剂（如双膦酸盐）治疗。

2. 硫唑嘌呤最常见不良反应是血细胞减少，可能与红细胞内巯基嘌呤甲基转移酶（TPMT）活性低有关。因此，加用硫唑嘌呤的患者需严密监测血常规变化，特别是用药的前 3 个月。如发生血白细胞的快速下降或白细胞计数 $<3.5×10^9$/L 需紧急停用硫唑嘌呤。硫唑嘌呤的其他不良反应包括肝内胆汁淤积、静脉闭塞性疾病、胰腺炎、严重恶心呕吐、皮疹等。少于10% 的患者在接受硫唑嘌呤（50mg/d）时会出现上述不良反应，一般均可在减量或停用后改善。以下人群不推荐使用硫唑嘌呤：基础状态下已存在血细胞减少（白细胞计数 $<3.5×10^9$/L 或血小板 $<50×10^9$/L）、恶性肿瘤、已知 TPMT 功能缺陷等。硫唑嘌呤治疗前或治疗过程中出现血细胞减少的自身免疫性肝炎患者，建议检测其血 TPMT 活性。

【注意事项】

1. 相关药物应用时应熟知其不良反应、禁忌证、药物间相互作用及慎用人群。

2. 患者因长期使用糖皮质激素，应监测血糖、血压等事件，并注意防止骨质疏松、白内障、青光眼等激素带来的不良反应。血压升高，血糖升高时，应积极对症治疗。骨质疏松则应在开始加用激素同时补钙治疗。激素应尽可能地减量，以防止白内障、青光眼等发生，如确有发生，建议患者眼科会诊治疗。

3. 患者使用免疫抑制剂维持治疗时，需定期检测血压、血常规、肝肾功能、尿便常规等，避免骨髓抑制、肝肾功能损伤等。

五、推荐表单

（一）医师表单

自身免疫性肝炎临床路径医师表单

适用对象：第一诊断为自身免疫性肝炎（ICD-10：K75.400）

患者姓名：		性别：	年龄：	门诊号：	住院号：
住院日期： 年 月 日		出院日期： 年 月 日			标准住院日：12～20 天

时间	住院第 1 天	住院第 2 天
主要诊疗工作	□ 完成询问病史和体格检查 □ 完成入院病历及首次病程记录 □ 拟定检查项目 □ 上级医师查房 □ 评估疾病严重程度及活动度	□ 上级医师查房 □ 明确下一步诊疗计划 □ 完成上级医师查房记录 □ 根据其他检查结果进行鉴别诊断 □ 向患者及家属交代病情，解释免疫抑制剂治疗的必要性及不良反应
重点医嘱	**长期医嘱：** □ 内科护理常规 □ 一级或二级护理 □ 普通饮食 □ 保肝治疗药物 **临时医嘱：** □ 血常规、尿常规、大便常规+隐血 □ 肝肾功能、电解质、血糖、铜蓝蛋白、凝血功能、甲状腺功能、凝血功能、血清蛋白电泳、免疫球蛋白、AFP、HBV、HCV、ANA、SMA、AMA、抗 LKM1、抗 LC1、pANCA 等 □ 腹部超声、胸正侧位 X 线片、心电图 □ 必要时肝穿刺检查及胃镜检查 □ 其他检查（酌情）	**长期医嘱：** □ 内科护理常规 □ 二级护理 □ 普通饮食 □ 泼尼松或泼尼松龙 □ 免疫抑制剂 □ PPI 和其他胃肠保护药治疗 □ 保肝治疗药物 **临时医嘱：** □ 必要时骨密度检测 □ 必要时胃镜检查（大便隐血阳性或疑食管静脉曲张推荐） □ 必要时腹部增强 MRI
病情变异记录	□ 无 □ 有，原因： 1. 2.	□ 无 □ 有，原因： 1. 2.
医师签名		

日期	住院第 3~7 天	住院第 8~10 天
主要诊疗工作	□ 上级医师查房 □ 完成入院检查 □ 继续治疗 □ 观察药物治疗的反应及不良反应 □ 必要的相关科室会诊 □ 完成上级医师查房记录等病历书写	□ 上级医师查房 □ 观察临床症状改善情况及体征变化 □ 根据生化指标的改善情况酌情减量泼尼松或泼尼松龙 □ 视病情变化进行相关科室会诊 □ 完成病程记录
重点医嘱	**长期医嘱：** □ 内科护理常规 □ 二级或三级护理 □ 普通饮食 □ 泼尼松或泼尼松龙 □ 免疫抑制剂 □ PPI 和其他胃肠保护药治疗 □ 保肝药物 □ 对症及支持治疗 **临时医嘱：** □ 大便隐血 □ 血常规 □ 血糖 □ 肝功能、血清蛋白电泳和免疫球蛋白 □ 其他医嘱	**长期医嘱：** □ 内科护理常规 □ 二级或三级护理 □ 普通饮食 □ 对症及支持治疗 □ 酌情减量泼尼松或泼尼松龙 □ 免疫抑制剂 □ PPI 和其他胃肠保护药治疗 □ 保肝药物 □ 其他医嘱 **临时医嘱：** □ 大便隐血 □ 血常规（必要时） □ 血糖（必要时） □ 肝功能、血清蛋白电泳和免疫球蛋白 □ 其他医嘱
病情变异记录	□ 无　□ 有，原因： 1. 2.	□ 无　□ 有，原因： 1. 2.
医师签名		

日期	住院第 10~20 天（出院日）
主要 诊疗 工作	□ 上级医师查房，进行评估，明确是否可出院 □ 完成出院记录、病案首页、出院证明书等 □ 向患者交代出院后的注意事项，如：返院复诊的时间、地点，服用免疫抑制剂需要注意的问题，发生紧急情况时的处理等
重 点 医 嘱	出院医嘱： □ 出院带药：泼尼松或泼尼松龙 □ 免疫抑制剂 □ PPI 和其他胃肠保护药治疗 □ 复合维生素 B、钙剂 □ 其他医嘱 □ 定期门诊随访
病情 变异 记录	□ 无　□ 有，原因： 1. 2.
医师 签名	

（二）护士表单

自身免疫性肝炎临床路径护士表单

适用对象：第一诊断为自身免疫性肝炎（ICD-10：K75.400）

患者姓名：		性别：　　年龄：　　门诊号：	住院号：
住院日期：　　年　月　日		出院日期：　　年　月　日	标准住院日：12~20天

时间	住院第1天	住院第2~20天
健康宣教	□ 入院宣教 　　介绍主管医师、护士 　　介绍环境、设施 　　介绍住院注意事项	□ 用药前宣教使用的药物名称、作用及可能出现的不良反应 　　做好自我防护，避免感染
护理处置	□ 核对患者，佩戴腕带 □ 建立入院护理病历 □ 卫生处置：剪指（趾）甲、更换病号服 □ 测量生命体征 □ 遵医嘱采血 □ 遵医嘱留取尿便送检 □ 影像、心肺功能检查	□ 遵医嘱完成使用药物阶段相关监测指标 □ 遵医嘱完成各种药物的发放和液体的输注
基础护理	□ 二级护理 □ 晨晚间护理 □ 患者安全管理 □ 基本生活和心理护理	□ 一级或二级护理 □ 晨晚间护理 □ 患者安全管理 □ 基本生活和心理护理
专科护理	□ 测生命体征 □ 风湿免疫病慢病管理（心理、康复、自我评估、用药指导、数据库录入）	□ 正确执行医嘱 □ 认真完成交接班
重点医嘱	□ 详见医嘱执行单	□ 详见医嘱执行单
病情变异记录	□ 无　□ 有，原因： 1. 2.	□ 无　□ 有，原因： 1. 2.
护士签名		

（三）患者表单

自身免疫性肝炎临床路径患者表单

适用对象：第一诊断为自身免疫性肝炎（ICD-10：K75.400）

患者姓名：	性别： 年龄： 门诊号：	住院号：
住院日期： 年 月 日	出院日期： 年 月 日	标准住院日：12~20 天

时间	入院第 1~3 天	住院第 4~14 天	出院
医患配合	□ 配合询问病史、收集资料，务必详细告知既往史、用药史、过敏史 □ 如需进行肝穿刺，签署手术知情同意书等	□ 配合签署关于治疗用药的各种必要的知情同意书 □ 治疗中使用药物如有不适，及时告诉医师	□ 接受出院前指导 □ 知道复诊程序 □ 获取出院诊断书
护患配合	□ 配合测量体温、脉搏、呼吸、血压 □ 配合完成入院护理评估（简单询问病史、过敏史、用药史） □ 接受入院宣教（环境介绍、病室规定、订餐制度、贵重物品保管等） □ 有任何不适告知护士	□ 接受术后宣教 □ 配合静脉输液、皮下及肌内注射用药等之类 □ 有任何不适告知护士 □ 配合定时测量生命体征、每日询问尿便，监测血糖 □ 配合做好病房消毒，避免感染 □ 配合执行探视及陪伴	□ 接受出院宣教 □ 办理出院手续 □ 获取出院带药 □ 知道服药方法、作用、注意事项 □ 了解复查的时间及项目 □ 知道复印病历方法
饮食	□ 如无禁忌，正常饮食	□ 如无禁忌，正常饮食	□ 正常饮食
排泄	□ 正常排泄	□ 正常排泄	□ 正常排泄
活动	□ 如无需活检，正常活动	□ 加强防护，避免感染	□ 加强防护，避免感染

附：原表单（2016 年版）

自身免疫性肝炎临床路径表单

适用对象：第一诊断为自身免疫性肝炎（ICD-10：K75.400）

患者姓名：		性别： 年龄： 门诊号：	住院号：
住院日期： 年 月 日		出院日期： 年 月 日	标准住院日：12~20 天

时间	住院第 1 天	住院第 2 天
主要护理工作	□ 完成询问病史和体格检查 □ 完成入院病历及首次病程记录 □ 拟定检查项目 □ 制订初步治疗方案 □ 对患者进行有关肝功能异常的宣教	□ 上级医师查房 □ 明确下一步诊疗计划 □ 完成上级医师查房记录 □ 根据其他检查结果进行鉴别诊断 □ 向患者及家属交代病情，解释免疫抑制剂治疗的必要性及不良反应
重点医嘱	**长期医嘱：** □ 内科护理常规 □ 二级护理 □ 普通饮食 □ 保肝治疗药物 **临时医嘱：** □ 血常规、尿常规、大便常规+隐血 □ 肝肾功能、电解质、血糖、铜蓝蛋白、凝血功能、甲状腺功能、凝血功能、血清蛋白电泳、免疫球蛋白、AFP、HBV、HCV、ANA、SMA、AMA、抗 LKM1、抗 LC1、pANCA 等 □ 腹部超声、胸 X 线正侧位片、心电图 □ 必要时肝穿刺检查及胃镜检查 □ 其他检查（酌情）	**长期医嘱：** □ 内科护理常规 □ 二级护理 □ 普通饮食 □ 泼尼松或泼尼松龙 □ 免疫抑制剂 □ PPI 和其他胃肠保护药治疗 □ 保肝治疗药物 **临时医嘱：** □ 必要时骨密度检测 □ 必要时胃镜检查（大便隐血阳性或疑食管静脉曲张推荐）
主要护理工作	□ 入院宣教 □ 健康宣教：疾病相关知识 □ 根据医师医嘱指导患者完成相关检查 □ 完成护理记录 □ 记录入院时患者体重 □ 风湿免疫病慢病管理（心理、康复、自我评估、用药指导、数据库录入）	□ 基本生活和心理护理 □ 指导药物服用方法及注意不良反应 □ 正确执行医嘱 □ 认真完成交接班
病情变异记录	□ 无 □ 有，原因： 1. 2.	□ 无 □ 有，原因： 1. 2.
护士签名		
医师签名		

日期	住院第 3~7 天	住院第 8~10 天
主要诊疗工作	□ 上级医师查房 □ 完成入院检查 □ 继续治疗 □ 观察药物治疗的反应及不良反应 □ 必要的相关科室会诊 □ 完成上级医师查房记录等病历书写	□ 上级医师查房 □ 观察临床症状改善情况及体征变化 □ 根据生化指标的改善情况酌情减量泼尼松或泼尼松龙 □ 视病情变化进行相关科室会诊 □ 完成病程记录
重点医嘱	长期医嘱: □ 内科护理常规 □ 二级或三级护理 □ 普通饮食 □ 泼尼松或泼尼松龙 □ 免疫抑制剂 □ PPI 和其他胃肠保护药治疗 □ 保肝药物 □ 对症及支持治疗 临时医嘱: □ 大便隐血 □ 血常规 □ 血糖 □ 肝功能、血清蛋白电泳和免疫球蛋白 □ 其他医嘱	长期医嘱: □ 内科护理常规 □ 二级或三级护理 □ 普通饮食 □ 对症及支持治疗, 　酌情减量泼尼松或泼尼松龙 □ 免疫抑制剂 □ PPI 和其他胃肠保护药治疗 □ 保肝药物 □ 其他医嘱 临时医嘱: □ 大便隐血 □ 血常规 (必要时) □ 血糖 (必要时) □ 肝功能、血清蛋白电泳和免疫球蛋白 □ 其他医嘱
主要护理工作	□ 观察患者症状改善,注意药物不良反应 □ 监测患者生命体征变化	□ 观察患者症状改善情况 □ 满足患者的各种生活需要 □ 做好用药的指导及注意事项
病情变异记录	□ 无 □ 有,原因: 1. 2.	□ 无 □ 有,原因: 1. 2.
护士签名		
医师签名		

日期	住院第 10～20 天（出院日）
主要 诊疗 工作	□ 上级医师查房，进行评估，明确是否可出院 □ 完成出院记录、病案首页、出院证明书等 □ 向患者交代出院后的注意事项，如：返院复诊的时间、地点，服用免疫抑制剂需要注意的问题，发生紧急情况时的处理等
重 点 医 嘱	**出院医嘱：** □ 出院带药：泼尼松或泼尼松龙 □ 免疫抑制剂 □ PPI 和其他胃肠保护药治疗 □ 复合维生素 B、钙剂 □ 其他医嘱 □ 定期门诊随访
主要 护理 工作	□ 指导患者办理出院手续 □ 做好患者出院后的饮食指导
病情 变异 记录	□ 无　□ 有，原因： 1. 2.
护士 签名	
医师 签名	

第十一章
骨关节炎临床路径释义

一、骨关节炎编码

1. 卫计委原编码：

疾病名称及编码：骨关节炎（ICD-10：M19.991）

2. 修改编码：

疾病名称及编码：多关节病（ICD-10：M15）

髋关节病（ICD-10：M16）

膝关节病（ICD-10：M17）

第一腕掌关节病（ICD-10：M18）

其他关节病（ICD-10：M19）

二、临床路径检索方法

M15～M19

三、骨关节炎临床路径标准住院流程

（一）适用对象

第一诊断为骨关节炎（ICD-10：M19.991）。

> **释义**
>
> ■ 骨关节炎（osteoarthritis，OA）又称骨关节病、退行性骨关节病和增生性关节炎，是一种多因素引发的与炎症、代谢、免疫密切相关的影响关节所有组织的全身性疾病，可分为原发性 OA 及继发性 OA，一般认为原发性 OA 的易患因素包括年龄（>55 岁）、女性、肥胖、遗传因素、性激素、环境等；继发性 OA 与先天性发育异常、半月板破裂、肢体力线异常等有关，或表现为感染性关节炎后、骨坏死后继发等。本路径适用于原发性 OA 及继发性 OA。

（二）诊断依据

根据《临床诊疗指南·风湿病学分册》（中华医学会编著，人民卫生出版社，2010 年）。

1. 膝骨关节炎的分类标准（1995 ACR）：

临床标准：①上个月大多数时间有膝痛；②活动时有骨磨擦感；③晨僵≤30min；④年龄≥38 岁；⑤有骨性膨大。

满足①+②+③+④或①+②+⑤或①+④+⑤可诊断。

2. 手关节炎的分类标准（1995 ACR）：

临床标准：①上个月大多数时间有手痛、发酸、发僵；②10 个指间关节中，骨性膨大者≥2 个（10 个指间关节：双侧第 2、3 远指和近指关节、双侧第 1 腕掌关节）；③掌指关节肿胀≤2 个；④远指关节骨性膨大≥2 个；⑤10 个指定的指间关节中，畸形者≥1 个。
满足①+②+③+④或①+②+③+⑤可确诊。

3. 髋关节炎的分类标准（1995 ACR）：
临床标准：①上个月大多数时日髋痛；②髋内旋<15°；③ESR<45mm/1h；④髋屈曲<115°；⑤髋内旋>15°；⑥晨僵<60min；⑦年龄>50 岁；⑧内旋时疼痛。
满足①+②+③或①+②+④或①+⑤+⑥+⑦+⑧可诊断。

> **释义**
>
> ■ OA 患者在病程、临床表现及疾病转归等方面存在较大的异质性，因此很难制定 OA 的诊断标准，只能依赖分类标准将 OA 患者从正常人群中区分出来，并与患有相似临床表现的其他疾病的患者鉴别。目前临床诊断 OA 主要参考 1995 年 ACR 修订的 OA 分类标准，这项分类标准特异度较高，其中手 OA 分类标准的敏感度为 92%，特异度为 98%。膝 OA 分类标准的敏感度和特异度分别为 91% 和 86%，这对于临床诊断 OA 非常实用，但对早期 OA 的诊断意义有限。
>
> ■ 在门诊，患者最常见的就诊原因为关节疼痛，这种疼痛通常在过度活动后出现，休息后可以缓解。同时可伴晨僵，与类风湿关节炎不同的是，这种晨僵一般较轻，持续时间较短（<30min）。OA 可以累及全身多个关节，最常见的受累部位包括膝、手、足、髋和脊柱关节，不同部位受累症状也有所不同。

（三）进入路径标准

1. 第一诊断必须符合骨关节炎（ICD-10：M19.991）。
2. 达到住院标准：符合骨关节炎诊断标准，经临床医师判断需要住院治疗。
3. 当患者同时具有其他疾病诊断，如在住院期间不需特殊处理也不影响第一诊断的临床路径流程实施时，可以进入路径。

> **释义**
>
> ■ 进入路径的标准必须是符合指南中明确诊断的 OA 患者。
>
> ■ 需要除外患者患有未经治疗的恶性肿瘤、严重的感染、脏器衰竭等疾患。
>
> ■ 患者如虽合并其他疾病，但病情已缓解或已被良好控制也可以进入路径，但应密切监测病情，并及时调整药物的使用，必要时请相关科室会诊。

（四）标准住院日 7~14 天

> **释义**
>
> ■ 完善相关实验室检查，判断病情制订治疗方案 1~3 天，改善病情药物及软骨保护剂使用在第 4~7 天实施。OA 患者以中老年居多，如合并其他中老年好发的慢性疾病如高血压、糖尿病等，需同时诊断并给予相应治疗，此情况可适当延长住院时间。总住院时间不超过 14 天均符合路径要求。

（五）住院期间的检查项目

1. 必需的检查项目：
（1）血常规、尿常规、大便常规。
（2）肝功能、肾功能、电解质、血糖、红细胞沉降率、CRP。
（3）抗体（包括类风湿因子）等免疫学指标。
（4）胸部正侧位 X 线、心电图、关节 X 线，关节彩超、腹部彩超。
2. 根据患者病情选择：
（1）骨密度、甲状腺功能 3 项、妇科 6 项。
（2）HLA-B27；磁共振、超声、关节液检查。

> **释义**
>
> ■ 血常规、尿常规、大便常规、肝肾功能、电解质、血糖、胸部正侧位 X 线、心电图、腹部彩超主要用于辨识患者是否有诸如心脏病、高血压、糖尿病、肝功能异常等合并疾病。这些检查应在 OA 治疗之前进行，以便及时发现异常情况并采取对应处置，同时判断患者是否存在使用药物禁忌。
>
> ■ 影像学检查有助于 OA 的诊断及鉴别诊断，同时有助于明确疾病严重程度、检测 OA 的治疗效果及判断疾病的转归。临床中最常用的影像学检查是关节 X 线检查，该项检查价格低廉，可整体地显示关节间隙狭窄、关节面硬化、软骨下骨囊肿及骨赘形成，但只能间接判断关节软骨受损情况，对早期诊断 OA 价值不大。关节超声是诊断 OA 的有效方法，该检查简便，可以早期明确软骨病变，无放射学损害，可多次、多方位检查，并有助于 OA 的动态观察。磁共振可以清楚地显示关节内包括肌腱、韧带、滑膜及关节软骨的各种结构，并可显示骨髓内的信号改变，可以较早期地发现关节结构改变，但是因为价格较高，目前临床中尚不将其作为必需的检查项目。
>
> ■ OA 需与其他有类似临床表现的疾病鉴别。包括类风湿因子在内的免疫学指标主要用于与其他炎性关节疾病鉴别；甲状腺功能、性激素等主要用于判断是否合并内分泌疾病，对于掌指关节明显受累的患者必须评估甲状腺功能并除外血红蛋白沉积症。

（六）治疗方案与药物选择

根据《临床诊疗指南·风湿病学分册》（中华医学会编著，人民卫生出版社，2010 年）。
1. 非药物治疗：患者教育以及运动及生活指导。
2. 物理治疗：针灸、按摩、推拿、热疗、水疗等。
3. 药物治疗：
口服药：对乙酰氨基酚、非甾体抗炎药（NSAIDs）、阿片类药物。
关节腔注射药：皮质激素；玻璃酸钠；壳聚糖（几丁糖）。
局部外用药：
改善病情的抗骨关节炎药物（DMOADs）以及软骨保护剂：双醋瑞因、硫酸软骨素、氨基葡萄糖、多西环素、双膦酸盐、维生素 A、维生素 C、维生素 E、维生素 D。
外科治疗：关节腔镜手术、截骨术、人工关节置换术、关节融合术。

> **释义**
>
> ■ 非药物治疗是药物治疗及手术治疗的基础。加强患者教育及自我管理、减重运动是防治 OA 的首要手段。对于初次就诊且关节症状较轻的患者首选非药物治疗。
>
> ■ NSAIDs、阿片类镇痛药及关节腔内注射皮质激素可用于缓解 OA 的疼痛症状。其中 NSAIDs 被大多数指南推荐为 OA 的初治药物。DMOADs 及软骨保护剂目前仍存在争议，尤其是氨基葡萄糖，各指南对其评价不一。
>
> ■ 经内科治疗无效的严重 OA 患者如出现日常活动受限时需考虑外科治疗。外科治疗的主要途径是关节镜手术及开放手术。值得注意的是，关节镜等介入治疗不能缓解 OA 关节疼痛；而关节置换手术虽能让患者一劳永逸，但高昂的手术费用、关节寿命有限及术后并发症仍然是其不足之处。

（七）出院标准

1. 明确诊断。
2. 治疗有效。
3. 没有需要住院治疗的合并症和（或）并发症。

> **释义**
>
> ■ 患者出院前临床医师需仔细评估关节肿痛数目及临床表现并完成复查项目。全面评价疾病程度，判断有无药物如 NSAIDs 所致的并发症的发生。

（八）变异及原因分析

1. 对于重症病例，且伴有影响本病治疗效果的合并症和（或）并发症，需要进行相关检查及治疗，导致住院时间延长。
2. 有手术治疗指征需外科治疗者，转入外科治疗路径。

> **释义**
>
> ■ 如本路径治疗后患者出现严重并发症，如急性消化道出血需要进行必要的治疗，或是医师在检查及治疗过程中发现患者合并存在一些事前未预知的对本路径治疗可能产生影响的情况，可能会引起住院时间延长、治疗费用增加。对这些患者，主管医师均应进行变异原因的分析，并在临床路径的表单中予以说明。因患者方面的主观原因导致执行路径出现变异，也需要医师在表单中予以说明。

四、骨关节炎临床路径给药方案

【用药选择】

OA 治疗药物主要可分为控制症状的药物、改善病情的药物及软骨保护剂。按给药途径分为口服、注射和局部外用药。

1. 控制症状药物：

（1）局部外用药：①NSAIDs：局部外用 NSAIDs 制剂不良反应轻微，可有效缓解关节轻中度疼痛，中重度疼痛可与口服 NSAIDs 联合使用，常用药物有氟比洛芬凝胶贴膏、双氯芬酸钠乳胶剂等。②辣椒碱：如辣椒碱乳剂，可消耗局部感觉神经末梢的 P 物质，减轻关节疼痛和压痛。

（2）口服药：①对乙酰氨基酚：既往对乙酰氨基酚通常作为 OA 治疗的首选药物，但是对乙酰氨基酚的作用还需进一步研究，近期发表在 *Lancet* 的一项研究表明，不论剂量多少，对乙酰氨基酚对有症状的 OA 均没有临床效果，不推荐其作为 OA 的治疗。②NSAIDs：NSAIDs 主要通过抑制环氧化酶活性，减少前列腺素合成，发挥减轻关节炎症所致的疼痛及肿胀、改善关节活动的作用，是最常用的一类控制 OA 症状的药物，主要包括塞来昔布、双氯芬酸等。③阿片类药物：阿片类药物不抑制前列腺素合成，因此对胃黏膜无明显不良影响。对于急性疼痛发作的患者，当对乙酰氨基酚及 NSAIDs 不能充分缓解疼痛或有用药禁忌时，可考虑用弱阿片类药物，如口服可待因或曲马多等。该类制剂应从低剂量开始，每隔数日缓慢增加剂量，可减少不良反应。

（3）关节腔注射药：①糖皮质激素：关节腔注射长效糖皮质激素（如倍他米松）可缓解疼

痛、减少渗出，疗效持续数周至数月。②透明质酸（玻璃酸）：非药物疗法和单纯止痛剂疗效不佳的膝关节 OA 可采用关节腔内注射透明质酸（玻璃酸）类制剂治疗。对减轻关节疼痛、增加关节活动度、保护软骨均有效，治疗效果可持续数月。对轻中度的 OA 具有良好的疗效。每周 1 次膝关节腔内注射，4~6 周为 1 个疗程。注射频率可以根据患者症状适当调整。③壳聚糖（几丁糖）：几丁糖是由几丁质脱乙酰而得的氨基糖，可促进器官组织再生，减轻细胞损伤及对关节内环境的干扰，从而达到保护关节软骨，减缓退行性病变的发生及缓解疼痛，关节腔注射几丁糖在 OA 治疗中具有肯定的价值。

2. DMOADs 及软骨保护剂：此类药物一般起效较慢，需治疗数周才见效，故亦称骨关节炎慢作用药。具有降低基质金属蛋白酶、胶原酶等活性的作用，既可抗炎、镇痛，又可保护关节软骨，有延缓 OA 发展的作用，但目前尚未有公认的理想的药物。

（1）氨基葡萄糖：氨基葡萄糖为天然的氨基单糖，是人体关节软骨基质中合成蛋白聚糖所必需的重要成分。目前有多种氨基葡萄糖制剂，但其治疗 OA 的疗效仍存在争议，目前研究证实的是只有处方药结晶型硫酸氨基葡萄糖制剂（pCGS）治疗 OA 有效，因此，2016 年 ESCEO 指南建议 OA 治疗中应区别 pCGS 与其他氨基葡萄糖制剂，推荐 pCGS 作为 OA 治疗的一线用药。氨基葡萄糖常用剂量 1500mg/d，分 2~3 次服用，持续 8 周以上显效，使用 1 年以上疗效更稳定，可联合 NSAIDs 使用。

（2）硫酸软骨素：2016 年 ESCEO 指南除推荐 pCGS 外，同样推荐硫酸软骨素作为 OA 的药物治疗。尽管 2014 年 OARSI 指南中指出硫酸软骨素缓解疼痛的效应量存在差异，但就长期而言，硫酸软骨素对轻中度 OA 患者的关节结构变化产生有一些益处。通常将硫酸软骨素与氨基葡萄糖联合应用，成人每日 1200mg 口服。

（3）双醋瑞因：双醋瑞因是白细胞介素（IL）-1 抑制剂，可抑制软骨降解、促进软骨合成并抑制滑膜炎症。它不仅能有效地改善 OA 的症状，减轻疼痛，改善关节功能，且具有后续效应，连续治疗 3 个月以后停药，疗效至少可持续 1 个月；它还可延缓 OA 病程的进展，具有结构调节作用。该药不抑制前列腺素的合成。成人用量：每天 2 次，每次 50mg，餐后服用，一般服用时间不少于 3 个月。

（4）多西环素：具有抑制基质金属蛋白酶的作用，可发挥抗炎效应，抑制一氧化氮的产生，减少骨的重吸收作用。可使 OA 的软骨破坏减轻。每次 100mg，每天 1~2 次口服。

（5）双膦酸盐：在 OA 治疗中的主要作用机制是抑制破骨细胞溶解矿物质，同时防止矿物质外流。还可抑制胶原酶和前列腺素 E2，从而减少骨赘形成。

（6）维生素 A、C、E、D：OA 的软骨损伤可能与氧自由基的作用有关。近年来的研究发现，维生素 A、C、E 可能主要通过其抗氧化机制而有益于 OA 的治疗。维生素 D 则通过对骨的矿化和细胞分化的影响在 OA 治疗中发挥作用。

【药学提示】

1. NSAIDs 主要不良反应有胃肠道症状、肾或肝功能损害、影响血小板功能、增加心血管不良事件发生的风险。在 NSAIDs 使用前必须先进行风险评估，有 NSAIDs 相关胃肠道危险因素者则应用塞来昔布等选择性环氧化酶（COX）-2 抑制剂或非选择性 NSAIDs+米索前列醇或质子泵抑制剂治疗。如患者有 NSAIDs 相关的心脑肾血管危险则应慎用

NSAIDs。对老年患者应注意心血管和胃肠道的双重风险。

2. 长期应用糖皮质激素会妨碍软骨的修复过程，因此不主张随意选用关节腔注射糖皮质激素，更反对同一关节反复多次使用，一般每年不超过 4 次，间隔时间不少于 3 个月。

【注意事项】

对 OA 进行药物治疗前必需进行风险评估，关注潜在内科疾病风险，根据患者个体情况，剂量个体户，尽量使用最低有效剂量，避免过量用药及同类药物重复或叠加使用；用药 3 个月后，应根据病情选择检查血、大便常规、大便隐血及肝肾功能。

五、推荐表单

（一）医师表单

骨关节炎临床路径医师表单

适用对象：第一诊断为骨关节炎（ICD-10：M19.991）

患者姓名：	性别：	年龄：	门诊号：	住院号：
住院日期：　　年　月　日	出院日期：　　年　月　日			标准住院日：7~14 天

日期	住院第 1 天	住院第 2~3 天	住院第 4~14 天
主要诊疗工作	□ 询问病史及体格检查 □ 进行病情初步评估 □ 完成病历书写 □ 开实验室检查单	□ 上级医师查房 □ 分析病情，初步诊断，制定诊疗计划 □ 根据病情调整基础用药 □ 申请相关科室会诊 □ 向患者及家属交代病情 □ 签署各种必要的知情同意书、自费用品协议书 □ 必要时协助患者完成检查 □ 书写病程记录	□ 上级医师查房 □ 视病情复查血常规、血生化、ESR、CRP □ 病情评估，根据病情调整治疗方案 □ 观察药物不良反应 □ 确认有无并发症 □ 书写病程记录 □ 必要时完成诊断证明书 □ 患者教育
重点医嘱	**长期医嘱：** □ 风湿免疫科护理常规 □ 膳食选择 □ 一级或二级护理 □ 对症治疗 □ 既往基础用药 **临时医嘱：** □ 血常规、尿常规、大便常规 □ 血生化检查（包括电解质、肝肾功能、血糖等） □ 炎性指标（CRP、ESR） □ 类风湿关节炎的相关抗体谱（含 RF、CCP、AKA）、其他自身抗体检查（包括 ANA、ANCA、抗 ENA 和 dsDNA） □ 胸部正侧位 X 线及心电图检查 □ 腹部 B 超（肝胆胰脾和肾脏） □ 影像学检查：受累关节的 X 线片、关节彩超 □ 根据患者病情给予相关检查：骨密度、甲状腺功能 3 项、妇科 6 项、HLA-B27、磁共振、超声、关节液检查	**长期医嘱：** □ 风湿免疫科护理常规 □ 膳食选择 □ 一级或二级护理 □ 继续对症治疗 □ 必要时调整既往用药 **临时医嘱：** □ 其他特殊或补充医嘱	**长期医嘱：** □ 风湿病护理常规 □ 一级或二级护理 □ 膳食选择 □ 继续对症治疗 □ 根据实验室检查结果调整药物 □ 必要时给予质子泵抑制剂、胃黏膜保护剂、保肝治疗 □ 必要时给予钙剂、阿法骨化醇、双膦酸盐防治骨质疏松治疗 **临时医嘱：** □ 必要时复查血常规、CRP、ESR、血生化
病情变异记录	□ 无　□ 有，原因： 1. 2.	□ 无　□ 有，原因： 1. 2.	□ 无　□ 有，原因： 1. 2.
医师签名			

（二）护士表单

骨关节炎临床路径护士表单

适用对象：第一诊断为骨关节炎（ICD-10：M19.991）

患者姓名：	性别：	年龄：	门诊号：	住院号：
住院日期： 年 月 日	出院日期： 年 月 日			标准住院日：7~14 天

时间	住院第 1 天	住院第 2~14 天
健康宣教	□ 入院宣教 　介绍主管医师、护士 　介绍环境、设施 　介绍住院注意事项	□ 用药前宣教 　使用的药物名称，作用及可能出现的不良反应做好自我防护，避免感染
护理处置	□ 核对患者，佩戴腕带 □ 建立入院护理病历 □ 卫生处置：剪指（趾）甲、更换病号服 □ 测量生命体征 □ 遵医嘱采血 □ 遵医嘱留取尿便送检 □ 影像、心肺功能检查	□ 遵医嘱完成使用药物阶段相关监测指标 □ 遵医嘱完成各种药物的发放和液体的输注
基础护理	□ 一级或二级护理 □ 晨晚间护理 □ 患者安全管理	□ 一级或二级护理 □ 晨晚间护理 □ 患者安全管理
专科护理	□ 测体温、脉搏、血压、血糖	□ 遵医嘱监测血压、血糖的变化
重点医嘱	□ 详见医嘱执行单	□ 详见医嘱执行单
病情变异记录	□ 无　□ 有，原因： 1. 2.	□ 无　□ 有，原因： 1. 2.
护士签名		

（三）患者表单

骨关节炎临床路径患者表单

适用对象：第一诊断为骨关节炎（ICD-10：M19.991）

患者姓名：	性别： 年龄： 门诊号：	住院号：
住院日期： 年 月 日	出院日期： 年 月 日	标准住院日：7～14 天

时间	入院第1～3天	住院第4～14天	出院
医患配合	□ 配合询问病史、收集资料，请务必详细告知既往史、用药史、过敏史 □ 如需进行活检，签署手术知情同意书等	□ 配合签署关于治疗用药的各种必要的知情同意书 □ 治疗中使用药物如有不适，及时告诉医师	□ 接受出院前指导 □ 知道复诊程序 □ 获取出院诊断书
护患配合	□ 配合测量体温、脉搏、呼吸、血压 □ 配合完成入院护理评估（简单询问病史、过敏史、用药史） □ 接受入院宣教（环境介绍、病室规定、订餐制度、贵重物品保管等） □ 有任何不适请告知护士	□ 接受术后宣教 □ 配合静脉输液、皮下及肌内注射用药等之类 □ 有任何不适请告知护士 □ 配合定时测量生命体征、每日询问尿便，监测血糖 □ 配合做好病房消毒，避免感染 □ 配合执行探视及陪伴	□ 接受出院宣教 □ 办理出院手续 □ 获取出院带药 □ 知道服药方法、作用、注意事项 □ 了解复查的时间及项目 □ 知道复印病历方法
饮食	□ 如无禁忌，正常饮食	□ 如无禁忌，正常饮食	□ 正常饮食
排泄	□ 正常排泄	□ 正常排泄	□ 正常排泄
活动	□ 如无需活检，正常活动	□ 加强防护，避免感染	□ 加强防护，避免感染

附：原表单（2016 年版）

骨关节炎临床路径表单

适用对象：第一诊断为骨关节炎（ICD-10：M19.991）

患者姓名：	性别：	年龄：	门诊号：	住院号：
住院日期：　年　月　日	出院日期：　年　月　日		标准住院日：7～14 天	

日期	出院前 1～6 天	住院第 7～14 天（出院日）
主要护理工作	□ 上级医师查房 □ 评价治疗效果 □ 确定出院后治疗方案 □ 完成上级医师查房记录血常规、尿常规、大便常规+隐血 □ 肝肾功能、电解质、凝血功能 □ 输血前检查（血型、Rh 因子，可经输血传播的常见病相关指标） □ 胸部 X 线检查、心电图、腹部超声	□ 完成出院小结 □ 向患者交代出院后注意事项 □ 预约复诊日期
重点医嘱	长期医嘱： □ 免疫内科护理常规 □ 二级或三级护理常规（根据病情） □ 根据病情及疗效调整抗风湿药物 临时医嘱： □ 血常规、红细胞沉降率、CRP、肝功能、肾功能 □ 根据需要，复查有关检查	出院医嘱： □ 出院带药 □ 门诊随诊
主要护理工作	□ 观察患者一般情况 □ 注意关节肿痛变化 □ 观察疗效、各种药物作用和不良反应 □ 恢复期生活和心理护理 □ 出院准备指导	□ 帮助患者办理出院手续 □ 出院指导
病情变异记录	□ 无　□ 有，原因： 1. 2.	□ 无　□ 有，原因： 1. 2.
护士签名		
医师签名		

第十二章

肉芽肿性多血管炎临床路径释义

一、肉芽肿性多血管炎编码

1. 卫计委原编码：

疾病名称及编码：肉芽肿性多血管炎（韦格纳肉芽肿）（ICD-10：M31.300）

2. 修改编码：

疾病名称及编码：肉芽肿性多血管炎（韦格纳肉芽肿）（ICD-10：M31.3）

二、临床路径检索方法

M31.3

三、肉芽肿性多血管炎临床路径标准住院流程

（一）适用对象

第一诊断为肉芽肿性多血管炎（韦格纳肉芽肿）（ICD-10：M31.300）。

> **释义**
>
> ■ 肉芽肿性多血管炎（GPA），既往称为韦格纳肉芽肿（WG），2012年在 Chapel Hill 会议上正式将其更名为 GPA，是一种坏死性肉芽肿性血管炎，目前病因不明，病变累及全身小动脉、静脉及毛细血管，偶尔累及大动脉，其病理以血管壁的炎症为特征。全身多个脏器均可受累，但常见上呼吸道、下呼吸道及肾脏受累。本路径适用于肉芽肿性多血管炎。

（二）诊断依据

采用1990年美国风湿病学会（ACR）分类标准：

1. 鼻或口腔炎症：痛性或无痛性口腔溃疡，脓性或血性鼻腔分泌物。

2. X 线胸片异常：胸片示结节、固定浸润病灶或空洞。

3. 尿沉渣异常：镜下血尿（红细胞>5/高倍视野）或出现红细胞管型。

4. 病理性肉芽肿性炎性改变：动脉壁或动脉周围，或血管（动脉或微动脉）外区有中性粒细胞浸润。

符合2条或2条以上时可诊断为肉芽肿性多血管炎，诊断的敏感度和特异度分别为88.2%和92.0%。

> **释义**
>
> ■ 目前肉芽肿性多血管炎诊断所采用的分类标准仍为1990年的分类标准。这一分类标准将 GPA 典型的上呼吸道、下呼吸道（肺）、肾脏损害等临床表现，以及

动脉壁的肉芽肿性这一典型的病理表现作为诊断依据，对于提高 GPA 诊断特异度有非常重要的意义。但是该分类标准并未纳入其他的一些临床表现如乏力、发热、眼部表现、皮肤表现、神经系统表现、关节病变、心包炎等一些不典型的表现，而且并未纳入抗中性粒细胞胞质抗体（ANCA）这一自身抗体的检测结果，而这些指标无疑将会增加 GPA 诊断的敏感度，因此在诊断时也应考虑到。同时，诊断中也应考虑到其他一些可引起上述临床表现的疾病，如显微镜下多血管炎、嗜酸性 GPA、淋巴瘤样肉芽肿等。因此，应仔细做好鉴别诊断。随着近年对于 GPA 的研究深入，2017 年 ACR 即将颁布新的 GPA 的分类标准，新的分类标准纳入了 ANCA 的检测结果，无疑将显著提高 GPA 诊断敏感度和特异度。

（三）治疗方案的选择

根据《临床诊疗指南·风湿病学分册》（中华医学会编著，人民卫生出版社），《肉芽肿性多血管炎诊断及治疗指南》（中华医学会风湿病学分会，2010 年）。

1. 一般治疗：休息，对症治疗。
2. 药物治疗：糖皮质激素、免疫抑制剂等。
3. 其他治疗：IVIG、复方磺胺甲噁唑、生物靶向制剂、血浆置换或免疫吸附等。

> **释义**
>
> ■ 治疗方案的选择和治疗依据也可以参考 2016 年 EULAR/ERA-EDTA 颁布的 ANCA 相关血管炎的管理建议；2016 年加拿大血管炎研究组颁布的 ANCA 相关血管炎的管理建议。
>
> ■ GPA 的治疗可分为诱导缓解、维持治疗、控制复发等 3 个阶段。药物治疗是治疗的基础。制订治疗方案前，应仔细评估患者的病情和并存疾病。目前通常评估病情采用的方法是伯明翰血管炎评分（BVAS）2003，BVAS>15 分则考虑病情活动。如药物控制不佳，则考虑其他治疗方法。
>
> ■ 生活中应注意戒烟，尽量避免感染。用免疫抑制剂和激素治疗时，应注意预防感染。对于声门下狭窄、支气管狭窄等患者可以考虑外科治疗。

（四）标准住院日 7~10 天

> **释义**
>
> ■ 完善相关实验室检查，判断病情制订治疗方案 1~3 天，糖皮质激素及免疫抑制剂使用在第 4~7 天实施，如患者行组织活检，或需使用糖皮质激素冲击或丙种球蛋白冲击治疗，可延长住院日 3 天。总住院时间不超过 10 天均符合路径要求。

（五）进入路径标准

1. 第一诊断必须符合 ICD-10 肉芽肿性多血管炎（韦格纳肉芽肿）疾病编码：M31.300。
2. 当患者同时具有其他疾病诊断，但在住院期间不需要特殊处理也不影响第一诊断的临床路径流程实施时，可以进入路径。

3. 有明显影响肉芽肿性多血管炎常规治疗的情况，不进入肉芽肿性多血管炎临床路径。

> **释义**
>
> ■ 进入本路径的标准必须是符合指南中明确诊断的 GPA 患者。
>
> ■ 需要除外患有未经治疗的恶性肿瘤，未经治疗的结核感染以及急性重症病毒性肝炎等疾病的患者。
>
> ■ 患者如合并糖尿病、胃溃疡、不严重的感染等疾病，也可以进入本路径，但应密切监测血糖，胃部病变以及积极控制感染等，并及时调整糖皮质激素和抗菌药物的使用。

（六）住院期间的检查项目

1. 必需的检查项目：

（1）血常规、尿常规、大便常规。

（2）肝肾功能、血糖、血脂、电解质、红细胞沉降率（ESR）、C 反应蛋白（CRP）、凝血功能、感染性疾病筛查（乙型肝炎、丙型肝炎、梅毒、艾滋病等）、肿瘤筛查。

（3）抗核抗体谱、类风湿因子、抗 CCP 抗体、抗中性粒细胞胞质抗体（ANCA）、免疫球蛋白及补体。

（4）心电图、心脏彩超、胸部 CT、肝胆胰脾彩超、骨密度。

2. 根据患者病情可选择进行：耳鼻喉及眼部相关检查、纤维支气管镜、肾活检、肺活检、皮肤活检、自身免疫性肝炎抗体、抗磷脂抗体谱、血气分析、磁共振检查、HBV-DNA、HCV-RNA、PCT、^{13}C 呼气试验、消化内镜检查。

> **释义**
>
> ■ 必查项目是初步诊断 GPA，了解患者 GPA 累及的脏器范围，是否存在潜在其他疾病和是否存在使用药物禁忌的必要检查。相关人员应认真分析检查结果，以便及时发现异常情况并采取对应处置。
>
> ■ 累及脏器部位的活检，自身免疫性肝炎抗体，抗磷脂抗体的检查，血气分析，头颅磁共振检查等有助于做好鉴别诊断以及判断受累脏器的损害程度，有助于制订治疗方案。
>
> ■ HBV-DNA、HCV-RNA 定量检查是在初筛中发现患者既往感染 HBV、HCV，进一步评价其病毒复制情况，为使用免疫抑制剂治疗提供参考。PCT 检查则是除外患者是否存在急性感染，以备在使用免疫抑制剂时给予抗感染治疗，避免感染加重。^{13}C 呼气试验及消化内镜检查则是为了了解患者胃肠道是否存在溃疡等疾患或潜在风险，从而在加用糖皮质激素治疗时及时给予胃黏膜保护剂。

（七）治疗方案与药物选择

1. 一般治疗：休息，针对皮疹、血尿、咯血等对症治疗。

2. 药物治疗：糖皮质激素，免疫抑制剂（环磷酰胺、甲氨蝶呤、硫唑嘌呤、环孢素等），复方磺胺甲噁唑，生物靶向制剂、IVIG、血浆置换或免疫吸附等。

3. 必要时抗感染、保护胃黏膜、保肝、防治骨质疏松等治疗。

> **释义**
>
> ■ 患者治疗期间应注意休息，避免感染，如有急性出血如咯血，则应给予相应止血药。
>
> ■ 如无重要脏器损害或患者已经处于维持缓解期，可考虑使用糖皮质激素联合甲氨蝶呤（MTX）、硫唑嘌呤（AZA）、吗替麦考酚酯（MMF）、环孢素（CSA）治疗。
>
> ■ 如有重要脏器损害或危重患者以及难治性 GPA，可考虑使用环磷酰胺或生物制剂（包括 CD20 单抗和 TNF 抑制剂）联合糖皮质激素治疗，必要时可糖皮质激素冲击治疗；如果控制不佳，或肾损害病情进展较快或出现肺泡出血，可考虑使用血浆置换。采用血浆置换，仍需要与糖皮质激素和其他免疫抑制剂联用。丙种球蛋白可于病情危重时以冲击剂量使用，尤其是在合并感染的情况下，免疫球蛋白还具有广谱抗病毒、抗细菌及中和循环性抗体的作用。
>
> ■ 用免疫抑制剂和激素治疗时，应注意患者出现继发感染的可能，必要时可给予抗感染治疗。应密切注意预防肺孢子菌病所致的肺炎。对于病变局限于上呼吸道以及已用糖皮质激素和免疫抑制剂控制病情者，可选用甲氧苄啶/磺胺甲基异噁唑进行抗感染治疗，认为有良好疗效，能预防复发，延长生存时间。
>
> ■ 病情稳定的患者，可在医师指导下糖皮质激素逐渐减量。
>
> ■ 患者使用激素同时即应给予钙制剂和骨化三醇等，避免骨质疏松。
>
> ■ 有消化道溃疡或出血的高风险患者，应给予质子泵抑制剂和胃黏膜保护剂。

（八）出院标准

1. 症状明显缓解。
2. 病情稳定。
3. 没有需要继续住院治疗的合并症和（或）并发症。

> **释义**
>
> ■ 患者出院前应完成必须复查的项目，确认已无发热、无活动性肺出血等。服用糖皮质激素和免疫抑制剂等药物，无特殊不适和并发症发生。活检部位无出血和感染。无其他需要继续住院治疗的并发症。

（九）变异及原因分析

1. 伴有其他疾病，需要进行相关诊断和治疗，导致住院时间延长。
2. 治疗无效或者病情进展，需要进行相关诊断和治疗，导致住院时间延长。
3. 伴有影响本病治疗效果的合并症和并发症，需要进行相关诊断和治疗。

> **释义**
>
> ■ 变异是指入选临床路径的患者未能按路径流程完成医疗行为或未达到预期的医疗质量控制目标。这包含三方面情况：①按路径流程完成治疗，但出现非预期结

果，可能需要后续进一步处理。如本路径治疗后患者出现严重并发症，如急性消化道出血或严重肺部感染，必须进行必要的治疗。②按路径流程完成治疗，但超出了路径规定的时限。实际住院日超出标准住院日要求，或未能在规定的时间内达到患者重要脏器急性损害的缓解，如患者生命体征仍不平稳，仍有活动性肺出血。③不能按路径流程完成治疗，患者需要中途退出路径。如治疗过程中出现严重并发症，导致必须终止路径或需要转入其他路径进行治疗等。对这些患者，主管医师均应进行变异原因的分析，并在临床路径的表单中予以说明。

■ GPA治疗常见的并发症：激素和免疫抑制剂使用后患者出现血压增高，血糖增高，肝功能异常，以及恶心、呕吐等胃肠道不耐受表现；包括革兰阳性菌、革兰阴性菌、真菌等多种微生物在内的各器官感染；急性消化道出血；穿刺部位出血，如肾脏包膜下大量出血，肺穿刺后气胸等。

■ 医师认可的变异原因主要指患者入选路径后，医师在检查及治疗过程中发现患者合并存在一些事前未预知的对本路径治疗可能产生影响的情况，需要终止执行路径或者是延长治疗时间、增加治疗费用。医师需在表单中明确说明。

■ 因患者方面的主观原因导致执行路径出现变异，也需要医师在表单中予以说明。

四、肉芽肿性多血管炎临床路径给药方案

【用药选择】

1. 对于新发的危及器官和生命的 AAV 患者诱导缓解，推荐使用糖皮质激素联合环磷酰胺或者利妥昔单抗。环磷酰胺证据等级 1A，利妥昔单抗证据等级 1A，推荐级别均为 A。

2. 对于无器官累及的 AAV 患者诱导缓解，推荐使用糖皮质激素联合甲氨蝶呤或者吗替麦考酚酯。甲氨蝶呤证据等级 1B，推荐级别 B；吗替麦考酚酯等级 1B，推荐级别 A。

3. 对于危及器官和生命的 AAV 复发患者，推荐与治疗新发疾病一样，使用糖皮质激素联合环磷酰胺或者利妥昔单抗。

4. 对于新发和复发的 AAV 患者，一旦出现快速进展性肾小球肾炎，血肌酐水平≥500mmol/L（5.7mg/dl）时可考虑使用血浆置换。证据等级 1B；推荐级别 B。

5. 血浆置换也可以用于弥漫性肺泡出血。证据等级 3；推荐级别 C。

6. 为维持 AAV 患者的缓解，推荐使用小剂量糖皮质激素联合硫唑嘌呤或利妥昔单抗，或甲氨蝶呤或吗替麦考酚酯。硫唑嘌呤证据等级 1B；推荐级别 A；利妥昔单抗证据等级 1B；推荐级别 A；甲氨蝶呤证据等级 1B；推荐级别 A；吗替麦考酚酯证据等级 1B；推荐级别 A。在维持缓解方面，来氟米特（20～30mg/d）可能比甲氨蝶呤有效，但是也有更多的不良反应。因此在患者不能耐受硫唑嘌呤、甲氨蝶呤、吗替麦考酚酯或利妥昔单抗的情况下，可以考虑作为二线治疗药物的来氟米特。

7. 对于难治性 AAV 患者的诱导缓解治疗，推荐将环磷酰胺换成利妥昔单抗，或者将利妥昔单抗换成环磷酰胺，这些患者应该在有经验的风湿病中心密切指导下或者直接转诊到这些中心治疗，以便进一步评估病情和有可能参加临床试验。证据等级 3；推荐级别 C。

8. 为预防感染，可使用甲氧苄啶/磺胺甲基异噁唑。

【药学提示】

1. 患者因需要长期使用免疫抑制剂治疗，因此使用前应除外急性感染、结核感染、病毒性肝炎等疾病，依此决定治疗 GPA 时是否必要给予相应的抗感染治疗。

2. 患者使用免疫抑制剂治疗前（除使用激素外），要检查血常规、肝肾功等，如有严重异常，则禁止使用。

3. 使用激素及免疫制剂治疗前，应提前检查患者血糖、血压等基础值，并给予必要的治疗。

【注意事项】

1. 患者因长期使用糖皮质激素，应监测血糖、血压等事件，并注意防止骨质疏松、白内障、青光眼等激素带来的不良反应。血压升高，血糖升高时，应积极对症治疗。骨质疏松则应在开始加用激素同时补钙治疗。激素应在尽可能情况下减量，以防止白内障、青光眼等发生，如确有发生，建议患者眼科会诊治疗。

2. 患者长期使用糖皮质激素，应注意观察患者继发胃溃疡的发生，必要时给予质子泵抑制剂。

3. 患者使用环孢素、甲氨蝶呤、来氟米特、吗替麦考酚酯、环磷酰胺等免疫抑制剂时，要定期检查血常规、肝肾功能、尿常规等，防止药物对血液系统、肝功能的损害；注意环磷酰胺引起的出血性膀胱炎；注意监测来氟米特、环孢素引起的血压升高。出现上述情况，必要时可停用或换用其他药物治疗，并于相应专科治疗。

4. 患者使用免疫抑制剂期间应避免接种活疫苗。

五、推荐表单

（一）医师表单

肉芽肿性多血管炎临床路径医师表单

适用对象：第一诊断为肉芽肿性多血管炎（ICD-10：M31.300）

患者姓名：	性别：　　年龄：　　门诊号：	住院号：
住院日期：　　年　月　日	出院日期：　　年　月　日	标准住院日：7~10 天

日期	住院第 1 天	住院第 2~3 天	住院第 4~10 天
主要诊疗工作	□ 询问病史及体格检查 □ 进行病情初步评估 □ 完成病历书写 □ 开实验室检查单	□ 上级医师查房 □ 分析病情，初步诊断，制订诊疗计划 □ 根据病情调整基础用药 □ 申请相关科室会诊 □ 向患者及家属交代病情 □ 签署各种必要的知情同意书、自费用品协议书 □ 必要时协助患者完成检查 □ 书写病程记录	□ 上级医师查房 □ 评估检查结果，明确诊断 □ 病情评估，根据病情调整治疗方案 □ 观察药物不良反应 □ 确认有无并发症 □ 书写病程记录 □ 必要时完成诊断证明书 □ 患者教育
重点医嘱	**长期医嘱：** □ 风湿免疫科护理常规 □ 膳食选择 □ 一级或二级护理 □ 对症治疗 □ 既往基础用药 **临时医嘱：** □ 血常规、尿常规、大便常规 □ 肝肾功能、血糖、血脂、电解质、ESR、CRP、凝血功能、感染性疾病筛查、ANA谱、RF、抗 CCP 抗体、免疫球蛋白及补体 □ 心电图、心脏彩超、胸部CT、肝胆胰脾彩超、骨密度 □ 必要时进行：纤维支气管镜、肾活检、肺活检、皮肤活检、自身免疫性肝炎抗体、抗磷脂抗体谱、血气分析、磁共振检查、HBV-DNA、HCV-RNA、PCT、^{13}C 呼气试验、消化内镜检查	**长期医嘱：** □ 风湿免疫科护理常规 □ 膳食选择 □ 一级或二级护理 □ 继续对症治疗 □ 必要时调整既往用药 **临时医嘱：** □ 其他特殊或补充医嘱	**长期医嘱：** □ 风湿病护理常规 □ 一级或二级护理 □ 膳食选择 □ 继续对症治疗 □ 根据实验室检查结果调整抗风湿药，可予糖皮质激素、免疫抑制剂（环磷酰胺、甲氨蝶呤、硫唑嘌呤、环孢素等）、复方磺胺甲噁唑、生物靶向制剂、IVIG、血浆置换或免疫吸附等 □ 必要时给予质子泵抑制剂、胃黏膜保护剂、抗感染、保肝治疗 □ 需要时给予钙剂、阿法骨化醇、双膦酸盐防治骨质疏松治疗 **临时医嘱：** □ 必要时复查血常规、CRP、ESR、补体、肝功能、肾功能、血糖、电解质、胸部 CT □ 异常指标复查
病情变异记录	□ 无 □ 有，原因： 1. 2.	□ 无 □ 有，原因： 1. 2.	□ 无 □ 有，原因： 1. 2.
医师签名			

（二）护士表单

肉芽肿性多血管炎临床路径护士表单

适用对象：第一诊断为肉芽肿性多血管炎（ICD-10：M31.300）

患者姓名：	性别：	年龄：	门诊号：	住院号：
住院日期：　　年　月　日	出院日期：　　年　月　日			标准住院日：7～10 天

时间	住院第 1 天	住院第 2～10 天
健康宣教	□ 入院宣教 　介绍主管医师、护士 　介绍环境、设施 　介绍住院注意事项	□ 用药前宣教 　使用的药物名称，作用及可能出现的不良反 　应做好自我防护，避免感染
护理处置	□ 核对患者，佩戴腕带 □ 建立入院护理病历 □ 卫生处置：剪指（趾）甲、更换病号服 □ 测量生命体征 □ 遵医嘱采血 □ 遵医嘱留取尿便送检 □ 影像、心肺功能检查	□ 遵医嘱完成使用药物阶段相关监测指标 □ 遵医嘱完成各种药物的发放和液体的输注
基础护理	□ 二级护理 □ 晨晚间护理 □ 患者安全管理	□ 一级或二级护理 □ 晨晚间护理 □ 患者安全管理
专科护理	□ 测体温、脉搏、血压、血糖	□ 遵医嘱晨 8：30 给予激素 □ 遵医嘱监测血压、血糖的变化
重点医嘱	□ 详见医嘱执行单	□ 详见医嘱执行单
病情变异记录	□ 无　□ 有，原因： 1. 2.	□ 无　□ 有，原因： 1. 2.
护士签名		

（三）患者表单

肉芽肿性多血管炎临床路径患者表单

适用对象：第一诊断为肉芽肿性多血管炎（ICD-10：M31.300）

患者姓名：	性别： 年龄： 门诊号：	住院号：
住院日期： 年 月 日	出院日期： 年 月 日	标准住院日：7~10 天

时间	入院第 1~3 天	住院第 4~10 天	出院
医患配合	□ 配合询问病史、收集资料，请务必详细告知既往史、用药史、过敏史 □ 如需进行活检，签署手术知情同意书等	□ 配合签署关于治疗用药的各种必要的知情同意书 □ 治疗中使用药物如有不适，及时告诉医师	□ 接受出院前指导 □ 知道复诊程序 □ 获取出院诊断书
护患配合	□ 配合测量体温、脉搏、呼吸、血压 □ 配合完成入院护理评估（简单询问病史、过敏史、用药史） □ 接受入院宣教（环境介绍、病室规定、订餐制度、贵重物品保管等） □ 有任何不适请告知护士	□ 接受术后宣教 □ 配合静脉输液、皮下及肌内注射用药等之类 □ 有任何不适请告知护士 □ 配合定时测量生命体征、每日询问尿便，监测血糖 □ 配合做好病房消毒，避免感染 □ 配合执行探视及陪伴	□ 接受出院宣教 □ 办理出院手续 □ 获取出院带药 □ 知道服药方法、作用、注意事项 □ 了解复查的时间及项目 □ 知道复印病历方法
饮食	□ 如无禁忌，正常饮食	□ 如无禁忌，正常饮食	□ 正常饮食
排泄	□ 正常排泄	□ 正常排泄	□ 正常排泄
活动	□ 如无需活检，正常活动	□ 加强防护，避免感染	□ 加强防护，避免感染

附：原表单（2016 年版）

肉芽肿性多血管炎临床路径表单

适用对象：第一诊断为肉芽肿性多血管炎（ICD-10：M31.300）

| 患者姓名： | 性别： | 年龄： | 门诊号： | 住院号： |

| 住院日期： 年 月 日 | 出院日期： 年 月 日 | 标准住院日：7~10 天 |

日期	住院第 1 天	住院第 2 天	住院第 3~6 天
主要诊疗工作	□ 询问病史及体格检查 □ 进行病情初步评估 □ 完成病历书写 □ 开实验室检查单	□ 上级医师查房 □ 分析病情，初步诊断，制定诊疗计划 □ 根据病情调整基础用药 □ 申请相关科室会诊 □ 向患者及家属交代病情 □ 签署各种必要的知情同意书、自费用品协议书 □ 必要时协助患者完成检查 □ 书写病程记录	□ 上级医师查房 □ 评估检查结果，明确诊断 □ 病情评估，根据病情调整治疗方案 □ 观察药物不良反应 □ 确认有无并发症 □ 书写病程记录 □ 必要时完成诊断证明书 □ 患者教育
重点医嘱	**长期医嘱：** □ 风湿免疫科护理常规 □ 膳食选择 □ 一级或二级护理 □ 对症治疗 □ 既往基础用药 **临时医嘱：** □ 血常规、尿常规、大便常规 □ 肝肾功能、血糖、血脂、电解质、ESR、CRP、凝血功能、感染性疾病筛查、ANA 谱、RF、抗 CCP 抗体、免疫球蛋白及补体 □ 心电图、心脏彩超、胸部 CT、肝胆胰脾彩超、骨密度 □ 必要时进行：纤维支气管镜、肾活检、肺活检、皮肤活检、自身免疫性肝炎抗体、抗磷脂抗体谱、血气分析、磁共振检查、HBV-DNA、HCV-RNA、PCT、^{13}C 呼气试验、消化内镜检查	**长期医嘱：** □ 风湿免疫科护理常规 □ 膳食选择 □ 一级或二级护理 □ 继续对症治疗 □ 必要时调整既往用药 **临时医嘱：** □ 其他特殊或补充医嘱	**长期医嘱：** □ 风湿病护理常规 □ 一级或二级护理 □ 膳食选择 □ 继续对症治疗 □ 根据实验室检查结果调整抗风湿药，可给予糖皮质激素，免疫抑制剂（环磷酰胺、甲氨蝶呤、硫唑嘌呤、环孢素等），复方磺胺甲噁唑、生物靶向制剂、IVIG、血浆置换或免疫吸附等 □ 必要时给予质子泵抑制剂、胃黏膜保护剂、抗感染、保肝治疗 □ 需要时给予钙剂、阿法骨化醇、双膦酸盐防治骨质疏松治疗 **临时医嘱：** □ 必要时复查血常规、CRP、ESR、补体、肝功能、肾功能、血糖、电解质、胸部 CT □ 异常指标复查

日期	住院第 1 天	住院第 2 天	住院第 3~6 天
主要 护理 工作	□ 介绍病房环境、设施和设备 □ 入院护理评估 □ 风湿免疫病慢病管理（心理、康复、自我评估、用药指导、数据库录入）	□ 患者教育 □ 观察患者病情变化 □ 观察药物疗效和不良反应 □ 静脉取血，用药指导	□ 患者教育 □ 观察患者病情变化 □ 观察药物疗效和不良反应 □ 心理与生活护理
病情 变异 记录	□ 无　□ 有，原因： 1. 2.	□ 无　□ 有，原因： 1. 2.	□ 无　□ 有，原因： 1. 2.
护士 签名			
医师 签名			

时间	出院前1~3天	住院第7~10天（出院日）
主要诊疗工作	□ 上级医师查房 □ 病情评估、疗效及不良反应评估 □ 确定出院后长期系统的治疗方案 □ 明确出院时间	□ 完成出院相关医疗文件 □ 交代出院后的注意事项及就医指征 □ 预约复诊日期 □ 交代复查项目
重点医嘱	**长期医嘱：** □ 风湿免疫科护理常规 □ 一级或二级护理 □ 根据病情调整长期用药 **临时医嘱：** □ 根据需要复查相关指标	**出院医嘱：** □ 出院带药
主要护理工作	□ 患者教育 □ 观察患者病情变化 □ 观察药物疗效和不良反应 □ 生活和心理护理 □ 出院准备指导	□ 指导患者办理出院手续 □ 风湿免疫病慢病管理（心理、康复、自我评估、用药指导、数据库录入）
病情变异记录	□ 无　□ 有，原因： 1. 2.	□ 无　□ 有，原因： 1. 2.
护士签名		
医师签名		

第十三章

痛风及高尿酸血症临床路径释义

一、痛风及高尿酸血症编码

1. 卫计委原编码：

疾病名称及编码：痛风及高尿酸血症（ICD-10：M10.900）

2. 修改编码

疾病名称及编码：痛风（ICD-10：M10）

　　　　　　　　　高尿酸血症（ICD-10：E79.0）

二、临床路径检索方法

M10/E79.0

三、痛风及高尿酸血症临床路径标准住院流程

（一）适用对象

第一诊断为痛风（ICD-10：M10.991）和高尿酸血症。

> **释义**
>
> ■ 痛风及高尿酸血症的定义：健康人群血尿酸水平男性和绝经后女性血尿酸＜420μmol/L（7.0mg/dl）、绝经前女性＜360μmol/L（6.0mg/dl），大于上述水平可诊断为高尿酸血症。当血尿酸水平升高的程度超出其血清中的饱和度时，就会出现单钠尿酸盐沉积，析出结晶。沉积在关节腔中会导致痛风性关节炎的发生，称为痛风。其病因由嘌呤代谢紊乱引起，包括尿酸生成过多或排泄减少。本病主要表现除了血尿酸增高，也可有多器官系统的损害，并伴有一系列的临床和血清学表现。本路径适用于原发性痛风和高尿酸血症。

（二）诊断依据

1. 疾病诊断：

（1）痛风诊断：参照2015年美国风湿病学会（ACR）和欧洲抗风湿病联盟（EULAR）制定的痛风分类标准。

（2）高尿酸血症诊断标准：参照2013年高尿酸血症和痛风治疗中国专家共识（中华医学会内分泌学分会）。

2. 疾病分型：

（1）痛风分期：参照2004年中华医学会风湿病分会颁布的《原发性痛风诊治指南》。①急性期；②间歇期；③慢性期。

（2）高尿酸血症分型：参照2013年《高尿酸血症和痛风治疗中国专家共识》（中华医学会内分泌学分会）。①尿酸排泄不良型；②尿酸生成过多型；③混合型。

> **释义**
>
> ■ 目前临床上采用的 2015 年美国风湿病学会（ACR）/欧洲抗风湿病联盟（EULAR）联合发布的痛风分类标准，内容如下：准入标准：至少有一次外周关节或滑囊的发作（肿胀、疼痛或压痛）；充分标准：有症状的关节/滑囊（即滑液）或痛风石中存在单钠尿酸盐结晶（MSU）；对于满足准入标准，而不能满足充分标准或医疗机构没有条件进行偏振光显微镜检查 MSU 的患者，可以进一步应用评分标准进行诊断，≥8 分即可诊断痛风。新的分类标准涉及临床（关节/滑囊受累，症状发作特征和时程模式）、实验室（血清尿酸盐，MSU 阴性关节液穿刺）和影像学（在超声中的双轮标志或双能 CT 的尿酸盐，X 线中痛风相关的侵蚀现象）。新分类标准的敏感度和特异度高（分别为 92% 和 89%），且结合了目前有关痛风的最先进的影像学证据。但目前国内部分医院尚未开展相关的影像学检测方法，需普及和推广。

（三）治疗方案的选择

诊断或分类诊断明确。

根据 2015 年美国风湿病学会（ACR）和欧洲抗风湿病联盟（EULAR）制定的痛风分类标准/2013 年《高尿酸血症和痛风治疗中国专家共识》（中华医学会内分泌学分会）或 2004 年中华医学会风湿病分会颁布的《原发性痛风诊治指南》及 2016 年中华医学会风湿病学分会颁布的《中国痛风诊治指南》。

> **释义**
>
> ■ 痛风的临床个体异质性很强，因此治疗方法也差异较大，需依据患者疾病分型和病情程度、受累器官及严重程度而采取不同的治疗手段。
>
> ■ 高尿酸血症和痛风治疗包括急性期关节炎症治疗和高尿酸血症的降尿酸治疗，预防器官并发症治疗不可轻视。

（四）临床路径标准住院日为 7~15 天

> **释义**
>
> ■ 完善相关实验室和影像学检查，必要时内分泌科、肾科及心血管科等相关科室会诊，判断病情制订治疗方案 1~4 天，药物（如消炎镇痛药、降尿酸药等）和特殊治疗（如血透等）使用在第 5~14 天实施。总住院时间不超过 15 天均符合路径要求。

（五）进入路径标准

1. 第一诊断必须符合痛风（ICD-10：M10.991）或 2015 年美国风湿病学会（ACR）和欧洲

抗风湿病联盟（EULAR）制定的痛风分类标准或高尿酸血症。

2. 当患者同时具有其他疾病诊断时，如果在住院期间不需特殊处理也不影响第一诊断的临床路径流程实施时，可以进入路径。

3. 当患者同时具有其他疾病诊断，但在住院期间需特殊处理、影响第一诊断的临床路径流程实施时，不进入路径。

> **释义**
>
> ■ 进入本路径的标准必须是符合指南中明确诊断痛风或高尿酸血症的患者。
>
> ■ 需要除外患者患有未经治疗的其他较为重要的疾病，如恶性肿瘤、感染性疾病等。
>
> ■ 患者如合并糖尿病、高血压和肾功能不全等疾病，未对患者目前的痛风或高尿酸血症诊治有显著影响，也可以进入本路径，但应密切监测血糖、血压和肾功能等，并及时调整相关药物的使用。

（六）住院期间检查项目

1. 必需的检查项目：

（1）血常规、尿常规。

（2）血尿酸、红细胞沉降率、C 反应蛋白。

（3）类风湿因子、抗链球菌溶血素 O。

（4）肝功能、肾功能、血脂、血糖。

（5）感染性疾病筛查（乙型肝炎、丙型肝炎、梅毒、艾滋病等）。

（6）心电图。

（7）胸部 X 线片、受累关节 X 线片。

（8）腹部超声（包括双肾）。

2. 根据患者情况可选择：

可选择的检查项目：根据病情需要而定，如电解质、血黏度、ANA、ENA、AKA、APF、抗 CCP 抗体、HLA-B27、24 小时尿尿酸、关节穿刺检查、关节双源 CT 和超声检查。

> **释义**
>
> ■ 必需的检查项目是初步诊断高尿酸血症和痛风，评估患者高尿酸血症和痛风的病情及严重性，患者存在的潜在其他疾病以及是否存在药物使用禁忌的必要检查。相关人员应认真分析检查结果，以便及时发现异常情况并采取对应处置。
>
> ■ 根据患者情况可选择的项目，有助于做好鉴别诊断以及准确判断脏器的损害程度，有助于制订治疗方案。
>
> ■ 降尿酸药物（如别嘌呤醇）有少数患者过敏，用药安全性基因检查是对于治疗提供选择参考的依据，有条件可以进行检测。

（七）治疗方案与药物选择

治疗应个体化：根据患者临床表现选择治疗，包括药物和非药物治疗相结合。

1. 非药物治疗：

调整生活方式有助于高尿酸血症和痛风的预防和治疗。应遵循下述原则：①限酒；②减少高嘌呤食物的摄入；③防止剧烈运动或突然受凉；④减少富含果糖饮料的摄入；⑤大量饮水（每日 2000ml 以上）；⑥控制体重；⑦增加新鲜蔬菜的摄入；⑧规律饮食和作息；⑨规律运动；⑩禁烟。

2. 药物治疗：

（1）痛风急性发作期，推荐及早（一般应在 24 小时内）进行抗炎镇痛治疗；首先使用非甾体抗炎药（NSAIDs）缓解症状；对 NSAIDs 有禁忌的患者，可选择使用低剂量秋水仙碱；短期糖皮质激素（包括口服短效或静脉或肌注用长效激素），其疗效和安全性与 NSAIDs 类似。

（2）对急性痛风关节炎频繁发作（>2 次/年），有慢性痛风关节炎或痛风石的患者，推荐进行降尿酸治疗。

（3）痛风患者在进行降尿酸治疗时，抑制尿酸生成的药物，建议使用别嘌醇（2B）或非布司他（2B）；促进尿酸排泄的药物，建议使用苯溴马隆。

（4）对合并慢性肾脏疾病的痛风患者，建议先评估肾功能，再根据患者具体情况使用对肾功能影响小的降尿酸药物，并在治疗过程中密切监测不良反应。

（5）痛风患者在降尿酸治疗初期，建议使用低剂量秋水仙碱预防急性痛风关节炎复发。

（6）适当碱化尿液，当尿 pH 6.0 以下时，需碱化尿液。常用药物，如枸橼酸钾或碳酸氢钠。

（7）积极治疗与血尿酸升高相关的代谢性及心血管危险因素：积极控制肥胖、代谢综合征（MS）、2 型糖尿病（T2DM）、高血压、高脂血症、冠状动脉粥样硬化性心脏病（CHD）或卒中、慢性肾病等。

（8）病情需要时，可用康复和中药治疗，严重病例可考虑血浆置换或外科手术治疗等。

释义

■ 患者治疗期间应注意休息，注意避免关节炎发作。

■ 如无重要脏器损害，降尿酸治疗要规范和尽快达标。

■ 如有重要脏器损害，可考虑使用相应器官疾病的药物治疗。

■ 病情稳定的患者，可在医师指导下调整用药。

■ 有消化道溃疡或出血的高风险及有肝功异常的患者，应给予质子泵抑制剂和胃黏膜保护剂并应同时应用保肝药物。

（八）出院标准

1. 症状和体征有所好转。

2. 红细胞沉降率、C 反应蛋白、血尿酸等相关指标较入院时好转，血常规和肝肾功能无明显异常，没有需要住院治疗的并发症。

3. 根据临床医师的综合判断患者可以出院。

释义

■ 患者出院前应完成必须复查的项目，如血常规、肝肾功能、血尿酸等，同时临床表现缓解或明显减轻。无其他需要继续住院治疗的并发症。

（九）变异及原因分析

1. 病情加重或有影响疾病预后的合并症，需要进行相关的诊断和治疗。

2. 治疗出现合并心血管疾病、内分泌疾病等其他系统疾病者肺部感染、呼吸衰竭、心脏衰竭等，需要延长治疗时间。

3. 周末、节假日。

4. 患者有其他原因不同意出院。

> **释义**
>
> ■ 变异是指入选临床路径的患者未能按路径流程完成医疗行为或未达到预期的医疗质量控制目标。这包含三方面情况：①按路径流程完成治疗，但出现非预期结果，可能需要后续进一步处理。如本路径治疗后患者出现严重并发症，如急性消化道出血，必须进行必要的治疗。②按路径流程完成治疗，但超出了路径规定的时限。实际住院日超出标准住院日要求，或未能在规定的时间内达到患者重要脏器急性损害的缓解，如患者肾功能仍不平稳、血压高等。③不能按路径流程完成治疗，患者需要中途退出路径。如治疗过程中出现严重并发症，导致必须终止路径或需要转入其他路径进行治疗等。对这些患者，主管医师均应进行变异原因的分析，并在临床路径的表单中予以说明。
>
> ■ 痛风治疗常见的并发症：过敏，肝功能异常，以及恶心、呕吐等胃肠道不耐受表现等。
>
> ■ 医师认可的变异原因主要指患者入选路径后，医师在检查及治疗过程中发现患者合并存在一些事前未预知的对本路径治疗可能产生影响的情况，需要终止执行路径或者是延长治疗时间、增加治疗费用。医师需在表单中明确说明。
>
> ■ 因患者方面的主观原因导致执行路径出现变异，也需要医师在表单中予以说明。

四、痛风及高尿酸血症临床路径给药方案

【用药选择】

1. 急性痛风性关节炎治疗的主要药物包括非甾体抗炎药、秋水仙碱和糖皮质激素。非甾体抗炎药开始需足量使用,症状缓解后逐渐减量。秋水仙碱也可快速缓解关节疼痛,但容易出现恶心呕吐、腹泻等不良反应。若有以上 2 种用药的禁忌,可以考虑口服糖皮质激素,在仅有单个大关节受累、局部疼痛肿胀明显时,也可考虑局部糖皮质激素关节腔注射治疗。

2. 间歇期和慢性期的治疗旨在长期有效地控制血尿酸水平。使用降尿酸药物的指征:急性痛风复发、多关节受累、痛风石出现、慢性痛风石性关节炎或受累关节出现影像学改变、并发尿酸性肾石病等。目标血尿酸浓度 357μmol/L(<6mg/dl)。目前临床应用的降尿酸药物主要有抑制尿酸生成药和促进尿酸排泄药,均应在急性发作平息至少 2 周后,从小剂量开始,逐渐加量。仅在单一药物疗效不好、血尿酸明显升高、痛风石大量形成时可合用两类降尿酸药。

3. 调整生活方式和饮食结构是痛风长期治疗的基础。包括:①避免高嘌呤饮食。动物内脏(尤其是脑、肝、肾),海产品(尤其是海鱼、贝壳等软体动物)和浓肉汤含嘌呤较高;鱼虾、肉类、豆类也含有一定量的嘌呤;各种谷类、蔬菜、水果、牛奶、鸡蛋等含嘌呤最少,而且蔬菜属于碱性食物,可多进食。②对于肥胖者,建议采用低热量、平衡膳食、增加运动量,以保持理想体质量。③严格戒饮各种酒类,尤其是啤酒。④每日饮水应在 2000ml 以上,以保证足够的尿量。

【药学提示】

1. 使用非甾体抗炎药时注意禁忌证,如活动性消化道溃疡、肾功能不全等。应用秋水仙碱时,肾功能不全者注意减量使用。

2. 对于疼痛严重及难治患者,可联合非甾体抗炎药和秋水仙碱,或糖皮质激素和秋水仙碱;

需要避免联合非甾体抗炎药和糖皮质激素，以减少胃肠道出血等不良反应。

3. 苯溴马隆抑制肾小管对尿酸的重吸收，在 Ccr<50ml/min 患者中不作为首选，泌尿系结石应避免使用。别嘌醇为黄嘌呤氧化酶抑制剂，起始剂量不应超过 100mg qd，中、重度慢性肾病患者应从更小剂量（50mg qd）开始，每 2～5 周逐渐增加剂量至达标；维持剂量可以超过 300mg/d，甚至在慢性肾病患者中也可超过此剂量。非布司他也属于黄嘌呤氧化酶抑制剂，但过敏等不良反应较别嘌醇少见。

【注意事项】

1. 使用非甾体抗炎药时需要关注其胃肠道反应、肾功能损害等不良反应，必要时加用护胃药等。秋水仙碱的不良反应较多，包括胃肠道反应、骨髓抑制、肝损害、过敏、神经毒性等，肾功能不全者注意减量使用。糖皮质激素起效快、缓解率高，但停药后易出现症状的反跳。

2. 苯溴马隆在应用过程中需要注意水化、碱化尿液并定期复查泌尿系 B 超评估有无结石形成。别嘌醇需要警惕相关不良反应，如药物过敏可能导致重症剥脱性皮炎。对于特定的人群，如韩国裔、同时有 3 级以上慢性肾病，所有中国汉族人及泰国裔，发生别嘌醇相关的严重过敏性药疹危险性增高，可行 HLA-B * 5801 检测。除了降尿酸药物，在降尿酸过程中需要应用秋水仙碱或小剂量非甾体抗炎药或小剂量糖皮质激素预防关节痛复发，一般维持时间至少 1 个月，在无痛风石患者则维持至尿酸达标后 3 个月，有痛风石患者维持至尿酸达标后 6 个月。

3. 痛风常伴发代谢综合征，如高血压、高脂血症、肥胖症、糖尿病等，这些疾病的存在增加了痛风发生的风险，应积极治疗相关的伴发疾病。

五、推荐表单

(一) 医师表单

痛风及高尿酸血症临床路径医师表单

适用对象：第一诊断为痛风及高尿酸血症患者 (ICD-10：M10.991)

患者姓名：		性别：	年龄：	门诊号：	住院号：
住院日期： 年 月 日		出院日期： 年 月 日			标准住院日：7~15 天

日期	住院第 1 天	住院第 2-8 天	住院第 9-15 天
主要诊疗工作	□ 询问病史，体格检查；关节功能状态评价 □ 完成初步诊断和病情评估，确定药物治疗方案；开实验室检查单及相关检查单；完成首次病程记录和病历记录 □ 向患者及家属交代病情	□ 上级医师查房，确定临床诊断、并发症、治疗效果、治疗方案，确定进一步的检查和下一步治疗对策 □ 评估病情，根据病情调整治疗方案 □ 必要时相关科室会诊 □ 向患者及家属交代病情及注意事项 □ 完成上级医师查房纪录	□ 上级医师查房 □ 再次评估病情，根据病情调整治疗方案 □ 观察药物不良反应 □ 书写病程记录 □ 患者教育 □ 完成出院记录及出院相关医疗文件书写 □ 向患者交代出院后注意事项，预约门诊复诊时间
重点医嘱	长期医嘱： □ 长期医嘱 □ 风湿免疫病护理常规 □ 确定护理等级 □ 确定饮食 □ 对症治疗 □ 既往基础用药 临时医嘱： □ 血常规+血型、尿常规、大便常规、肝功能、肾功能、血脂、血糖 □ 红细胞沉降率，C 反应蛋白、类风湿因子、抗链球菌溶血素 O □ 24 小时尿尿酸 □ 电解质、血黏度、ANA、ENA、AKA、APF、抗 CCP 抗体、HLA-B27 □ 感染性疾病筛查（乙型肝炎、丙型肝炎、梅毒、艾滋病等） □ 心电图、腹部 B 超（包括双肾）、关节放射片（X 线或 MRI）、超声心动图、肌电图 □ 关节 B 超、必要时关节穿刺检查、关节双源 CT	长期医嘱： □ 风湿免疫病护理常规 □ 确定护理等级 □ 确定饮食 □ 解热镇痛及非甾体抗炎药 □ 激素 □ 降尿酸药物 □ 碱化尿液药物 □ 秋水仙碱 □ 中药 □ 康复治疗 □ 对症治疗 临时医嘱： □ 完善相关检查 □ 相关科室会诊	长期医嘱： □ 风湿免疫病护理常规 □ 确定护理等级 □ 确定饮食 □ 解热镇痛及非甾体抗炎药 □ 激素 □ 降尿酸药物 □ 碱化尿液药物 □ 秋水仙碱 □ 中药 □ 康复治疗 □ 对症治疗 临时医嘱： □ 必要时复查血常规、CRP、ESR、肝功能、肾功能、血糖、电解质 □ 异常指标复查
病情变异记录	□ 无 □ 有，原因： 1. 2.	□ 无 □ 有，原因： 1. 2.	□ 无 □ 有，原因： 1. 2.
医师签名			

（二）护士表单

痛风及高尿酸血症临床路径护士表单

适用对象：第一诊断为痛风及高尿酸血症患者（ICD-10：M10.991）

患者姓名：	性别：　年龄：　门诊号：	住院号：
住院日期：　　年　月　日	出院日期：　　年　月　日	标准住院日：7～15 天

时间	住院第 1 天	住院第 2～15 天
健康宣教	□ 入院宣教 　　介绍主管医师、护士 　　介绍环境、设施 　　介绍住院注意事项	□ 用药前宣教 　　使用的药物名称，作用及可能出现的不良反应做 　　好自我防护，避免感染
护理处置	□ 核对患者，佩戴腕带 □ 建立入院护理病历 □ 卫生处置：剪指（趾）甲、更换病号服 □ 测量生命体征 □ 遵医嘱采血 □ 遵医嘱留取尿便送检 □ 影像、心肺功能检查	□ 遵医嘱完成使用药物阶段相关监测指标 □ 遵医嘱完成各种药物的发放和液体的输注 □ 风湿免疫病慢病管理内容（疾病病情评估、心 　理、康复、患者自我评估、用药和生活方式指 　导、血尿酸自我监测、数据库录入）
基础护理	□ 二级护理 □ 晨晚间护理 □ 患者安全管理	□ 一级或二级护理 □ 晨晚间护理 □ 患者安全管理
专科护理	□ 测体温、脉搏、血压、血糖	□ 遵医嘱给药 □ 遵医嘱监测血压、血糖的变化
重点医嘱	□ 详见医嘱执行单	□ 详见医嘱执行单
病情变异记录	□ 无　□ 有，原因： 1. 2.	□ 无　□ 有，原因： 1. 2.
护士签名		

（三）患者表单

痛风及高尿酸血症临床路径患者表单

适用对象：第一诊断为痛风及高尿酸血症患者（ICD-10：M10.991）

患者姓名：	性别：　　年龄：　　门诊号：	住院号：
住院日期：　　年　月　日	出院日期：　　年　月　日	标准住院日：7~15 天

时间	入院第 1~4 天	住院第 5~15 天	出院
医患配合	□ 配合询问病史、收集资料，请务必详细告知既往史、用药史、过敏史 □ 如需进行活检，签署手术知情同意书等	□ 配合签署关于治疗用药的各种必要的知情同意书 □ 治疗中使用药物如有不适，及时告诉医师	□ 接受出院前指导 □ 知道复诊程序 □ 获取出院诊断书
护患配合	□ 配合测量体温、脉搏、呼吸、血压 □ 配合完成入院护理评估（简单询问病史、过敏史、用药史） □ 接受入院宣教（环境介绍、病室规定、订餐制度、贵重物品保管等） □ 有任何不适请告知护士	□ 接受术后宣教 □ 配合静脉输液、皮下及肌内注射用药等之类 □ 有任何不适请告知护士 □ 配合定时测量生命体征、监测血糖 □ 配合做好病房消毒，避免感染 □ 配合执行探视及陪伴	□ 接受出院宣教 □ 办理出院手续 □ 获取出院带药 □ 知道服药方法、作用、注意事项 □ 了解复查的时间及项目 □ 知道复印病历方法
饮食	□ 如无禁忌，正常饮食	□ 如无禁忌，正常饮食	□ 正常饮食
排泄	□ 正常排泄	□ 正常排泄	□ 正常排泄
活动	□ 如无需活检，正常活动	□ 加强防护，避免感染	□ 加强防护，避免感染

附：原表单（2016 年版）

痛风及高尿酸血症临床路径表单

适用对象：第一诊断为痛风及高尿酸血症患者（ICD-10：M10.991）

患者姓名：	性别： 年龄： 门诊号：	住院号：
住院日期： 年 月 日	出院日期： 年 月 日	标准住院日：7～15 天

日期	住院第 1 天	
主要诊疗工作	□ 询问病史，体格检查；关节功能状态评价 □ 完成初步诊断和病情评估，确定药物治疗方案；开实验室检查单及相关检查单；完成首次病程记录和病历记录 □ 向患者及家属交代病情	
重点医嘱	**长期医嘱：** □ 风湿免疫科护理常规 □ 护理级别 □ Ⅰ级护理 □ Ⅱ级护理 □ 饮食 □ 普通饮食 □ 低盐饮食 □ 低脂饮食 □ 低嘌呤饮食 □ 其他 □ 既往基础用药 □ 高血压用药 □ 糖尿病用药 □ 高脂血症用药 □ 其他 □ 康复治疗 **药物医嘱：** □ 解热镇痛及非甾体抗炎药 □ 激素 □ 降尿酸药物 □ 碱化尿液药物 □ 秋水仙碱 □ 中药 □ 康复治疗	**临时医嘱：** □ 血常规+血型、尿常规 □ 大便常规 □ 肝功能、肾功能、血脂、血糖 □ 红细胞沉降率，C 反应蛋白 □ 类风湿因子、抗链球菌溶血素 O □ 24 小时尿尿酸 □ 电解质、血黏度、ANA、ENA、AKA、APF、抗 CCP 抗体 □ 感染性疾病筛查（乙型肝炎、丙型肝炎、梅毒、艾滋病等） □ HLA-B27 □ 心电图 □ 腹部 B 超（包括双肾） □ 关节放射片（X 线或 MRI） □ 超声心动图 □ 肌电图 □ 关节 B 超 □ 关节穿刺检查 □ 关节双源 CT
主要护理工作	□ 入院宣教及护理评估 □ 正确执行医嘱 □ 观察患者病情变化 □ 风湿免疫病慢病管理内容（疾病病情评估、心理、康复、患者自我评估、用药和生活方式指导、血尿酸自我监测、数据库录入）	
病情变异记录	□ 无 □ 有，原因： 1. 2.	
护士签名		
医师签名		

时间	住院第 2~3 天	住院第 4~10 天
诊疗工作	□ 上级医师查房，完成上级医师查房记录 □ 根据患者病情调整诊断和治疗方案 □ 根据患者病情及辅助检查结果等，决定是否请其他科会诊 □ 记录会诊意见 □ 向患者及家属介绍病情	□ 上级医师查房 □ 评估辅助检查结果，有手术指征者转科治疗 □ 观察病情变化
重点医嘱	**长期医嘱：** □ 风湿免疫科护理常规 □ 护理级别 □ 饮食 □ 低嘌呤饮食 □ 其他 □ 既往基础用药 □ 高血压用药 □ 糖尿病用药 □ 高脂血症用药 □ 其他 □ 康复治疗 **临时医嘱：** □ 必要时复查异常的检查 **药物医嘱：** □ 解热镇痛及非甾体抗炎药 □ 激素 □ 降尿酸药物 □ 碱化尿液药物 □ 秋水仙碱 □ 中药	**长期医嘱：** □ 风湿免疫科护理常规 □ 护理级别 □ 饮食 □ 低嘌呤饮食 □ 其他 □ 既往基础用药 □ 高血压用药 □ 糖尿病用药 □ 高脂血症用药 □ 其他 □ 康复治疗 **临时医嘱：** □ 检查血常规、尿常规、血尿酸 □ 红细胞沉降率、C 反应蛋白 □ 检测肝、肾功能 □ 类风湿因子 **药物医嘱：** □ 解热镇痛及非甾体抗炎药 □ 激素 □ 降尿酸药物 □ 碱化尿液药物 □ 秋水仙碱 □ 中药 □ 其他治疗
主要护理工作	□ 正确执行医嘱 □ 观察患者病情变化 □ 风湿免疫病慢病管理内容（疾病病情评估、心理、康复、患者自我评估、用药、饮食和生活方式指导、血尿酸自我监测、数据库录入）	□ 正确执行医嘱 □ 观察患者病情变化 □ 风湿免疫病慢病管理内容（疾病病情评估、心理、康复、患者自我评估、用药、饮食和生活方式指导、血尿酸自我监测、数据库录入）
病情变异记录	□ 无　□ 有，原因： 1. 2.	□ 无　□ 有，原因： 1. 2.
护士签名		
医师签名		

时间	住院第 10 ~ 15 天（出院日）
诊疗工作	□ 上级医师查房 □ 观察病情变化，评估辅助检查结果， □ 再次向患者及家属介绍病情及出院后注意事项，预约复诊日期 □ 有手术指征者转科治疗 □ 如果患者不能出院，在病程记录中说明原因和继续治疗的方案
重点医嘱	**出院医嘱：** □ 出院带药 □ 定期门诊随访
主要护理工作	□ 出院带药服用指导 □ 特殊护理指导 □ 告知复诊时间和地点 □ 交待常见的药物不良反应，嘱其定期门诊复诊 □ 风湿免疫病慢病管理内容（疾病病情评估、心理、康复、患者自我评估、用药、饮食和生活方式指导、血尿酸自我监测、数据库录入）
病情变异记录	□ 无　□ 有，原因： 1. 2.
护士签名	
医师签名	

第十四章

显微镜下多血管炎（MPA）临床路径释义

一、显微镜下多血管炎（MPA）编码

疾病名称及编码：显微镜下多脉管炎（ICD-10：M31.7）

二、临床路径检索方法

M31.7

三、显微镜下多血管炎（MPA）临床路径标准住院流程

（一）适用对象

第一诊断为显微镜下多血管炎（MPA）。

> **释义**
>
> ■ 显微镜下多血管炎（MPA）是一种系统性、非肉芽肿性的坏死性血管炎。本病病因尚未明确，与抗中性粒细胞胞质抗体（ANCA）密切相关，主要以微小动脉、微小静脉和毛细血管受累为主，同时也累及中、小动脉。MPA 的病理为局灶性坏死的全层血管炎，病变部位可见纤维素样坏死和炎症细胞浸润，血管壁无或只少量免疫复合物沉积，没有肉芽肿炎的改变。本病男性多见，男女比例约 2：1，在 20～70 岁均可发病，我国的确切发病率尚不清楚。MPA 可侵犯全身多个器官，常出现肾损害、肺泡毛细血管炎以及眼、皮肤、关节、肌肉、消化道和中枢神经系统等损害。

（二）诊断依据

本病诊断尚无统一标准，如出现系统性损害伴肺部受累、肾脏受累及出现可触及的紫癜应考虑，尤其是合并抗髓过氧化物酶（MPO）的抗中性粒细胞胞质抗体（ANCA）阳性者。肾活检及皮肤或其他内脏活检有利于 MPA 诊断。以下情况有助于 MPA 诊断：①中老年，男性多见；②具有发热、乏力、体重减轻等起病前驱症状；③肾脏损害表现：蛋白尿、血尿或急性肾功能不全等；④伴有肺部或肺肾综合征表现；⑤伴有胃肠道、心脏、眼、耳、关节等全身各器官受累表现；⑥ANCA 阳性；⑦肾、肺活检有助于诊断。

> **释义**
>
> ■ MPA 属 ANCA 相关性血管炎，1993 年 Chapel Hill 血管炎会议正式将本病与结节性多动脉炎分开。
>
> ■ MPA 与肉芽肿性多血管炎（GPA）或嗜酸性肉芽肿性多血管炎（EGPA）的区别：绝大多数 MPA 出现肾损害，其次出现肺部病变、皮肤紫癜、皮疹、关节症状、神经及耳鼻喉受累，核周型抗中性粒细胞胞质抗体（pANCA）阳性，也可出现

胞质型抗中性粒细胞胞质抗体（cANCA）。GPA 以肺浸润或结节、肾损害及上呼吸道疾病为明显，其次是周围神经、皮肤等全身表现，cANCA 阳性具有特异性。EGPA 以有哮喘和嗜酸性粒细胞增多、IgE 增高为特征，肺浸润和周围神经受累是最常见表现，40% 出现 cANCA 阳性。

（三）治疗方案的选择

根据《临床诊疗指南·风湿病学分册》（中华医学会编著，人民卫生出版社），《显微镜下多血管炎诊断及治疗指南》（中华医学会风湿病学分会，2010 年）。

1. 一般治疗：休息，对症治疗。
2. 药物治疗：糖皮质激素、免疫抑制剂等。
3. 其他治疗：IVIG、生物靶向制剂、血浆置换或免疫吸附等。

释义

■ 治疗方案的选择和依据可以参考 2016 年 EULAR/ERA-EDTA 颁布的 ANCA 相关血管炎的管理建议；2016 年加拿大血管炎研究组颁布的 ANCA 相关血管炎的管理建议。

■ MPA 的治疗需要集多科专家的共同意见进行协同治疗

■ MPA 的治疗与其他 ANCA 血管炎（GPA 或 AGPA）一样，可分为诱导缓解、维持治疗、控制复发等 3 个阶段。药物治疗是治疗的基础。

■ 制订治疗方案前，应仔细评估患者的病情和并存病。目前通常评估病情采用的方法是伯明翰血管炎评分（BVAS）2003，BVAS>15 分则考虑病情活动。

■ 治疗按病情轻重、受累器官及危及生命程度选择治疗方案。若药物控制不佳，则考虑调整治疗方案或改用其他治疗方法。

■ 生活中应注意戒烟，尽量避免感染。用免疫抑制剂和激素治疗时，应注意预防感染及其他并发症。

（四）标准住院日 7~10 天

释义

■ 完善相关实验室检查，判断病情制订治疗方案 1~3 天，糖皮质激素及免疫抑制剂使用在第 4~7 天实施，如患者行组织活检，或需使用糖皮质激素冲击或丙种球蛋白冲击治疗，可延长住院日 3 天。总住院时间不超过 10 天均符合路径要求。

（五）进入路径标准

1. 第一诊断必须符合显微镜下多血管炎。
2. 当患者同时具有其他疾病诊断，但在住院期间不需要特殊处理也不影响第一诊断的临床路径流程实施时，可以进入路径。
3. 有明显影响显微镜下多血管炎常规治疗的情况，不进入显微镜下多血管炎临床路径。

> **释义**
>
> ■ 进入本路径的标准必须是符合指南中明确诊断的 MPA 的患者。
> ■ 需要除外患者患有未经治疗的恶性肿瘤、未经治疗的结核感染以及急性重症病毒性肝炎等疾患。
> ■ 患者如合并糖尿病、胃溃疡、轻度感染等疾病，也可以进入本路径，但应密切监测血糖、胃部病变以及积极控制感染等，并及时调整糖皮质激素和抗生素的使用。

（六）住院期间的检查项目

1. 必需的检查项目：

（1）血常规、尿常规、尿沉渣、24 小时尿蛋白、大便常规。

（2）肝肾功能、血糖、血脂、电解质、红细胞沉降率（ESR）、C 反应蛋白（CRP）、凝血功能、感染性疾病筛查（乙型肝炎、丙型肝炎、梅毒、艾滋病等）、肿瘤筛查。

（3）抗核抗体谱、ANCA、类风湿因子、抗 CCP 抗体、免疫球蛋白及补体。

（4）心电图、心脏彩超、胸部 CT、肝胆胰脾彩超、骨密度。

2. 根据患者病情可选择进行：纤维支气管镜、肾活检、肺活检、皮肤活检、自免肝抗体、抗磷脂抗体谱、血气分析、磁共振检查、HBV-DNA、HCV-RNA、PCT、^{13}C 呼气试验、消化内镜检查。

> **释义**
>
> ■ 通过必查项目对初步诊断 MPA 的患者做病情评估，了解患者严重程度、累及的脏器范围，合并存在其他疾病，是否存在使用药物禁忌等进行判断。相关人员应认真分析检查结果，以便及时发现异常情况并采取对应处置。
> ■ 累及脏器部位的活检可进一步确诊，自身抗体包括抗核抗体、自免肝抗体、抗磷脂抗体等的检查有助于做好鉴别诊断；血气分析、头颅磁共振检查等以便判断受累脏器的损害程度，有助于制订治疗方案。
> ■ HBV-DNA、HCV-RNA 定量检查是在初筛中发现患者既往感染 HBV、HCV，进一步评价其病毒复制情况，为使用免疫抑制剂治疗提供参考。PCT 检查则是除外患者是否存在急性感染，以备在使用免疫抑制剂时给予抗感染治疗，避免感染加重。^{13}C 呼气试验、消化内镜的检查则是为了了解患者胃肠道是否存在溃疡等疾患或潜在风险，从而在加用糖皮质激素治疗时及时给予胃黏膜保护剂。
> ■ 对 MPA 患者进行骨质疏松及心血管评估。

（七）治疗方案与药物选择

1. 一般治疗：休息，针对皮疹、血尿、咯血等对症治疗。

2. 药物治疗：糖皮质激素，免疫抑制剂（环磷酰胺、霉酚酸酯、甲氨蝶呤、硫唑嘌呤、环孢素、他克莫司、来氟米特等），生物靶向制剂、IVIG。

3. 重症患者可考虑血浆置换、免疫吸附等。

4. 必要时抗感染、保护胃黏膜、保肝、防治骨质疏松等治疗。

> **释义**
>
> ■ 患者治疗期间应注意休息，避免感染，如有急性出血如咯血，则应给予相应止血药。
>
> ■ 如无重要脏器损害或患者已经处于维持缓解期，可考虑使用糖皮质激素联合甲氨蝶呤（MTX）、硫唑嘌呤（AZA）、吗替麦考酚酯（MMF）、环孢素（CSA）或利妥昔单抗治疗。
>
> ■ 如有重要脏器损害或危重患者以及难治性 MPA，可考虑糖皮质激素联合环磷酰胺或生物制剂（包括 CD20 单抗和 TNF 抑制剂）治疗，必要时可糖皮质激素冲击治疗。
>
> ■ 如病情控制不佳，或肾损害病情进展较快，或出现肺泡出血，糖皮质激素和其他免疫抑制剂联用的同时，可考虑使用血浆置换。血浆置换后为防止免疫细胞过度增殖、病情反跳，仍需要联合环磷酰胺（CTX）治疗。
>
> ■ 丙种球蛋白可于病情危重时以冲击剂量使用，尤其是在合并感染的情况下。免疫球蛋白还具有广谱抗病毒、抗细菌及中和循环性抗体的作用。也建议在利妥昔单抗治疗后使用。
>
> ■ 用免疫抑制剂和激素治疗时，应注意患者出现继发感染的可能，必要时可给予抗感染治疗。应密切注意预防卡氏肺囊虫感染所致的肺炎。ANCA 相关血管炎患者使用甲氧苄啶/磺胺甲基异噁唑进行抗感染治疗，对部分患者有良好疗效，能预防复发，延长生存时间。
>
> ■ 患者使用激素时即应给予钙制剂和骨化三醇等，避免骨质疏松；有消化道溃疡或出血的高风险患者，应给予质子泵抑制剂和胃黏膜保护剂。使用免疫抑制剂的患者注意血常规及肝肾功能检查，必要时保肝治疗。
>
> ■ 病情稳定的患者，可在医师指导下糖皮质激素逐渐减量。

（八）出院标准

1. 症状明显缓解。
2. 病情稳定。
3. 没有需要继续住院治疗的合并症和（或）并发症。

> **释义**
>
> ■ 患者出院前不仅应完成必须复查的项目，确认已无发热、无活动性肺出血等。对服用糖皮质激素和免疫抑制剂等药物，无特殊不适和并发症发生。活检部位无出血和感染。无其他需要继续住院治疗的并发症。

（九）变异及原因分析

1. 伴有其他疾病，需要进行相关诊断和治疗，导致住院时间延长。
2. 治疗无效或者病情进展，需要进行相关诊断和治疗，导致住院时间延长。
3. 伴有影响本病治疗效果的合并症和并发症，需要进行相关诊断和治疗。

> **释义**
>
> ■ 当入选临床路径的患者未能按路径流程完成医疗行为或未达到预期的医疗质量控制目标出现变异。
>
> ■ 变异的原因之一：按路径流程完成治疗，但出现非预期结果或严重并发症。MPA 患者治疗常见的并发症有激素和免疫抑制剂使用后患者出现血压增高、血糖增高、肝功能异常、血象改变、胃肠道不耐受、多种微生物的感染、急性消化道出血、穿刺部位出血（如肾脏包膜下大量出血、肺穿刺后气胸）等。
>
> ■ 变异的原因之二：按路径流程完成治疗，但超出了路径规定的时限。实际住院日超出标准住院日要求，或未能在规定的时间内达到患者重要脏器急性损害的缓解，如患者生命体征仍不平稳、仍有活动性肺出血等。
>
> ■ 变异原因之三：不能按路径流程完成治疗，患者需要中途退出路径。患者入选路径后，医师在检查及治疗过程中发现患者合并存在一些事前未预知的对本路径治疗可能产生影响的情况，需要终止执行路径或是延长治疗时间、增加治疗费用。如治疗过程中出现严重并发症，导致必须终止路径或需要转入其他路径进行治疗等。对这些患者，主管医师均应进行变异原因的分析，并在临床路径的表单中予以说明。
>
> ■ 因患者方面的主观原因导致执行路径出现变异，也需要医师在表单中予以说明。

四、显微镜下多血管炎临床路径给药方案

【用药选择】

参考 2016 ACR/EULAR 关于 ANCA 相关血管炎（AVV）的治疗建议。

1. 对于新发的危及器官和生命的 AAV（包括 GPA、MPA、EGPA）患者诱导缓解，推荐使用糖皮质激素联合环磷酰胺或者利妥昔单抗。环磷酰胺证据等级 1A，利妥昔单抗证据等级 1A，推荐级别均为 A。

2. 对于无器官累及的 AAV 患者诱导缓解，推荐使用糖皮质激素联合甲氨蝶呤或者吗替麦考酚酯。甲氨蝶呤证据等级 1B，推荐级别 B；吗替麦考酚酯等级 1B，推荐级别 A。

3. 对于危及器官和生命的 AAV 复发患者，推荐与治疗新发疾病一样，使用糖皮质激素联合环磷酰胺或者利妥昔单抗。

4. 对于新发和复发的 AAV 患者，一旦出现快速进展性肾小球肾炎，血肌酐水平 ≥500mmol/L（5.7mg/dl）时可考虑使用血浆置换。证据等级 1B；推荐级别 B。

5. 血浆置换也可以用于弥漫性肺泡出血。证据等级 3；推荐级别 C。

6. 为维持 AAV 患者的缓解，推荐使用小剂量糖皮质激素联合硫唑嘌呤或利妥昔单抗，或甲氨蝶呤或吗替麦考酚酯。硫唑嘌呤证据等级 1B；推荐级别 A；利妥昔单抗证据等级 1B；推荐级别 A；甲氨蝶呤证据等级 1B；推荐级别 A；吗替麦考酚酯证据等级 1B；推荐级别 A。在维持缓解方面，来氟米特（20～30mg/d）可能比甲氨蝶呤有效，但是也有更多的不良反应。因此在患者不能耐受硫唑嘌呤、甲氨蝶呤、吗替麦考酚酯或利妥昔单抗的情况下，可以考虑作为二线治疗药物的来氟米特。

7. 对于难治性 AAV 患者的诱导缓解治疗，推荐将环磷酰胺换成利妥昔单抗，或者将利妥昔单抗换成环磷酰胺，这些患者应该在有经验的风湿病中心密切指导下或者直接转诊到这些中心治疗，以便进一步评估病情和有可能参加临床试验。证据等级 3；推荐级别 C。

8. 为预防感染，可使用复方环磷酰胺。证据等级 3；推荐级别 C。

【药学提示】

糖皮质激素：大部分患者以标准大剂量激素疗法，即每天口服泼尼松 1mg/kg 作为初始治疗剂量，4～6 周开始减药。原则上开始时以每 2 周减少 10% 的剂量的速度缓慢减药，减至半量时，减药速度常需要减慢。病情重、有危及生命的倾向者，需要采用甲泼尼龙冲击治疗。甲泼尼龙 500～1000mg，静脉滴注，连续 3 天为 1 个疗程。冲击后按照标准大剂量激素疗法。

免疫抑制剂：首选环磷酰胺，有禁忌或者出于性腺毒性等因素，不宜使用环磷酰胺，则可考虑使用霉酚酸脂（1.5～3.0g/d），或者甲氨蝶呤（15～25mg/w）、环孢素 A 等药物替代环磷酰胺。

环磷酰胺的用法用量，急性期静脉给药，隔日 200mg 或每周 400～600mg 或 2 周 500mg，或每月 1000～1200mg 等，需要根据病情的严重和进展程度以及患者的体质和耐受性决定。开始治疗时密切监测血象，10%～20% 的患者会出现血白细胞计数下降，当白细胞计数 <4.0×10⁹/L 时暂停环磷酰胺，1～2 周后白细胞多能恢复正常。然后减少剂量继续再用环磷酰胺，直至缓解。

由于环磷酰胺存在卵巢毒性问题，需根据患者年龄和病情适当限制环磷酰胺的累积量。急进性的病情控制后，可改用霉酚酸脂或甲氨蝶呤联合环孢素 A 等免疫抑制剂，可以既达到治疗目的，又避免损害卵巢功能。

【注意事项】

1. 患者因长期使用糖皮质激素，应监测血糖、血压等事件，并注意防止骨质疏松、白内障、青光眼等激素带来的不良反应。血压升高、血糖升高时，应积极对症治疗。骨质疏松则应在开始加用激素同时补钙治疗。激素应尽可能地减量，以防止白内障、青光眼等发生，如确有发生，建议患者眼科会诊治疗。糖皮质激素使用前应除外急性感染、结核感染、病毒性肝炎等疾病，依此决定治疗时是否必要给予相应的抗感染治疗。长期使用糖皮质激素，应注意观察患者继发胃溃疡的发生，必要时给予质子泵抑制剂。

2. 患者使用环孢素、甲氨蝶呤、来氟米特、吗替麦考酚酯、环磷酰胺等免疫抑制剂时，要定期检查血常规、肝肾功能、尿常规等，防止药物对血液系统、肝功能的损害；注意环磷酰胺引起的出血性膀胱炎；注意监测来氟米特、环孢素引起的血压升高。出现上述情况，必要时可停用或换用其他药物治疗，并于相应专科治疗。

3. 患者使用免疫抑制剂期间应避免接种活疫苗。

五、推荐表单

（一）医师表单

显微镜下多血管炎临床路径医师表单

适用对象：第一诊断为显微镜下多血管炎

患者姓名：		性别：　　年龄：　　门诊号：		住院号：
住院日期：　　年　月　日		出院日期：　　年　月　日		标准住院日：7～10 天

日期	住院第 1 天	住院第 2 天	住院第 3～6 天
主要诊疗工作	□ 询问病史及体格检查 □ 进行病情初步评估 □ 完成病历书写 □ 开实验室检查单	□ 上级医师查房 □ 分析病情，初步诊断，制定诊疗计划 □ 根据病情调整基础用药 □ 申请相关科室会诊 □ 向患者及家属交代病情 □ 签署各种必要的知情同意书、自费用品协议书 □ 必要时协助患者完成检查 □ 书写病程记录	□ 上级医师查房 □ 评估检查结果，明确诊断 □ 病情评估，根据病情调整治疗方案 □ 观察药物不良反应 □ 确认有无并发症 □ 书写病程记录 □ 必要时完成诊断证明书 □ 患者教育
重点医嘱	**长期医嘱：** □ 风湿免疫科护理常规 □ 膳食选择 □ 一级或二级护理 □ 对症治疗 □ 既往基础用药 **临时医嘱：** □ 血常规、尿常规、大便常规 □ 肝肾功能、血糖、血脂、电解质、ESR、CRP、凝血功能、传染病 4 项、ANA 谱、RF、抗 CCP 抗体、免疫球蛋白及补体 □ 心电图、心脏彩超、胸部 CT、肝胆胰脾彩超、骨密度 □ 必要时进行：纤维支气管镜、肾活检、肺活检，皮肤活检，自免肝抗体、抗磷脂抗体谱、血气分析、磁共振检查、HBV-DNA、HCV-RNA、PCT、^{13}C 呼气试验、消化内镜检查	**长期医嘱：** □ 风湿免疫科护理常规 □ 膳食选择 □ 一级或二级护理 □ 继续对症治疗 □ 必要时调整既往用药 **临时医嘱：** □ 其他特殊或补充医嘱	**长期医嘱：** □ 风湿病护理常规 □ 一级或二级护理 □ 膳食选择 □ 继续对症治疗 □ 根据实验室检查结果调整抗风湿药，可给予糖皮质激素，免疫抑制剂（环磷酰胺、甲氨蝶呤、硫唑嘌呤、环孢素等），生物靶向制剂、IVIG、血浆置换或免疫吸附等 □ 必要时给予质子泵抑制剂、胃黏膜保护剂、抗感染、保肝治疗 □ 需要时给予钙剂、阿法骨化醇、双膦酸盐防治骨质疏松治疗 **临时医嘱：** □ 必要时复查血常规、CRP、ESR、补体、肝功能、肾功能、血糖、电解质、胸部 CT □ 异常指标复查
病情变异记录	□ 无　□ 有，原因： 1. 2.	□ 无　□ 有，原因： 1. 2.	□ 无　□ 有，原因： 1. 2.
医师签名			

时间	出院前 1~3 天	住院第 7~10 天（出院日）
主要 诊疗 工作	□ 上级医师查房 □ 病情评估、疗效及不良反应评估 □ 确定出院后长期系统的治疗方案 □ 明确出院时间	□ 完成出院相关医疗文件 □ 交代出院后的注意事项及就医指征 □ 预约复诊日期 □ 交待复查项目
重 点 医 嘱	**长期医嘱：** □ 风湿免疫科护理常规 □ 一级或二级护理 □ 根据病情调整长期用药 **临时医嘱：** □ 根据需要复查相关指标	出院医嘱： 出院带药
病情 变异 记录	□ 无 □ 有，原因： 1. 2.	□ 无 □ 有，原因： 1. 2.
医师 签名		

（二）护士表单

显微镜下多血管炎临床路径护士表单

适用对象：第一诊断为显微镜下多血管炎

患者姓名：	性别：　　年龄：　　门诊号：	住院号：
住院日期：　　年　月　日	出院日期：　　年　月　日	标准住院日：7~10天

时间	住院第1天	住院第2天	住院第3~6天
健康宣教	□ 入院宣教 　　介绍主管医师、护士 　　介绍环境、设施 　　介绍住院注意事项	□ 活动指导 □ 饮食指导 □ 检查注意事项 □ 探陪制度	□ 药物宣教 □ 疾病宣教 □ 安全宣教
护理处置	□ 安置患者，佩戴腕带 □ 通知医师 □ 测量生命体征 □ 吸氧 □ 观察病情变化 □ 准确执行医嘱 □ 完成护理记录	□ 协助患者完成临床检查 □ 采集血标本送检 □ 采集尿粪标本送检 □ 遵医嘱完成治疗 □ 观察病情变化（症状、生命体征） □ 完成护理记录	□ 观察生命体征 □ 协助患者完成临床检查 □ 注意实验室检查结果回报 □ 观察病情变化 □ 完成护理记录
基础护理	□ 环境舒适 □ 安排饮食 □ 生活护理 □ 预防跌倒 □ 心理护理	□ 一级或二级护理 □ 饮食指导 □ 生活护理 □ 观察24小时出入量 □ 患者安全及心理护理	□ 一级或二级护理 □ 饮食指导 □ 活动指导 □ 观察24小时出入量 □ 患者安全及心理护理
专科护理	□ 肾脏—水肿、尿液性质、量 □ 肺脏—咳嗽、咳痰、咯血 □ 皮肤—皮损、雷诺 □ 神经—肢体麻木 □ 五官—虹膜炎、听力下降	□ 肾脏—水肿、尿液性质、量 □ 肺脏—咳嗽、咳痰、咯血 □ 皮肤—皮损、雷诺 □ 神经—肢体麻木 □ 五官—虹膜炎、听力下降	□ 相关并发症的观察：肺出血、肾衰竭 □ 专科药物指导：糖皮质激素、免疫抑制剂 □ 药物不良反应的观察
重点医嘱	□ 详见医嘱执行单	□ 详见医嘱执行单	□ 详见医嘱执行单
病情变异记录	□ 无　□ 有，原因： 1. 2.	□ 无　□ 有，原因： 1. 2.	□ 无　□ 有，原因： 1. 2.
护士签名			

时间	出院前1~3天	住院第7~10天（出院日）
健康宣教	□ 饮食宣教 □ 服药宣教 □ 恢复期的康复和锻炼 □ 疾病宣教	□ 恢复期的康复和锻炼 □ 疾病宣教 □ 康复宣教和二级预防 □ 出院带药宣教
护理处置	□ 观察生命体征 □ 阳性体征变化的观察 □ 观察病情变化 □ 完成护理记录	□ 观察生命体征 □ 完成护理记录 □ 协助办理出院手续
基础护理	□ 三级护理 □ 饮食指导 □ 活动指导 □ 观察24小时出入量 □ 患者安全及心理护理	□ 三级护理 □ 饮食指导 □ 活动指导 □ 患者安全及心理护理 □ 终末处置
专科护理	相关并发症的观察： □ 肺出血 □ 肾衰竭 风湿免疫慢病管理： □ 心理 □ 康复 □ 自我评估 □ 用药指导 □ 数据库录入	风湿免疫慢病管理： □ 心理 □ 康复 □ 自我评估 □ 用药指导 □ 数据库录入
重点医嘱	□ 详见医嘱执行单	□ 详见医嘱执行单
病情变异记录	□ 无 □ 有，原因： 1. 2.	□ 无 □ 有，原因： 1. 2.
护士签名		

（三）患者表单

显微镜下多血管炎临床路径患者表单

适用对象：第一诊断为显微镜下多血管炎

患者姓名：	性别：　　年龄：　　门诊号：	住院号：
住院日期：　　年　月　日	出院日期：　　年　月　日	标准住院日：7~10 天

时间	住院第 1~2 天	住院第 3~6 天	住院第 7~10 天（出院日）
监测	□ 测量生命体征、体重	□ 测量生命体征	□ 测量生命体征
医患配合	□ 护士行入院护理评估 □ 介绍主管医师、护士 □ 医师询问现病史、既往史、用药情况，收集资料并进行体格、检查 □ 配合完善相关实验室检查、检查 □ 入院宣教（常规、安全）	□ 完善检查 □ 配合签署关于治疗用药的各种必要的知情同意书 □ 治疗中使用药物如有不适，及时告诉医师	□ 接受出院前指导 □ 康复宣教和二级预防
重点诊疗及检查	重点诊疗： □ 一级或二级护理 □ 配合治疗 重要检查： □ 心电图、骨密度 □ 生化、ANA 谱、RF、免疫球蛋白及补体 □ 感染性疾病筛查	重点诊疗： □ 一级或二级护理 □ 配合治疗 □ 有任何不适告知医护人员 重要检查： □ 胸部 CT、心脏彩超 □ 阳性指标复查	重点诊疗： □ 接受出院宣教 □ 办理出院手续 □ 知道服药方法、作用、注意事项 □ 了解复查的时间及项目
饮食及活动	□ 如无需特殊检查，正常活动 □ 普通饮食	□ 加强防护，避免感染 □ 普通饮食	□ 加强防护，避免感染 □ 普通饮食

附：原表单（2016 年版）

显微镜下多血管炎临床路径表单

适用对象：第一诊断为显微镜下多血管炎

患者姓名：		性别： 年龄： 门诊号：	住院号：
住院日期： 年 月 日		出院日期： 年 月 日	标准住院日：7~10 天

日期	住院第 1 天	住院第 2 天	住院第 3~6 天
主要诊疗工作	□ 询问病史及体格检查 □ 进行病情初步评估 □ 完成病历书写 □ 开实验室检查单	□ 上级医师查房 □ 分析病情，初步诊断，制订诊疗计划 □ 根据病情调整基础用药 □ 申请相关科室会诊 □ 向患者及家属交代病情 □ 签署各种必要的知情同意书、自费用品协议书 □ 必要时协助患者完成检查 □ 书写病程记录	□ 上级医师查房 □ 评估检查结果，明确诊断 □ 病情评估，根据病情调整治疗方案 □ 观察药物不良反应 □ 确认有无并发症 □ 书写病程记录 □ 必要时完成诊断证明书 □ 患者教育
重点医嘱	**长期医嘱：** □ 风湿免疫科护理常规 □ 膳食选择 □ 一级或二级护理 □ 对症治疗 □ 既往基础用药 **临时医嘱：** □ 血常规、尿常规、大便常规 □ 肝肾功能、血糖、血脂、电解质、ESR、CRP、凝血功能、传染病四项、ANA 谱、RF、抗 CCP 抗体、免疫球蛋白及补体 □ 心电图、心脏彩超、胸部 CT、肝胆胰脾彩超、骨密度 □ 必要时进行：纤维支气管镜、肾活检、肺活检、皮肤活检，自免肝抗体、抗磷脂抗体谱、血气分析、磁共振检查、HBV-DNA、HCV-RNA、PCT、^{13}C 呼气试验、消化内镜检查	**长期医嘱：** □ 风湿免疫科护理常规 □ 膳食选择 □ 一级或二级护理 □ 继续对症治疗 □ 必要时调整既往用药 **临时医嘱：** □ 其他特殊或补充医嘱	**长期医嘱：** □ 风湿病护理常规 □ 一级或二级护理 □ 膳食选择 □ 继续对症治疗 □ 根据实验室检查结果调整抗风湿药，可给予糖皮质激素，免疫抑制剂（环磷酰胺、甲氨蝶呤、硫唑嘌呤、环孢素等），复方磺胺甲噁唑、生物靶向制剂、IVIG、血浆置换或免疫吸附等 □ 必要时给予质子泵抑制剂、胃黏膜保护剂、抗感染、保肝治疗 □ 需要时给予钙剂、阿法骨化醇、双膦酸盐防治骨质疏松治疗 **临时医嘱：** □ 必要时复查血常规、CRP、ESR、补体、肝功能、肾功能、血糖、电解质、胸部 CT □ 异常指标复查

续　表

日期	住院第 1 天	住院第 2 天	住院第 3~6 天
主要 护理 工作	□ 介绍病房环境、设施和设备 □ 入院护理评估 □ 风湿免疫病慢病管理（心理、康复、自我评估、用药指导、数据库录入）	□ 患者教育 □ 观察患者病情变化 □ 观察药物疗效和不良反应 □ 静脉取血，用药指导	□ 患者教育 □ 观察患者病情变化 □ 观察药物疗效和不良反应 □ 心理与生活护理
病情 变异 记录	□ 无　□ 有，原因： 1. 2.	□ 无　□ 有，原因： 1. 2.	□ 无　□ 有，原因： 1. 2.
护士 签名			
医师 签名			

时间	出院前 1~3 天	住院第 7~10 天（出院日）
主要 护理 工作	□ 上级医师查房 □ 病情评估、疗效及不良反应评估 □ 确定出院后长期系统的治疗方案 □ 明确出院时间	□ 完成出院相关医疗文件 □ 交代出院后的注意事项及就医指征 □ 预约复诊日期 □ 交待复查项目
重 点 医 嘱	**长期医嘱：** □ 风湿免疫科护理常规 □ 一级或二级护理 □ 根据病情调整长期用药 **临时医嘱：** □ 根据需要复查相关指标	**出院医嘱：** □ 出院带药
主要 护理 工作	□ 患者教育 □ 观察患者病情变化 □ 观察药物疗效和不良反应 □ 生活和心理护理 □ 出院准备指导	□ 指导患者办理出院手续 □ 风湿免疫病慢病管理（心理、康复、自我评估、用药指导、数据库录入）
病情 变异 记录	□ 无　□ 有，原因： 1. 2.	□ 无　□ 有，原因： 1. 2.
护士 签名		
医师 签名		

第十五章

抗中性粒细胞胞质抗体相关性血管炎临床路径释义

一、抗中性粒细胞胞质抗体相关性血管炎编码

疾病名称及编码：抗中性粒细胞胞质抗体相关性血管炎（ICD-10：M31.802）

二、临床路径检索方法

M31.802

三、临床路径标准住院流程

（一）适用对象

第一诊断为抗中性粒细胞胞质抗体相关性血管炎（ICD-10：M31.802）。

> **释义**
>
> ■抗中性粒细胞胞质抗体相关性血管炎（AAV）包括 Chapel Hill 的系统性血管炎分类标准中的三种小血管炎：显微镜下多血管炎（MPA）、肉芽肿性多血管炎（GPA）和嗜酸性肉芽肿性多血管炎（EGPA）。他们因具有相似的临床、病理和实验室特点而作为一类疾病，包括抗中性粒细胞胞质抗体（ANCA）阳性，主要侵犯微小血管，常累及肾脏和肺脏，自然病程的预后恶劣，但激素和环磷酰胺治疗效果明显等。

（二）诊断依据

根据 2012 年 Chapel Hill 会议（CHCC）的血管炎分类标准，抗中性粒细胞胞质抗体（ANCA）相关性血管炎（AAV）分为显微镜下多血管炎（MPA）、肉芽肿性多血管炎（GPA）和嗜酸性肉芽肿性多血管炎（EGPA）。

肉芽肿性多血管炎（GPA）：目前 GPA 的诊断标准采用 1990 年美国风湿病学会（ACR）分类标准，见表 15-1。符合 2 条或 2 条以上时可诊断为 GPA，诊断的敏感性和特异性分别为 88.2% 和 92.0%。

表 15-1　1990 年 ACR 的 GPA 分类标准

疾病部位	临床症状
鼻或口腔炎症	痛性或无痛性口腔溃疡，脓性或血性鼻腔分泌物
胸部 X 线片异常	胸部 X 线片示结节、固定浸润病灶或空洞
尿沉渣异常	镜下血尿（红细胞>5 个/高倍视野）或出现红细胞管型
病理性肉芽肿性炎性改变	动脉壁或动脉周围，或血管（动脉或微动脉）外区域有中性粒细胞浸润形成肉芽肿性炎性改变

显微镜下多血管炎（MPA）：MPA 目前尚无统一标准，以下情况有助于显微镜下多血管炎的诊断：①中老年，以男性多见。②具有起病的前驱症状。③肾脏损害表现：蛋白尿、血尿或（及）急进性进行性肾功能不全等。④伴有肺部或者肺肾综合征的临床表现。⑤伴有关节、眼、耳、心脏、胃肠道等全身各器官受累表现。⑥P-ANCA 阳性。⑦肾、肺活检有助于诊断。

嗜酸性肉芽肿性多血管炎（EGPA）：ACR-1990-分类标准：①支气管哮喘。②嗜酸性粒细胞>10%。③单/多神经炎。④非固定性肺浸润影。⑤鼻窦炎。⑥活检：血管外嗜酸性粒细胞浸润，EGPA：4/6 项（敏感性：85%，特异性：99，7%）。

> **释义**
>
> ■ 抗中性粒细胞胞质抗体（ANCA）包括一个自身抗体谱，分为胞质型（cANCA）、核周型（pANCA）两种。其靶抗原包括多种物质，如蛋白酶-3（PR3）、髓过氧化物酶（MPO）等。GPA 的 ANCA 类型主要为 cANCA，其靶抗原为蛋白酶-3（PR3）；MPA 和 EGPA 的 ANCA 类型主要为核周型（pANCA），其靶抗原为髓过氧化物酶（MPO）。
>
> ■ 肉芽肿性多血管炎（GPA）是一种坏死性肉芽肿性血管炎，目前病因不明。病变累及小动脉、静脉及毛细血管，偶尔累及大动脉，其病理以血管壁的炎症为特征，主要侵犯上、下呼吸道和肾脏，通常从鼻黏膜和肺组织局灶性肉芽肿性炎症开始，逐渐进展为弥漫性坏死性肉芽肿性炎症。临床常表现为鼻和鼻窦炎、肺病变和进行性肾衰竭。还可累及关节、眼、耳、皮肤，亦可侵及心脏、神经系统等。上呼吸道、支气管内膜及肾脏活检是诊断的重要依据。
>
> ■ 显微镜下多血管炎（MPA）是一种主要累及小血管的系统性坏死性血管炎。可侵犯肾脏、皮肤和肺等脏器的小动脉、微动脉、毛细血管和微小静脉。常表现为坏死性肾小球肾炎和肺毛细血管炎。可呈急性起病，表现为快速进展性肾小球肾炎和肺出血，有些也可非常隐匿起病，以间断发作的紫癜、轻度肾脏损害和咯血等为表现。典型病例多具有皮肤-肺-肾的临床表现。本病诊断目前尚无统一标准，在确诊前尤其需要与结节性多动脉炎（PAN）及 GPA 鉴别。PAN 与 MPA 的主要区别在于累及中型和（或）小型动脉，无毛细血管、小静脉及微动脉累及。部分患者需除外感染性心内膜炎。
>
> ■ EGPA 是累及小、中血管的系统性血管炎，有血管外肉芽肿形成及高嗜酸性粒细胞血症，患者常表现为变应性鼻炎、鼻息肉及哮喘，可侵犯肺及肾脏，出现相应症状，可有 ANCA 阳性，但以核周型 ANCA 阳性为多。

（三）治疗方案的选择

根据《临床诊疗指南·风湿病学分册》（中华医学会风湿病学分会，人民卫生出版社，2005年）等。

治疗可分为 3 期，即诱导缓解、维持缓解以及控制复发。循证医学显示糖皮质激素加环磷酰胺联合治疗有显著疗效，特别是肾脏受累以及具有严重呼吸系统症状的患者，应作为首选治疗方案。

> **释义**
>
> ■ 治疗方案的选择还可参考 2011 年中华医学会风湿病学分会相关指南，2014 年 BSR/BHPR 成人 ANCA 相关性血管炎的管理指南以及 2016 年 EULAR/ERA-EDTA 关于 ANCA 相关性血管炎的管理建议。
>
> ■ 糖皮质激素联合环磷酰胺是治疗 ANCA 相关性血管炎的首选方法，但临床治疗

不能过于依赖激素而放弃免疫抑制剂的使用。激素单药治疗只能暂时控制症状，如未联合免疫抑制剂，疾病将持续进展直至出现不可逆的脏器功能衰竭。免疫抑制剂，特别是细胞毒免疫抑制剂的使用，在 ANCA 相关性血管炎的治疗中也起到关键作用。

■ 对于难治性患者或经常规治疗多次复发患者，有条件者可使用生物制剂治疗，包括针对 TNF-α、CD20 等的单克隆抗体。

■ 在合并感染、体弱、病重等原因导致无法使用糖皮质激素和细胞毒免疫抑制剂时可考虑单用或合用免疫球蛋白。

■ 当同时出现抗肾小球基底膜抗体、存在严重肺泡出血者或病程急性期存在严重肾脏病变时可考虑血浆置换。

（四）标准住院日 14～21 天

释义

■ ANCA 患者在入院后 1～4 天进行病情评估并接受初步治疗，入院 5～18 天内根据评估结果及患者个体疗效调整治疗方案，住院第 19～21 天再次评估病情及治疗效果，症状缓解、病情稳定可予出院。总住院时间在 14～21 天内均符合路径要求。

（五）进入路径标准

1. 第一诊断必须符合抗中性粒细胞胞质抗体相关性血管炎的疾病诊断。
2. 当患者同时具有其他疾病诊断，但在住院期间不需要特殊处理也不影响第一诊断的临床路径流程实施时，可以进入路径。

释义

■ 进入本路径的标准必须是符合指南中明确诊断的抗中性粒细胞胞质抗体相关性血管炎的患者。

■ 需要除外患者有系统性红斑狼疮、干燥综合征、类风湿关节炎、强直性脊柱炎等其他风湿免疫性疾病。

■ 当患者同时患有其他非风湿免疫疾病，本次住院期间不需要检查和治疗，且本次入院第一诊断为抗中性粒细胞胞质抗体相关性血管炎，也可以进入本路径。

■ 本路径不适用于生命体征不稳定，经专科医师评估不适合收入普通病房，需要监护室收治的重症患者。

（六）住院期间检查项目

1. 必需的检查项目：
（1）血常规、尿常规+沉渣镜检、24 小时尿蛋白定量、大便常规+隐血。
（2）肝功能、肾功能、电解质、血糖、红细胞沉降率、C 反应蛋白（CRP）、免疫球蛋白、抗中性粒细胞胞质抗体、抗核抗体。

（3）心电图、胸部高分辨 CT、双肾 B 超。

2. 根据患者病情可选择检查项目：

（1）感染性疾病筛查（乙型肝炎、丙型肝炎、艾滋病、梅毒等），补体、类风湿因子、血脂及肿瘤指标的筛查。

（2）肝、胆、胰、脾超声。

（3）肺功能。

（4）肾活检：如病情需要，可行肾穿刺。

释义

■ 必查项目是确保病情评估和治疗安全、有效开展的基础，在入院后应及时安排完成。相关人员应认真分析检查结果，以便及时发现异常情况并采取对应处置。部分有异常或有意义的检查项目在住院期间需要重复检查，必要时可增加同一项目的检查频次。

■ 对有可疑感染征象，需要排除感染性疾病或进行有创检查的患者，进行感染性疾病筛查（包括乙型肝炎、丙型肝炎、艾滋病、梅毒等）。

■ 为缩短患者住院时间，检查项目可以在患者入院前（1周内）于门诊完成。

■ 血管炎临床表现多样，往往累及多系统多脏器，极易造成漏诊误诊，故病理活检对于诊断极为重要。尤其是疾病最常累及的皮肤、肾脏、上呼吸道、支气管黏膜和肺部组织活检对诊断具有重要意义。

■ 肉芽肿性多血管炎（GPA）在临床上常被误诊，为了能早期诊断，对有以下情况者应反复进行活组织检查：不明原因的发热伴有呼吸道症状；慢性鼻炎及鼻窦炎，经检查有黏膜糜烂或肉芽组织增生；眼、口腔黏膜有溃疡、坏死或肉芽肿；肺内有可变性结节状阴影或空洞；皮肤有紫癜、结节、坏死和溃疡等。

（七）选择用药

1. 糖皮质激素：活动期患者用泼尼松 1.0mg/（kg·d），用 4~6 周，病情缓解后逐渐减量并以小剂量维持。对严重病例如中枢神经系统血管炎、肺泡出血、进行性肾衰竭、心肌受累等，可采用冲击疗法：甲泼尼龙 1.0g/d，连用 3 天，第 4 天改口服泼尼松 1.0mg/（kg·d），然后根据病情逐渐减量。

2. 免疫抑制剂：应根据病情选择不同的方法。主要应用环磷酰胺、硫唑嘌呤、霉酚酸酯、环孢素、甲氨蝶呤、来氟米特等（图15-1）。

3. 植物药：包括雷公藤多苷，主要用于关节炎及肺间质病变等。

4. 营养神经药物：主要用于周围神经病变。包括维生素 B_{12}、维生素 B_1 等。

5. 复方磺胺甲噁唑：对于病变局限于上呼吸道以及已用泼尼松和环磷酰胺控制病情者，可选用复方磺胺甲噁唑进行抗感染治疗。

6. 重症或顽固性患者可酌情使用生物制剂，如利妥昔单抗或肿瘤坏死因子抑制剂等。

7. 透析：肾衰竭的患者可选用透析治疗。

图 15-1 抗中性粒细胞胞质抗体相关性血管炎的治疗

> **释义**
>
> ■ 药物治疗是抗中性粒细胞胞质抗体相关性血管炎的主要治疗手段，主要分为诱导缓解和维持缓解两个阶段。
>
> ■ 一旦累及重要脏器，如肾、肺、中枢神经系统，首选方案为糖皮质激素联合环磷酰胺，病情严重考虑使用激素冲击治疗。出现肺-肾功能不全、多脏器衰竭、大量肺泡出血、肾功能急剧恶化时可予血浆置换，如患者血肌酐明显升高宜联合透析治疗。
>
> ■ 生物制剂（利妥昔单抗、肿瘤坏死因子 α 抑制剂）主要用于难治性患者或经常规治疗多次复发患者，部分患者取得较好疗效。
>
> ■ 随着病情趋于缓解，激素缓慢减量，免疫抑制剂可逐渐换为不良反应较小的甲氨蝶呤、硫唑嘌呤、霉酚酸酯、他克莫司、来氟米特等。维持剂量的激素及免疫抑制剂需要使用多长时间无统一规定，根据医师对病情评估综合决策，还需要监控疾病潜在的复发风险。

（八）出院标准

1. 受损的重要脏器功能稳定，症状缓解。
2. 没有需要住院处理的并发症和（或）合并症。

> **释义**
>
> ■ 患者出院前应完成复查项目，主要评估指标好转/明显好转，生命体征稳定，自觉症状缓解，主要受累脏器功能如肾功能及心肺功能基本稳定。无需要住院处理的并发症和（或）合并症。

（九）变异及原因分析

1. 伴有合并症或其他并发症，需进一步诊断及治疗或转至其他相应科室诊治。
2. 对常规治疗效果差，需延长住院时间。

> **释义**
>
> ■ 变异是指入选临床路径的患者未能按路径流程完成医疗行为或未达到预期的医疗质量控制目标。这包含三方面情况：①按路径流程完成治疗，但出现非预期结果，可能需要后续进一步处理，如本路径治疗后需要外科行肾移植手术或气管成形术；②按路径流程完成治疗，但超出了路径规定的时限，实际住院日超出标准住院日要求；③不能按路径流程完成治疗，患者需要中途退出路径，如治疗过程中出现严重并发症，导致必须终止路径或需要转入其他路径进行治疗等。对这些患者，主管医师均应进行变异原因的分析，并在临床路径的表单中予以说明。
>
> ■ 抗中性粒细胞胞质抗体相关性血管炎的并发症包括肾功能衰竭、肺出血、呼吸衰竭、心力衰竭、脑出血/脑梗死、消化道出血以及治疗并发症等。
>
> ■ 医师认可的变异原因主要指患者入选路径后，医师在检查及治疗过程中发现患者合并存在一些事前未预知的对本路径治疗可能产生影响的情况，需要终止执行路径或者是延长治疗时间、增加治疗费用。医师需在表单中明确说明。
>
> ■ 因患者方面的主观原因导致执行路径出现变异，也需要医师在表单中予以说明。

四、抗中性粒细胞胞质抗体相关性血管炎临床路径给药方案

【用药选择】

ANCA 相关性血管炎药物治疗目的为缓解症状，控制病情进展，达到长期维持缓解并改善预后，具体用药如下：

1. 糖皮质激素：活动期患者用泼尼松 1.0～1.5mg/（kg·d），用 4～6 周，病情缓解后逐渐减量并以小剂量维持。对重症患者如肾功能进行性恶化、中枢神经系统血管炎、肺泡出血、心肌受累等，可采用冲击疗法：甲泼尼龙 1.0g/d，连用 3 天，1 周后视病情需要可重复。第 4 天改口服泼尼松 1.0～1.5mg/（kg·d），根据病情逐渐减量。激素治疗期间注意防治不良反应。不宜单用泼尼松治疗，因缓解率下降，复发率升高。

2. 免疫抑制剂：应根据病情选择不同种类的免疫抑制剂。累及重要脏器者首选环磷酰胺。可采用口服，剂量一般 2～3mg/（kg·d），持续 12 周。对严重病例给予环磷酰胺按 0.5～1.0g/m² 体表面积静脉治疗，每 3～4 周 1 次，连续 6 个月。口服不良反应高于静脉治疗。用药期间注意观察不良反应，如骨髓抑制、继发感染等。对有环磷酰胺禁忌或环磷酰胺效果不佳以及环磷酰胺治疗达到缓解后，可换用其他免疫抑制剂，包括硫唑嘌呤、霉酚酸酯、环孢素、甲氨蝶呤、来氟米特等。硫唑嘌呤一般用量为口服 2～2.5mg/（kg·d），甲氨蝶呤一般用量为 10～25mg，每周 1 次，口服、肌内注射或静脉注射疗效相同。霉酚酸酯：初始用量 1.5～2.0g/d，分 2～3 次口服，维持 3 个月，维持剂量 1.0g/d，分 2～3 次口服，维持 6～9 个月。环孢素常用剂量为 3～5mg/（kg·d），优点为无骨髓抑制作用。来氟米特常用剂量为 10～20mg/d 口服。

3. 生物制剂：对于难治性患者或经常规治疗多次复发患者，可选用生物制剂治疗，包括利妥昔单抗、肿瘤坏死因子 α 拮抗剂等。

4. 免疫球蛋白：在合并感染、体弱、病重等原因导致无法使用糖皮质激素和细胞毒药物时可单用或合用。剂量为 300～400mg/（kg·d），连用 3～5 天。

5. 血浆置换、血透：患者出现肾功能急剧恶化、肺-肾功能不全、多脏器衰竭、大量肺泡出血时可予血浆置换，如患者血肌酐明显升高宜联合血液透析治疗。

6. 糖皮质激素不良反应的预防：考虑到患者长期应用激素治疗，需要及时进行激素不良反应的预防。主要包括预防骨质疏松治疗，使用钙剂联合活性维生素 D。如已出现骨质疏松，还需要加用双膦酸盐药物或降钙素治疗。评估消化道不良反应风险后，酌情使用胃黏膜保护剂/PPI 制剂；监测血压、血糖、血脂变化，如有异常及时进行干预控制。

7. 其他药物：在使用免疫抑制剂和激素治疗时，应注意预防卡氏肺孢子菌感染所致的肺炎，特别是对于病变局限于上呼吸道以及已用泼尼松和环磷酰胺控制病情者，可选用复方磺胺甲噁唑片进行抗感染治疗（2～6 片/天）。植物类药物包括雷公藤多苷、白芍总苷对缓解关节症状和调节免疫也有一定作用。

【药学提示】

围产期激素和免疫抑制剂使用：建议选用不含氟的糖皮质激素控制病情，使用剂量视患者病情轻重程度而定。妊娠期可选用的免疫抑制剂包括：硫唑嘌呤、环孢素，禁用的免疫抑制剂包括甲氨蝶呤、环磷酰胺、霉酚酸酯、来氟米特、雷公藤等。已服用这些药物的患者建议停药半年后再考虑妊娠。服用来氟米特者应先使用口服考来烯胺（消胆胺）8g，3 次/天，服用 11 天后，在至少 14 天间隔内 2 次检测血浆中来氟米特浓度，应在 0.02mg/L 以下。如果血浆浓度高于此水平，还需进行 1 个周期的考来烯胺治疗。也可口服或通过胃管给予活性炭混悬液 50g，每 6 小时 1 次，连续使用 24 小时，以清除体内药物。进行药物清除治疗后停药半年可考虑妊娠。

【注意事项】

1. 相关药物应用时应熟知其不良反应、禁忌证、药物间的交互作用及慎用人群。

2. 联合用药：糖皮质激素联合环磷酰胺治疗是抗中性粒细胞胞质抗体相关性血管炎治疗的首选方案。为避免长期使用激素产生不良反应，激素往往与抗骨质疏松药物及护胃药物联合应用。

五、推荐表单

（一）医师表单

抗中性粒细胞胞质抗体相关性血管炎医师表单

适用对象：第一诊断为抗中性粒细胞胞质抗体相关性血管炎（ICD-10：M31.802）

患者姓名：	性别：　　年龄：　　门诊号：	住院号：
住院日期：　　　年　　月　　日	出院日期：　　　年　　月　　日	标准住院日：14~21 天

时间	住院第 1 天	住院第 2~4 天	住院第 5~18 天
主要 诊疗 工作	□ 询问病史和体格检查 □ 完成病历书写 □ 完成初步的病情评估 □ 完善常规检查	□ 上级医师查房 □ 明确下一步诊疗计划 □ 观察患者临床症状的变化 □ 完成上级医师查房记录	□ 观察患者症状变化 □ 上级医师查房及诊疗评估 □ 完成查房记录 □ 对患者进行坚持治疗和预防复发的宣教
重 点 医 嘱	**长期医嘱：** □ 内科护理常规 □ 一级或二级护理 □ 普通饮食/糖尿病饮食/半流质饮食 **临时医嘱：** □ 血常规、尿常规+沉渣、24 小时尿蛋白定量、大便常规+隐血 □ 肝功能、肾功能、电解质、红细胞沉降率、血糖、C 反应蛋白、免疫球蛋白、抗核抗体、抗中性粒细胞胞质抗体 □ 心电图、胸部高分辨 CT、双肾 B 超 □ 药物治疗	**长期医嘱：** □ 内科护理常规 □ 一级或二级护理 □ 普通饮食/糖尿病饮食/半流质饮食 □ 激素、免疫抑制剂 **临时医嘱：** □ 根据检查结果评估，进行进一步检查 □ 异常结果复查	**长期医嘱：** □ 内科护理常规 □ 一级或二级护理 □ 普通饮食/糖尿病饮食/半流质饮食 □ 扩血管药物 **临时医嘱：** □ 根据病情变化及检查异常结果复查 □ 激素、免疫抑制剂及对症治疗
病情 变异 记录	□ 无　□ 有，原因： 1. 2.	□ 无　□ 有，原因： 1. 2.	□ 无　□ 有，原因： 1. 2.
医师 签名			

时间	住院第 19~21 天（出院日）
主要诊疗工作	□ 观察患者临床症状缓解情况 □ 上级医师查房及诊疗评估 □ 完成查房记录 □ 监测用药后有无不良反应 □ 对患者进行坚持治疗的宣教 □ 完成上级医师查房记录、出院记录、出院证明书和病历首页的填写 □ 通知出院 □ 向患者及家属交代出院后注意事项，预约复诊时间 □ 如患者不能出院，在病程记录中说明原因和继续治疗的方案
重点医嘱	出院医嘱： □ 出院带药（根据具体情况） □ 门诊随诊 □ 2 周后门诊复诊
病情变异记录	□ 无□ 有，原因： 1. 2.
医师签名	

（二）护士表单

抗中性粒细胞胞质抗体相关性血管炎护士表单

适用对象：第一诊断为抗中性粒细胞胞质抗体相关性血管炎（ICD-10：M31.802）

患者姓名：		性别： 年龄： 门诊号：		住院号：
住院日期： 年 月 日		出院日期： 年 月 日		标准住院日：14~21 天

时间	住院第 1 天	住院第 2~4 天
健康宣教	□ 介绍主管医师、护士 □ 入院宣教（常规、安全） □ 有疼痛症状者进行疼痛评估	□ 服药宣教 □ 疾病宣教 □ 饮食、饮水活动的宣教 □ 安全宣教
护理处置	□ 协助患者及家属办理入院手续，戴腕带 □ 通知医师 □ 生命体征的监测测量 □ 交接液体 □ 病情交班 □ 配合治疗 □ 完成护理记录	□ 评估患者全身情况 □ 观察生命体征 □ 协助患者完成临床检查 □ 注意实验室检查结果回报 □ 遵医嘱完成治疗 □ 完成护理记录
基础护理	□ 准备床单 □ 生命体征的观察 □ 一级或二级护理 □ 观察 24 小时出入量 □ 生活护理 □ 患者安全及心理护理	□ 生命体征的观察 □ 一级或二级护理 □ 生活护理 □ 观察 24 小时出入量 □ 患者安全及心理护理
专科护理	□ 监督患者用药 □ 观察患者病情变化 □ 使用药物的浓度剂量 □ 相关并发症的观察	□ 监督患者用药 □ 观察患者病情变化 □ 使用药物的浓度剂量 □ 相关并发症的观察
重点医嘱	□ 详见医嘱执行单	□ 详见医嘱执行单
病情变异记录	□ 无 □ 有，原因： 1. 2.	□ 无 □ 有，原因： 1. 2.
护士签名		

时间	住院第 5~18 天	住院第 19~21 天（出院日）
健康宣教	□ 服药宣教 □ 疾病宣教 □ 饮食、饮水活动的宣教 □ 安全宣教	□ 康复宣教 □ 出院宣教 □ 对患者进行生活注意事项宣教 □ 对患者进行坚持治疗的宣教
护理处置	□ 评估患者全身情况 □ 观察生命体征 □ 协助患者完成临床检查 □ 注意实验室检查结果回报 □ 遵医嘱完成治疗 □ 完成护理记录	□ 评估患者全身情况 □ 观察生命体征 □ 完成护理记录 □ 配合患者做好出院准备
基础护理	□ 生命体征的观察 □ 一级或二级护理 □ 生活护理 □ 观察 24 小时出入量 □ 患者安全及心理护理	□ 生命体征的观察 □ 一级或二级护理 □ 生活护理 □ 患者安全及心理护理 □ 配合患者做好出院准备
专科护理	□ 监督患者用药 □ 观察患者病情变化 □ 使用药物的浓度剂量 □ 相关并发症的观察	□ 监督患者用药 □ 观察患者病情变化
重点医嘱	□ 详见医嘱执行单	□ 详见医嘱执行单
病情变异记录	□ 无　□ 有，原因： 1. 2.	□ 无　□ 有，原因： 1. 2.
护士签名		

（三）患者表单

抗中性粒细胞胞质抗体相关性血管炎患者表单

适用对象：第一诊断为抗中性粒细胞胞质抗体相关性血管炎（ICD-10：M31.802）

患者姓名：	性别： 年龄： 门诊号：	住院号：
住院日期： 年 月 日	出院日期： 年 月 日	标准住院日：14~21 天

时间	住院第 1 天	住院第 2~18 天	住院第 19~21 天（出院日）
医患配合	□ 配合询问病史、收集资料，务必详细告知既往史、用药史、过敏史 □ 如需进行活检，签署手术知情同意书等 □ 配合完善相关实验室检查、检查	□ 配合签署关于治疗用药的各种必要的知情同意书 □ 治疗中使用药物如有不适，及时告诉医师	□ 接受出院前指导 □ 知道复诊程序 □ 获取出院诊断书
护患配合	□ 配合测量体温、脉搏、呼吸、血压 □ 配合完成入院护理评估（简单询问病史、过敏史、用药史） □ 接受入院宣教（环境介绍、病室规定、订餐制度、贵重物品保管等） □ 有任何不适告知护士	□ 接受术后宣教 □ 配合静脉输液、皮下及肌内注射用药等之类 □ 有任何不适告知护士 □ 配合定时测量生命体征、每日询问反便，监测血糖 □ 配合做好病房消毒，避免感染 □ 配合执行探视及陪伴	□ 接受出院宣教 □ 办理出院手续 □ 获取出院带药 □ 知道服药方法、作用、注意事项 □ 了解复查的时间及项目 □ 知道复印病历方法
饮食	□ 如无禁忌，正常饮食	□ 如无禁忌，正常饮食	□ 正常饮食
排泄	□ 正常排泄	□ 正常排泄	□ 正常排泄
活动	□ 如无需活检，正常活动	□ 加强防护，避免感染	□ 加强防护，避免感染

附：原表单（2016 年版）

抗中性粒细胞胞质抗体相关性血管炎临床路径表单

适用对象：第一诊断为抗中性粒细胞胞质抗体相关性血管炎（ICD-10：M31.802）

患者姓名：	性别： 年龄： 门诊号：	住院号：
住院日期： 年 月 日	出院日期： 年 月 日	标准住院日：14~21 天

时间	住院第 1 天	住院第 2~4 天
主要诊疗工作	□ 询问病史和体格检查 □ 完成病历书写 □ 完成初步的病情评估 □ 完善常规检查	□ 上级医师查房 □ 明确下一步诊疗计划 □ 观察患者临床症状的变化 □ 完成上级医师查房记录
重点医嘱	**长期医嘱：** □ 内科护理常规 □ 一级或二级护理 □ 普通饮食/糖尿病饮食/半流质饮食 **临时医嘱：** □ 血常规、尿常规+沉渣、24 小时尿蛋白定量、大便常规+隐血 □ 肝功能、肾功能、电解质、红细胞沉降率、血糖、C 反应蛋白、免疫球蛋白、抗核抗体、抗中性粒细胞胞质抗体 □ 心电图、胸部高分辨 CT、双肾 B 超 □ 药物治疗	**长期医嘱：** □ 内科护理常规 □ 一级或二级护理 □ 普通饮食/糖尿病饮食/半流质饮食 □ 激素、免疫抑制剂
主要护理工作	□ 协助患者及家属办理入院手续 □ 进行入院宣教和健康宣教（疾病相关知识） □ 制订护理计划 □ 根据医嘱完成相关辅助检查 □ 完成护理记录	□ 基本生活和心理护理 □ 观察患者病情变化
病情变异记录	□ 无 □ 有，原因： 1. 2.	□ 无 □ 有，原因： 1. 2.
护士签名		
医师签名		

时间	住院第 5~18 天	住院第 19~21 天（出院日）
主要诊疗工作	□ 观察患者症状变化 □ 上级医师查房及诊疗评估 □ 完成查房记录 □ 对患者进行坚持治疗和预防复发的宣教	□ 观察患者临床症状缓解情况 □ 上级医师查房及诊疗评估 □ 完成查房记录 □ 监测用药后有无不良反应 □ 对患者进行坚持治疗的宣教 □ 完成上级医师查房记录、出院记录、出院证明书和病历首页的填写 □ 通知出院 □ 向患者及家属交代出院后注意事项，预约复诊时间 □ 如患者不能出院，在病程记录中说明原因和继续治疗的方案
重点医嘱	长期医嘱： □ 内科护理常规 □ 一级或二级护理 □ 普通饮食/糖尿病饮食/半流质饮食 □ 扩血管药物 临时医嘱： □ 根据病情变化及检查异常结果复查 □ 激素、免疫抑制剂及对症治疗	出院医嘱： □ 出院带药（根据具体情况） □ 门诊随诊 □ 2 周后门诊复诊
主要护理工作	□ 基本生活和心理护理 □ 监督患者用药 □ 观察患者病情变化	□ 基本生活和心理护理 □ 对患者进行生活注意事项宣教 □ 对患者进行坚持治疗的宣教 □ 帮助患者办理出院手续、交费等事宜 □ 饮食指导 □ 出院指导
病情变异记录	□ 无 □ 有，原因： 1. 2.	□ 无 □ 有，原因： 1. 2.
护士签名		
医师签名		

第十六章

系统性红斑狼疮肾炎临床路径释义

一、系统性红斑狼疮肾炎编码

疾病名称及编码：狼疮性肾炎（ICD-10：M32.101[†] N08.5[*]）

狼疮性肾小管间质肾炎（ICD-10：M32.102[†] N16.4[*]）

二、临床路径检索方法

M32.101[†] N08.5[*]/M32.102[†] N16.4[*]

三、系统性红斑狼疮肾炎临床路径标准住院流程

（一）适用对象

第一诊断为系统性红斑狼疮肾炎，肾功能正常者。

> **释义**
>
> ■ 系统性红斑狼疮是弥漫性风湿免疫病的典型代表，其发病过程中可累及多系统及多器官，肾脏是最常受累的器官之一，肾脏受累称为狼疮肾炎。狼疮肾炎需全面评估，尽可能完善肾穿刺手术明确病理学改变。本路径适用于诊断狼疮肾炎，行或未行肾穿刺病理检查的患者。

（二）诊断依据

根据《系统性红斑狼疮诊断与治疗指南》（中华医学会风湿学分会，2010 年），《临床诊疗指南风湿病分册第二版》（中华医学会编著，2010 年）。应用美国风湿病学会 1997 年修订的系统性红斑狼疮诊断标准。

1. 颊部红斑：固定红斑，扁平或高起，在两颧突出部位。

2. 盘状红斑：片状高起于皮肤的红斑，黏附有角质脱屑和毛囊栓；陈旧病变可发生萎缩性瘢痕。

3. 光过敏：对日光有明显的反应，引起皮疹，从病史中得知或医师观察到。

4. 口腔溃疡：经医师观察到的口腔或鼻咽部溃疡，一般为无痛性。

5. 关节炎：非侵蚀性关节炎，累及 2 个或更多的外周关节，有压痛、肿胀或积液。

6. 浆膜炎：胸膜炎或心包炎。

7. 肾脏病变：尿蛋白定量（24 小时）>0.5g 或+++，或管型（红细胞、血红蛋白、颗粒或混合管型）。

8. 神经病变：癫痫发作或精神病，除外药物或已知的代谢紊乱。

9. 血液学疾病：溶血性贫血，或白细胞减少，或淋巴细胞减少，或血小板减少。

10. 免疫学异常：抗 dsDNA 抗体阳性，或抗 Sm 抗体阳性，或抗磷脂抗体阳性（包括抗心磷脂抗体、狼疮抗凝物、至少持续 6 个月的梅毒血清试验假阳性，三者中具备 1 项阳性）。

11. 抗核抗体：在任何时候和未用药物诱发"药物性狼疮"的情况下，抗核抗体滴度异常。

该分类标准的 11 项中，符合 4 项或 4 项以上者，在除外感染、肿瘤和其他结缔组织病后，可诊断系统性红斑狼疮。肾脏损害：符合上述标准中的第 7 项者。

释义

■ 系统性红斑狼疮（SLE）是自身免疫介导的风湿免疫性疾病，血清中出现以抗核抗体为代表的多种自身抗体及多系统受累是其两个主要临床特征，分类诊断的依据主要围绕这些特征。1997 年 SLE 分类标准是最常用临床标准，而 2009 年首次提出并于 2012 年正式发表的 SLICC-SLE 分类标准在 1997 年标准基础上，更强调 SLE 诊断临床相关性，明确分为临床标准及免疫学标准两部分。临床标准包括急性或亚急性皮肤型狼疮、慢性皮肤型狼疮、口鼻部溃疡、脱发、关节炎、浆膜炎、肾脏病变、神经病变、溶血性贫血、至少 1 次白细胞减少或淋巴细胞减少、至少 1 次血小板减少共 11 项，免疫学标准包括抗核抗体阳性、抗 dsDNA 抗体阳性、抗 Sm 抗体阳性、抗磷脂抗体、补体降低、直接抗人球蛋白试验阳性（无溶血性贫血）共 6 项，满足 4 项标准，至少 1 项临床标准和 1 项免疫学标准。此诊断最突出一点为肾活检作为独立的标准，肾活检证实狼疮肾炎伴抗核抗体阳性或抗 dsDNA 抗体阳性即可诊断。临床中其他免疫疾病亦可出现上述临床表现及实验室异常，需注意鉴别诊断。同时需考虑 SLE 合并其他疾病可能。另外，需警惕肿瘤、感染等疾病出现免疫疾病特点，临床需注意鉴别。

（三）治疗方案的选择

根据《系统性红斑狼疮诊断与治疗指南》（中华医学会风湿学分会，2010 年），《临床诊疗指南风湿病分册第二版》（中华医学会编著，2010 年）。

1. 糖皮质激素。
2. 抗疟药。
3. 免疫抑制剂。
4. 血浆置换、免疫吸附、生物靶向制剂及免疫细胞治疗。
5. 抗凝药。
6. 降压药、降脂药。

释义

■ 治疗方案还应结合 2012 年美国风湿病学会（ACR）和欧洲抗风湿病联盟（EULAR）针对狼疮肾炎的治疗和管理推荐。

■ 治疗分为诱导缓解以及维持缓解。治疗目标是力求达到病情完全缓解，长期保护肾脏功能、避免疾病复发、提高生存率。

■ 根据肾脏病理类型采取不同治疗策略，并结合患者实际病情，如其他脏器受累程度，制订个体化方案。

■ 需重视对症及支持治疗，以及药物治疗可能存在不良反应的监测及治疗，如控制血压、血糖、血脂，避免感染等。

（四）标准住院日 14~20 天

释义

■ 系统性红斑狼疮是高度异质性疾病，需全面评估可能受累的脏器，完善理化、影像学等检查，评估病情 3~5 天，安排肾脏穿刺及术后恢复 3~5 天，制订治疗方案观察治疗效果及不良反应 5~7 天。一般住院日为 10~15 天。

（五）进入路径标准

1. 第一诊断必须符合系统性红斑狼疮伴狼疮肾炎诊断标准，肾功能正常者。
2. 当患者同时具有其他疾病诊断，但在住院期间不需要特殊处理也不影响第一诊断的临床路径流程实施时，可以进入路径。

释义

■ 进入本路径的标准是符合系统性红斑狼疮及狼疮肾炎诊断。需除外其他自身免疫疾病，或者符合系统性红斑狼疮但以其他脏器损害更突出者。

■ 当患者同时具有其他疾病诊断，但在住院期间不需要特殊处理也不影响第一诊断的临床路径流程实施时，可以进入本路径。

■ 本路径不适用于肾功能严重损害，需替代治疗的患者。

（六）住院期间的检查项目

1. 必需的检查项目：
（1）血常规、尿常规、大便常规；
（2）肝肾功能、电解质、血糖、血脂、凝血功能、D-二聚体（D-dimer）、感染性疾病筛查（乙型肝炎、丙型肝炎、梅毒、艾滋病等），24 小时尿蛋白定量；
（3）抗核抗体谱、抗磷脂抗体、Coombs 试验、免疫球蛋白、补体、红细胞沉降率、CRP；
（4）胸部 CT、心电图，肝胆胰脾彩超、泌尿系彩超、超声心动图。
2. 根据患者病情，有条件可选择：RF、抗 CCP 抗体、骨密度、HBV-DNA、HCV-RNA、PCT、[13]C 呼气试验、消化内、骨髓穿刺、肺功能、脑电图、脑脊液、脑 MRI/CT 检查、外周血 CD4[+] 和 CD8[+] 细胞、ANCA、抗 GBM 抗体、血清蛋白电泳、甲状腺功能、双肾血管彩超、肌电图。

3. 如患者无禁忌，根据病情需要可行肾活检病理检查，明确病理类型，以指导治疗，估计预后。

> **释义**
>
> ■ 必须检查的项目一方面了解患者一般情况，明确诊断，发现脏器损害以及相关合并症，另一方面为肾穿手术做术前准备。医务人员应认真分析检查结果，及时处理异常情况。
>
> ■ 针对检查结果及患者临床表现，安排进一步深入检查，全面评估受累器官，分析合并疾病，为应用糖皮质激素及免疫抑制剂等治疗做准备。部分检查项目可在入院前完成。
>
> ■ 建议如无禁忌，狼疮肾炎患者应完善肾脏穿刺检查，明确病理类型，为治疗策略制订以及预后评估提供依据。

（七）选择用药

1. 若行肾穿刺活检，则流程如下：

（1）肾穿前用药：

1）控制系统性红斑狼疮活动，可使用糖皮质激素等免疫抑制剂。

2）根据病情，积极纠正水、电解质、酸碱紊乱（可使用利尿剂、碱剂或扩容治疗）。

3）控制血压，保护肾功能。

4）加强对症支持治疗：必要时酌情使用促红细胞生成素、粒细胞落刺激因子或他汀类降脂药。

5）肾穿刺术前停用抗凝药物。

6）必要时抗感染治疗。

（2）肾穿刺病理检查：如果患者入院前已完成穿刺前的检查和准备，住院后即可进行肾活检。如果患者住院后开始安排肾活检前的检查和准备，则在完成评估后行肾活检。

1）麻醉方式：局部麻醉。

2）术前准备：停用一切抗凝药物后，复查凝血功能正常；血红蛋白 8g/dl 以上，血小板 8 万/mm^3；血压控制在 140/90mmHg 以下。

3）术中用药：麻醉常规用药。

4）取材方式：经皮肾活检。

5）输血：视术中情况而定。

6）组织病理：冰冻切片行免疫荧光检查、石蜡切片光镜检查及电镜检查，并对肾组织活动性指数（AI）、慢性指数（DI）进行评分。

（3）穿刺后用药：

1）肾穿刺术后根据情况选择性使用止血药。

2）根据临床情况可选择性使用无肾毒性抗菌药物，按《2015 年抗菌药物临床应用指导原则》执行。

3）根据肾活检病理诊断，确定病理类型后实施治疗方案：

a. 重型狼疮性肾炎，疾病明显活动者，可考虑大剂量激素静脉冲击治疗，环磷酰胺冲击治疗、霉酚酸酯、环孢素 A、他克莫司治疗；还可以考虑大剂量丙种球蛋白冲击治疗或血浆置换和（或）免疫吸附治疗。

b. 病情相对稳定，无明显狼疮活动者，可考虑激素联合雷公藤多苷、硫唑嘌呤或来氟米特等治疗。

c. 在肾穿刺7天后，无活动性出血，可酌情予抗凝药、抗血小板药治疗（促纤维蛋白溶解药慎用）。

d. 保护肾功能、对症支持治疗。

2. 若不行肾活检，则用药如下：

（1）糖皮质激素：醋酸泼尼松/甲泼尼龙/地塞米松，用药剂量及时间视病情而定。

（2）抗疟药：氯喹/羟氯喹，适用于无禁忌证的所有患者。

（3）免疫抑制剂：环磷酰胺/吗替麦考酚酯/他克莫司/雷公藤多苷/硫唑嘌呤/来氟米特，选用何种药物及用药时间视病情而定。

（4）抗凝药：低分子肝素/阿司匹林/双嘧达莫，视病情而定。

（5）降压药、降脂药：ACEI/ARB 类降压药（辅助降尿蛋白）、他汀类降脂药，视病情而定。

（6）免疫调节剂：可选用百令胶囊等，用药时机视病情而定。

（7）根据病情可选用静脉应用大剂量丙种球蛋白，用药3~5天或视病情而定。

（8）对症治疗药物：必要时给予抑酸、保护胃黏膜、抗感染、防治骨质疏松等治疗。

释义

■ 系统性红斑狼疮肾炎需长期治疗，治疗疗程分为诱导缓解及维持治疗两部分，根据肾脏病变的病理类型、受累程度选择治疗方案，同时需要考虑患者药物耐受性、药物可能存在的不良反应、社会经济因素等方面，权衡利弊。

■ 改善生活方式如控制体重、适当运动、避免辛辣刺激食物、避免日晒等措施对于系统性红斑狼疮患者具有重要意义，同时狼疮肾炎患者需注意避免肾脏负担，避免应用可能存在肾损伤药物，必要时予对症支持治疗。

■ 治疗过程中需定期监测，评估治疗效果以及药物耐受性，糖皮质激素需逐渐减量，免疫抑制剂需根据病情酌情调整剂量或种类。

■ 肾脏穿刺前充分评估，保证手术及术后安全，尽量避免手术相关并发症，如出血等。肾脏病理需由经验丰富的医务人员进行制片、阅片，经过专家讨论后完成报告。

■ 根据病情选择血浆置换或双重过滤等免疫吸附的方法辅助治疗。

（八）出院标准

1. 没有需要住院处理的并发症和（或）合并症。

2. 肾穿刺伤口愈合好。

3. 临床症状（血压、蛋白尿、血尿和肾功能）稳定或者好转。

释义

　　■患者完善相关检查，完成病情评估，制订治疗方案，进行必要复查，病情得到初步控制且无需继续住院治疗。肾穿刺手术部位愈合良好，无出血、感染等。

（九）变异及原因分析

1. 出现肾功能急剧恶化、恶性高血压等严重并发症，需要在住院期间处理。

2. 新出现其他系统合并症，如血液系统、神经系统症状需要住院治疗。

3. 出现治疗相关的并发症如感染、血糖升高或肾穿刺并发症，需要住院期间处理。

4. 虽然诊断为狼疮性肾炎，但出现持续少尿、急性肾衰竭或存在慢性肾功能不全，需要替代治疗的患者，以及伴有严重感染、心功能衰竭的患者，不适合本途径。

释义

　　■变异是指入选临床路径的患者未能按路径流程完成医疗行为或未达到预期的医疗质量控制目标。这包含三方面情况：①按路径流程完成治疗，但出现非预期结果，可能需要进一步处理，如本路径治疗后出现新的其他系统症状，需继续住院治疗；②按路径流程完成治疗，但超出了路径规定的时限，实际住院日超出标准住院日要求，或未能在规定的手术日时间限定内实施手术；③不能按路径流程完成治疗，患者需要中途退出路径，如治疗过程中出现严重并发症，导致必须终止路径或需要转入其他路径进行治疗等。对这些患者，主管医师均应进行变异原因的分析，并在临床路径的表单中予以说明。

　　■医师认可的变异原因主要指患者入选路径后，医师在检查及治疗过程中发现患者合并存在一些事前未预知的对本路径治疗可能产生影响的情况，需要终止执行路径或者是延长治疗时间、增加治疗费用。医师需在表单中明确说明。

　　■因患者方面的主观原因导致执行路径出现变异，也需要医师在表单中予以说明。

四、系统性红斑狼疮肾炎给药方案

【用药选择】

狼疮性肾炎的治疗目标为诱导缓解，尽可能达到完全缓解并维持，长期保护肾脏功能，避免治疗过程中不良反应。用药种类以及剂量主要依据狼疮性肾炎病理学分型。具体如下：

1. 糖皮质激素：有微小病变或间质性肾炎的I型狼疮性肾炎患者以及尿蛋白>1g/d且存在肾小球源性血尿的II型狼疮性肾炎可考虑单用糖皮质激素，低到中等剂量泼尼松 0.25～0.5mg/（kg·d）；III和IV型的狼疮性肾炎患者采用糖皮质激素 0.8～1.0mg/（kg·d），病情重者可予糖皮质激素冲击治疗（0.5～1g/d×3d），后序贯应用泼尼松 0.5～1mg/（kg·d）治疗，逐渐减量至最小有效维持量。单纯 V 型狼疮性肾炎应用中等量糖皮质激素泼尼松 0.5mg/（kg·d）。对于VI型狼疮性肾炎一般不推荐积极应用。

2. 免疫抑制剂：ACR 推荐意见中 I 型及 II 型狼疮性肾炎一般不需要免疫抑制剂。III 和 IV 型的狼疮性肾炎患者诱导缓解治疗选择环磷酰胺或者霉酚酸酯。环磷酰胺输液治疗，500～1000mg/m²每月 1 次或者500mg 每 2 周 1 次；霉酚酸酯亚洲人剂量通常 1.5～2.0g/d。半年评估疗效，如改善可序贯霉酚酸酯（1～2g/d）或硫唑嘌呤 2mg/（kg·d），如不改善可对换环磷酰胺或霉酚酸酯治疗，上述治疗仍未改善考虑二线治疗方案，如利妥昔单抗、贝利木单抗、环孢素等。单纯 V 型首选霉酚酸酯，如无缓解可考虑环磷酰胺、环孢素、利妥昔单抗等。对于VI型狼疮性肾炎一般不推荐积极应用。

3. 替代治疗：Ⅵ型狼疮性肾炎以替代治疗为主。

4. 其他：合并抗磷脂抗体综合征时需考虑抗凝、抗血小板治疗，血浆置换作为血栓性微血管病首选方法。

5. 羟氯喹：是狼疮性肾炎基础用药，如无禁忌建议狼疮性肾炎患者均应用。

6. 辅助治疗：狼疮性肾炎尿蛋白升高、尿蛋白肌酐比升高或合并高血压时推荐应用血管紧张素转化酶抑制剂。推荐应用他汀类药物控制降低低密度脂蛋白。补充钙剂和活性维生素D防治骨质疏松。血白蛋白<20g/L需抗凝治疗。

【药学提示】

1. 环磷酰胺被肝脏的磷酰胺酶或磷酸酶水解，变为活化作用的磷酰胺氮芥，抑制DNA的合成，干扰RNA的功能，是细胞周期非特异性细胞毒药物。

2. 霉酚酸酯口服后在体内迅速水解为活性代谢产物霉酚酸，霉酚酸通过抑制嘌呤核苷酸从头合成途径的关键限速酶——次黄嘌呤核苷磷酸脱氢酶，使鸟嘌呤核苷酸的合成减少，因而能选择性抑制T、B淋巴细胞的增殖和功能。

【注意事项】

1. 应用相关药物时应熟知其不良反应，密切监测、注意预防，特别是感染以及药物相关脏器损害。

2. 对于有生育要求的患者尽量避免应用环磷酰胺。

3. 进行肾穿刺患者需提前调整抗血小板、抗凝治疗。

4. 药物选择需结合患者意愿，考虑心理、社会等多种因素。

五、推荐表单

（一）医师表单

狼疮性肾炎行肾穿刺活检临床路径医师表单

适用对象：第一诊断为系统性红斑狼疮肾炎，肾功能正常者

患者姓名：		性别： 年龄： 门诊号：	住院号：
住院日期： 年 月 日		出院日期： 年 月 日	标准住院日：14~20 天

时间	住院第 1 天	住院第 2~5 天
主要诊疗工作	□ 询问病史及体格检查 □ 完成病历书写及上级医师查房记录 □ 安排实验室及影像学检查 □ 及时处理各种临床危重情况（如严重水、电解质、酸碱失衡，高血压等）	□ 上级医师查房，根据初步的检查结果制订下一步诊疗方案 □ 观察病情变化，及时与患方沟通 □ 根据情况调整基础用药 □ 必要时肾穿刺活检 □ 签署各种必要的知情同意书、自费用品协议书
重点医嘱	长期医嘱： □ 风湿免疫科护理常规 □ 分级护理 □ 低盐饮食 □ 记出入量、监测血压 □ 既往基础用药 临时医嘱： □ 血常规、尿常规、大便常规 □ 肝肾功能、电解质、血糖、血脂、凝血功能、D-二聚体（D-dimer）、感染性疾病筛查、24小时尿蛋白定量 □ 抗核抗体谱、抗磷脂抗体、Coombs 试验、免疫球蛋白、补体、红细胞沉降率、CRP □ 胸部 CT、心电图，肝胆胰脾肾彩超、超声心动图 □ 根据患者病情，有条件可选择：RF、抗 CCP 抗体、骨密度、HBV-DNA、HCV-RNA、PCT、^{13}C呼气试验、消化内、骨髓穿刺、肺功能、脑电图、脑脊液、脑 MRI/CT 检查、外周血 CD4$^+$和 CD8$^+$细胞、ANCA、抗 GBM 抗体、血清蛋白电泳、甲状腺功能、双肾血管彩超、肌电图	长期医嘱： □ 患者既往基础用药 □ 酌情使用降压、利尿药 □ 酌情使用抗菌药物 □ 对症支持治疗（维持内环境稳定、控制血压、保护肾功能、改善贫血、降低血脂等） 临时医嘱： □ 肾穿刺前停用抗凝和抗血小板药 □ 必要时肾穿刺活检 □ 必要时复查血常规、凝血功能、电解质、肾功能、肝功能、尿常规、尿蛋白定量 □ 其他特殊医嘱
病情变异记录	□ 无 □ 有，原因： 1. 2.	□ 无 □ 有，原因： 1. 2.
医师签名		

时间	住院第6~9天	住院第10~15天（出院日）
主要诊疗工作	□ 上级医师查房，结合病理诊断和临床表现，提出具体的治疗方案 □ 完成上级医师查房记录 □ 完成必要的其他专科会诊 □ 严密观察病情，及时发现和处理肾穿术后并发症 □ 治疗效果、预后评估 □ 观察穿刺部位情况 □ 康复及宣教 □ 评估一般情况、肾功能、并发症或合并症、治疗不良反应等 □ 明确出院时间	□ 完成出院记录、出院证明书、出院病历等 □ 向患者交代出院后的注意事项，预约复诊时间
重点医嘱	长期医嘱： □ 根据病情给予相应的免疫抑制治疗 □ 继续对症支持治疗 临时医嘱： □ 复查入院时结果明显异常的检查项目和血压、肾功能 □ 24小时尿蛋白定量及尿沉渣检查 □ 重要的专科检查项目	出院医嘱： □ 出院带药：糖皮质激素、免疫抑制剂等 □ 门诊随诊
病情变异记录	□ 无　□ 有，原因： 1. 2.	□ 无　□ 有，原因： 1. 2.
医师签名		

（二）护士表单

狼疮性肾炎行肾穿刺活检临床路径护士表单

适用对象：第一诊断为系统性红斑狼疮肾炎，肾功能正常者

患者姓名：	性别：	年龄：	门诊号：	住院号：
住院日期： 年 月 日	出院日期： 年 月 日			标准住院日：14~20 天

时间	住院第 1 天	住院第 2~5 天
健康宣教	□ 介绍病房环境、设施和设备 □ 入院宣教（常规、安全） □ 介绍主管医师、护士	□ 饮食、饮水活动的宣教 □ 狼疮性肾炎健康知识宣教 □ 做肾穿刺术前宣教 □ 服药宣教 □ 疾病宣教
护理处置	□ 安置患者，佩戴腕带 □ 通知医师 □ 生命体征的监测测量 □ 交接液体 □ 病情交班 □ 配合治疗 □ 完成护理记录	□ 评估患者全身情况 □ 观察生命体征 □ 协助患者完成临床检查 □ 完成常规标本采集 □ 遵医嘱完成治疗 □ 注意实验室检查结果回报 □ 完成护理记录
基础护理	□ 准备床单位，必要时监护、吸氧 □ 生命体征的观察 □ 一级或二级护理 □ 观察 24 小时出入量、血压 □ 监测体温 □ 生活护理 □ 患者安全及心理护理	□ 生命体征的观察 □ 一级或二级护理 □ 生活护理 □ 观察 24 小时出入量 □ 患者安全及心理护理 □ 病情的观察（症状、体征神志、生命体征）
专科护理	□ 风湿免疫病慢病管理（心理、康复、自我评估、用药指导）	□ 各种置管情况 □ 相关并发症的观察 □ 肾穿注意事项，术后疼痛症状评估，穿刺部位定时观察，排尿情况
重点医嘱	□ 详见医嘱执行单	□ 详见医嘱执行单
病情变异记录	□ 无 □ 有，原因： 1. 2.	□ 无 □ 有，原因： 1. 2.
护士签名		

时间	出院前 6~9 天	住院第 10~15 天（出院日）
健康宣教	□ 指导肾穿刺恢复期康复和锻炼 □ 避免感染 □ 饮食宣教 □ 服药宣教	□ 指导患者办理出院手续 □ 风湿免疫病慢病管理（心理、康复、自我评估、用药指导、数据库录入） □ 出院宣教
护理处置	□ 观察生命体征 □ 观察 24 小时出入量 □ 观察肾穿刺部位 □ 遵医嘱配合急救和治疗 □ 维持静脉通畅 □ 静脉和口服给药 □ 给予心理支持 □ 完成护理记录	□ 观察生命体征 □ 观察 24 小时出入量 □ 遵医嘱完成治疗 □ 生活护理 □ 给予心理支持 □ 完成护理记录 □ 配合患者做好出院准备
基础护理	□ 生命体征监测 □ 一级或二级护理 □ 准确记录出入量 □ 协助患者完成各项检查 □ 协助患者进食 □ 协助患者做好生活护理 □ 协助完成各项复查检查	□ 生命体征监测 □ 准确记录出入量 □ 办理出院事项 □ 二级护理
专科护理	□ 相关并发症的观察 □ 穿刺部位的观察	□ 相关并发症的观察
重点医嘱	□ 详见医嘱执行单	□ 详见医嘱执行单
病情变异记录	□ 无　　□ 有，原因： 1. 2.	□ 无　　□ 有，原因： 1. 2.
护士签名		

（三）患者表单

狼疮性肾炎行肾穿刺活检临床路径患者表单

适用对象：第一诊断为系统性红斑狼疮肾炎，肾功能正常者

患者姓名：	性别： 年龄： 门诊号：	住院号：
住院日期： 年 月 日	出院日期： 年 月 日	标准住院日：14~20 天

时间	住院第 1 天	住院第 2~9 天	住院第 10~15 天（出院日）
监测	□ 生命体征（体温、心率、血压、呼吸） □ 监测出入量、体重	□ 生命体征（体温、心率、血压、呼吸） □ 监测出入量、体重	□ 生命体征（体温、心率、血压、呼吸） □ 监测出入量、体重
医患配合	□ 护士行入院护理评估 □ 介绍主管医师、护士 □ 医师询问现病史、既往史、用药情况，收集资料并进行体格、检查 □ 配合完善术前相关实验室检查、检查 □ 入院宣教（常规、安全），了解医院环境及规章制度	□ 接受肾穿刺术前宣教，术后注意事项 □ 接受服药宣教 □ 狼疮性肾炎健康知识宣教 □ 饮食、饮水活动的宣教	□ 狼疮性肾炎健康知识宣教 □ 疾病宣教及复诊事宜
重点诊疗及检查	**重点诊疗：** □ 一级或二级护理，接受定时巡视 □ 监护 □ 建立静脉通路 **重要检查：** □ 抽血实验室检查、尿检查、便检查 □ 各项影像学检查	**重点诊疗：** □ 如行肾穿检查，一级护理 □ 监护：心电检测、血压 □ 配合急救和治疗 **重要检查：** □ 复查尿常规，必要时肾脏 B 超 □ 复查异常实验室检查	**重点诊疗：** □ 出院带药及出院医嘱 □ 疾病门诊随诊事宜
饮食及活动	□ 注意休息，适当运动 □ 低盐饮食，避免油腻、刺激饮食	□ 肾穿刺后绝对卧床 □ 术后 24 小时自主体位，减少活动	□ 减少日晒，生活规律

附：原表单（2016 年版）

狼疮性肾炎行肾穿刺活检临床路径表单

适用对象：第一诊断为系统性红斑狼疮肾炎，肾功能正常者

| 患者姓名： | 性别：　　年龄：　　门诊号： | 住院号： |
| 住院日期：　　年　月　日 | 出院日期：　　年　月　日 | 标准住院日：14~20 天 |

时间	住院第 1 天	住院第 2~6 天
主要诊疗工作	□ 询问病史及体格检查 □ 完成病历书写 □ 开实验室检查单 □ 及时处理各种临床危重情况（如严重水、电解质、酸碱失衡，高血压等）	□ 上级医师查房，根据初步的检查结果制订下一步诊疗方案 □ 观察病情变化，及时与患方沟通，根据情况调整基础用药 □ 必要时肾穿刺活检 □ 签署各种必要的知情同意书、自费用品协议书
重点医嘱	**长期医嘱：** □ 风湿免疫科护理常规 □ 分级护理 □ 低盐饮食 □ 记出入量 □ 监测血压 □ 既往基础用药 **临时医嘱：** □ 血常规、尿常规、大便常规 □ 肝肾功能、电解质、血糖、血脂、凝血功能、D-二聚体（D-dimer）、感染性疾病筛查、24 小时尿蛋白定量 □ 抗核抗体谱、抗磷脂抗体、Coombs 试验、免疫球蛋白、补体、红细胞沉降率、CRP □ 胸部 CT、心电图，肝胆胰脾彩超、泌尿系彩超、超声心动图 □ 根据患者病情，有条件可选择：RF、抗 CCP 抗体、骨密度、HBV-DNA、HCV-RNA、PCT、^{13}C 呼气试验、消化内、骨髓穿刺、肺功能、脑电图、脑脊液、脑 MRI/CT 检查、外周血 $CD4^+$ 和 $CD8^+$ 细胞、ANCA、抗 GBM 抗体、血清蛋白电泳、甲状腺功能、双肾血管彩超、肌电图	**长期医嘱：** □ 患者既往基础用药 □ 酌情使用降压、利尿药 □ 酌情使用抗菌药物 □ 对症支持治疗（维持内环境稳定、控制血压、保护肾功能、改善贫血、降低血脂等） **临时医嘱：** □ 肾穿刺前停用抗凝和抗血小板药 □ 必要时肾穿刺活检 □ 必要时复查血常规、凝血功能、电解质、肾功能、肝功能、尿常规、尿蛋白定量 □ 其他特殊医嘱
主要护理工作	□ 入院宣教 □ 介绍病房环境、设施和设备 □ 入院护理评估 □ 风湿免疫病慢病管理（心理、康复、自我评估、用药指导）	□ 肾穿刺宣教 □ 狼疮性肾炎健康知识宣教
病情变异记录	□ 无　□ 有，原因： 1. 2.	□ 无　□ 有，原因： 1. 2.
护士签名		
医师签名		

时间	出院前 7~14 天	住院第 14~20 天（出院日）
主要诊疗工作	□ 上级医师查房，结合病理诊断和临床表现，提出具体的治疗方案 □ 完成必要的其他专科会诊 □ 评估一般情况、肾功能，并发症或合并症、治疗不良反应等 □ 明确出院时间	□ 完成出院记录、出院证明书、出院病历等 □ 向患者交代出院后的注意事项
重点医嘱	长期医嘱： □ 根据病情给予相应的免疫抑制治疗 □ 继续对症支持治疗 临时医嘱： □ 复查入院时结果明显异常的检查项目和血压、肾功能 □ 24 小时尿蛋白定量及尿沉渣检查 □ 重要的专科检查项目	出院医嘱： □ 出院带药 □ 门诊随诊
主要护理工作	□ 特殊治疗宣教 □ 避免感染	□ 指导患者办理出院手续 □ 风湿免疫病慢病管理（心理、康复、自我评估、用药指导、数据库录入）
病情变异记录	□ 无 □ 有，原因： 1. 2.	□ 无 □ 有，原因： 1. 2.
护士签名		
医师签名		

第十七章

大动脉炎临床路径释义

一、大动脉炎编码

1. 卫计委原编码：

疾病名称及编码：大动脉炎（ICD-10：I77.604，M31.601，M31.4）

2. 修改编码：

疾病名称及编码：大动脉炎（Takayasu's arteritis）M31.4

二、临床路径检索方法

M31.4

三、外周性大动脉炎临床路径标准住院流程

（一）适用对象

第一诊断为大动脉炎（ICD-10：I77.604，M31.601，M31.4）。

> **释义**
>
> ■ 大动脉炎（Takayasu's arteritis），又称为多发性大动脉炎，是一种慢性系统性肉芽肿性血管炎，目前病因不明，病变主要累及主动脉及其一级分支，也可以累及冠状动脉、肺动脉等，偶尔累及中小动脉，其病理以血管壁的炎症细胞浸润、肉芽肿形成和纤维素样沉积为特征。血管病变以管壁增厚、管腔狭窄、闭塞较为多见，也可以见到血管扩张和动脉瘤形成。全身多个脏器均可受累，以缺血为主要表现，偶尔也可见到动脉瘤破裂出血。本路径仅适用于大动脉炎。

（二）诊断依据

根据《大动脉炎诊断及治疗指南》（中华医学会风湿病学分会，2011 年）。

1. 发病年龄≤40 岁：40 岁前出现症状或体征。

2. 肢体间歇性活动障碍：活动时 1 个或多个肢体出现逐渐加重的乏力和肌肉不适，尤以上肢明显。

3. 肱动脉搏动减弱：一侧或双侧肱动脉搏动减弱。

4. 血压差>10mmHg：双侧上肢收缩压差>10mmHg。

5. 锁骨下动脉或主动脉杂音：一侧或双侧锁骨下动脉或腹主动脉闻及杂音。

6. 血管造影异常：主动脉一级分支或上下肢近端的大动脉狭窄或闭塞，病变常为局灶或节段性，且不是由动脉硬化、纤维肌发育不良或类似原因引起。

符合上述 6 项中的 3 项者可诊断本病，敏感度 90.5%，特异度 97.8%。

> **释义**
>
> ■ 目前大动脉炎的诊断所采用的分类标准主要参考1990年美国风湿病学会发布的大动脉炎分类诊断标准。该标准强调了大动脉炎的发病年龄较年轻，肢体缺血、特别是上肢缺血比较多见，出现锁骨下动脉及主动脉血管杂音以及主动脉及分支血管造影的典型表现，都是诊断大动脉炎重要的诊断依据。需要注意的是，依据目前的影像学诊断技术，诊断依据除传统意义上的导管造影外，还可以使用CT血管成像和MRI血管成像检查，这些方法都可以比较准确地显示大动脉炎血管受累的程度及范围，经验丰富的多普勒超声技术人员也可以比较准确地描述大动脉炎颈部动脉受累的表现。发现颈动脉血管杂音时，需要依据血管影像技术，明确是否为大动脉炎的病变表现，大动脉炎需与动脉硬化鉴别，前者多为向心性弥漫改变，后者病变多为偏心性分布。此外，大动脉炎还应与一些先天的血管发育异常相鉴别。

（三）治疗方案的选择

根据《大动脉炎诊断及治疗指南》（中华医学会风湿病学分会，2011年）。

1. 药物治疗：

（1）控制感染：发病早期有感染因素存在时，应有效控制感染，高度怀疑结核感染者，应同时抗结核治疗。

（2）糖皮质激素。

（3）免疫抑制剂：常用的免疫抑制剂为环磷酰胺、甲氨蝶呤/硫唑嘌呤、吗替麦考酚酯、环孢霉素等。

（4）扩张血管，抗凝，改善血液循环，对高血压患者应积极控制血压。

2. 手术治疗：

（1）经皮腔内血管成形术。

（2）外科手术治疗。

> **释义**
>
> ■ 大动脉炎的治疗目标是控制炎症，延缓或阻止血管病变的进展，避免出现严重缺血的表现，改善患者的预后。药物治疗是大动脉炎的治疗基础，在制订治疗方案时，应全面评估受累的血管范围和病变程度、受累的脏器缺血情况，以及血管病变对患者长期预后的影响。大动脉炎的发病机制可能与结核既往感染或活动性感染有关，因此在治疗前需进行感染方面的排查，积极控制感染。在大动脉炎的治疗中，最有效的药物就是糖皮质激素，但是长期大剂量应用糖皮质激素的不良反应明显，因此建议联合应用免疫抑制剂，以协助糖皮质激素的减量和停药。在药物治疗血管炎症病变时，对缺血性病变和高血压也需要积极对症治疗，以改善患者的预后。
>
> ■ 大动脉炎病情活动时，患者血清急性期反应物（红细胞沉降率、C反应蛋白等）的升高，如果出现血管病变的影像学进展和缺血症状加重，应积极治疗。
>
> ■ 介入和手术治疗的时机是大动脉炎治疗中的重要环节，对于引起重要脏器缺血改变的不可逆血管病变，可以进行介入和手术治疗。若需手术治疗，建议进入外科相应的手术治疗的临床路径。

（四）进入路径标准

1. 第一诊断必须符合外周性大动脉炎疾病编码（ICD-10：I77.604，M31.601，M31.4）。

2. 排除先天性主动脉狭窄、动脉粥样硬化、肾动脉纤维肌营养不良、血栓闭塞性脉管炎、白塞病、结节性多动脉炎等疾病所致的血管病变。

3. 当患者同时具有其他疾病诊断，但在住院期间不需要特殊处理也不影响第一诊断的临床路径流程实施时，可以进入路径。

> 释义
>
> ■ 进入本路径的标准必须是符合指南中明确诊断的大动脉炎患者。
>
> ■ 需要除外患有未经治疗的恶性肿瘤、尚未控制的结核感染以及急性重症病毒感染等疾患。
>
> ■ 患者如果合并糖尿病、胃溃疡、已初步控制的感染等疾病，也可以进入路径，但应密切监测血糖、胃部病变、继续积极控制感染等，并及时调整糖皮质激素和抗生素的使用。

（五）住院期间检查项目

1. 必需的检查项目：

（1）血常规、尿常规、大便常规+隐血。

（2）肝功能、肾功能、红细胞沉降率、C反应蛋白（CRP）。

（3）抗结核菌素实验。

（4）心电图、胸部X线片。

（5）彩色多普勒超声血管检查：主动脉及其主要分支；超声心动图检查。

2. 根据患者病情可选择检查项目：

（1）血管造影、数字减影血管造影（DSA）。

（2）增强CT和磁共振成像（MRI）。

> 释义
>
> ■ 必查项目是为明确诊断大动脉炎、了解大动脉累及的范围、患者存在的潜在其他疾病和是否存在使用药物禁忌的必要检查。相关人员应认真分析检查结果，以便及时发现异常情况并及时采取对应处置。
>
> ■ 在有条件的医疗机构，采用血管造影、DSA、CT或MRI血管成像，有助于全面评估患者血管受累的范围和程度、制订治疗方案，同时有助于出院后长期随诊治疗方案的制订以及对预后的评估。

（六）治疗方案与药物选择

1. 糖皮质激素：根据患者病情选择合适的剂量及疗程，一般口服泼尼松1mg/kg，维持3~4周后逐渐减量，每10~15天减量5%~10%，减至5~10mg/d后应长期维持一段时间，注意不良反应。

2. 免疫抑制剂：联合糖皮质激素能增加疗效，常用的药物为：①环磷酰胺：每日或隔日口服 2mg/kg，或冲击治疗每 3~4 周 0.5~1.0g/m^2；②甲氨蝶呤：每周 5~25mg 静脉注射、肌内注射或口服；③硫唑嘌呤：每日口服 1~2mg/kg。上述药物疗效不佳或不耐受者可使用其他免疫抑制剂，如吗替麦考酚酯、环孢素等。

3. 抗结核药物：高度怀疑结核感染的患者可同时加用抗结核治疗。

4. 抗凝药：包括阿司匹林 75~100mg，每天 1 次，双嘧达莫 50mg，每天 3 次，不耐受者可使用其他抗凝药物。

5. 生物制剂：包括依那西普、阿达木单抗、英夫利息单抗、托珠单抗等，可考虑应用于难治性大动脉炎患者。

6. 手术治疗：包括经皮腔内血管成形术和外科手术等。

> **释义**
>
> ■ 患者治疗期间应注意休息，避免感染。
>
> ■ 如无重要脏器缺血症状，评估大动脉炎活动性较低时，可考虑使用糖皮质激素联合甲氨蝶呤、硫唑嘌呤等治疗。
>
> ■ 如有重要脏器缺血症状，评估大动脉炎病情活动，可考虑使用环磷酰胺或生物制剂联合糖皮质激素治疗，必要时可予糖皮质激素冲击治疗。可以在积极药物治疗的同时，考虑手术或介入治疗，以改善重要脏器的血供情况。
>
> ■ 如果对常用治疗药物反应不佳时，可考虑调整为吗替麦考酚酯、环孢素等药物与糖皮质激素联合使用，或同时使用两种或两种以上的免疫抑制剂与糖皮质激素联合治疗。
>
> ■ 使用糖皮质激素和免疫抑制剂治疗时，应注意患者出现继发感染的可能，特别是出现活动性结核感染的可能。对怀疑存在结核潜伏感染的患者，可考虑加用预防性抗结核治疗。
>
> ■ 病情稳定的患者，可在医师指导下将糖皮质激素逐渐减量。
>
> ■ 患者使用糖皮质激素的同时应给予钙制剂和阿法骨化醇、骨化三醇等，预防出现重度骨质疏松和骨折。
>
> ■ 有消化道溃疡或出血的高风险患者，可给予质子泵抑制剂和胃黏膜保护剂。

（七）出院标准

1. 病情活动度改善。

2. 组织器官缺血程度改善。

3. 没有需要住院处理的并发症和（或）合并症。

> **释义**
>
> ■ 患者出院前应完善必查项目，制订出治疗方案，服用糖皮质激素和免疫抑制剂等药物后无特殊不适或并发症发生，且无其他需要继续住院治疗的并发症。

（八）标准住院日 7~14 天

> **释义**
>
> ■ 完善相关实验室检查，评估病情、制订治疗方案 1~4 天，糖皮质激素及免疫抑制剂使用在第 2~5 天实施，第 3~7 天观察患者加用药物治疗后有无不良反应。如患者使用糖皮质激素冲击治疗或需要在本次住院期间进行介入治疗，可延长住院日 5~7 天。总住院时间不超过 14 天均符合路径要求。若需要进行外科手术治疗，建议转入外科手术治疗的临床路径。

四、大动脉炎临床路径给药方案

由于大动脉炎发病率低，不同个体对药物治疗的反应差异较大，缺乏可靠的临床队列研究证据，因此大动脉炎至今仍然没有基于循证医学证据的治疗指南。以下，根据临床经验初步提供一个治疗流程图以供临床参考。

【药学提示】

1. 患者因需要长期使用免疫抑制剂治疗，因此使用前应除外急性感染、结核感染、病毒性肝炎等疾病，依此决定治疗大动脉炎时是否必要给予相应的抗感染治疗。
2. 患者使用免疫抑制剂治疗前，要检查血常规、肝肾功能等，如有严重异常，则禁止使用。
3. 使用激素及免疫制剂治疗前，应提前检查患者血糖、血压等，并给予必要的治疗。

【注意事项】

1. 患者因长期使用糖皮质激素，应监测血糖、血压等，并注意预防骨质疏松、白内障、青光眼等激素的不良反应。出现血压升高、血糖升高时，应积极对症治疗。骨质疏松则应在激素开始使用的同时予补钙治疗。激素应在病情允许的情况下尽可能减至最低剂量维持或停用，以避免出现白内障、青光眼等，如果发生应尽早就诊眼科、及时治疗。

2. 患者长期使用糖皮质激素，应注意观察继发消化道溃疡的发生，必要时给予质子泵抑制剂。

3. 患者使用环磷酰胺、甲氨蝶呤、环孢素、吗替麦考酚酯等免疫抑制剂时，要定期检查血常规、肝肾功、尿常规等，防止药物对血液系统、肝肾功能的损害；注意环磷酰胺可能会引起出血性膀胱炎；注意监测环孢素可能会引起血压升高、肌酐升高。出现上述不良反应时，应考虑减量、停用可疑药物或换用其他药物治疗，并于相应专科治疗。

4. 患者使用免疫抑制剂期间应避免接种活疫苗。

五、推荐表单

(一) 医师表单

大动脉炎临床路径医师表单

适用对象：第一诊断为大动脉炎（ICD-10：I77.604，M31.601，M31.4）

患者姓名：	性别： 年龄： 门诊号：	住院号：
住院日期： 年 月 日	出院日期： 年 月 日	标准住院日：7~14 天

日期	住院第 1 天	住院第 2~4 天	住院第 5~14 天
主要诊疗工作	□ 询问病史和体格检查 □ 完成病历书写 □ 观察患者肢体缺血的症状 □ 与其他血管病变进行鉴别 □ 完善常规检查	□ 上级医师查房 □ 分析病情，初步诊断，制订诊疗计划 □ 完成上级医师查房记录 □ 申请相关科室会诊 □ 向患者及家属交代病情 □ 签署各种必要的知情同意书、自费用品协议书 □ 必要时协助患者完成检查 □ 书写病程记录	□ 上级医师查房 □ 评估检查结果，明确诊断 □ 观察患者病情变化 □ 病情评估，根据病情调整治疗方案 □ 观察药物不良反应 □ 确认有无并发症 □ 书写病程记录 □ 必要时完成诊断证明书 □ 患者教育
重点医嘱	**长期医嘱：** □ 风湿免疫科护理常规 □ 膳食选择 □ 一级或二级护理 □ 对症治疗 □ 既往基础用药 **临时医嘱：** □ 血常规、尿常规、大便常规+隐血 □ 肝肾功能、血糖、血脂、电解质、ESR、CRP、凝血功能、病毒性肝炎抗体、HIV、梅毒血清抗体、ANA 谱、RF、免疫球蛋白及补体 □ 心电图、心脏彩超、胸部 X 线片、主动脉及其主要分支多普勒超声检查、肝胆胰脾彩超、骨密度 □ PPD 试验 □ 必要时进行：磁血管成像检查、CT 血管成像	**长期医嘱：** □ 风湿免疫科护理常规 □ 膳食选择 □ 一级或二级护理 □ 继续对症治疗 □ 必要时调整既往用药 □ 阿司匹林 □ 激素 □ 免疫抑制剂 **临时医嘱：** □ 血管造影、增强 CT 血管重建或磁共振血管检查（必要时） □ 其他特殊或补充医嘱	**长期医嘱：** □ 风湿病护理常规 □ 一级或二级护理 □ 膳食选择 □ 继续对症治疗 □ 根据实验室检查结果调整抗风湿药，可给予糖皮质激素，免疫抑制剂（环磷酰胺、吗替麦考酚酯、甲氨蝶呤、硫唑嘌呤、环孢素等） □ 必要时给予质子泵抑制剂、胃黏膜保护剂、抗感染、保肝治疗 □ 需要时给予钙剂、阿法骨化醇/骨化三醇、双膦酸盐防治骨质疏松治疗 **临时医嘱：** □ 必要时复查血常规、CRP、ESR、肝功能、肾功能、血糖、电解质 □ 异常指标复查 □ 必要时予糖皮质激素冲击治疗 □ 必要时行血管介入治疗
病情变异记录	□ 无 □ 有，原因： 1. 2.	□ 无 □ 有，原因： 1. 2.	□ 无 □ 有，原因： 1. 2.
医师签名			

（二）护士表单

大动脉炎临床路径护士表单

适用对象：第一诊断为大动脉炎（ICD-10：I77.604，M31.601，M31.4）

患者姓名：	性别： 年龄： 门诊号：	住院号：
住院日期： 年 月 日	出院日期： 年 月 日	标准住院日：7～14 天

时间	住院第 1 天	住院第 2～14 天
健康宣教	□ 入院宣教 　介绍主管医师、护士 　介绍环境、设施 　介绍住院注意事项	□ 用药前宣教 　使用的药物名称，作用及可能出现的不良反 　应做好自我防护，避免感染 　疾病相关知识宣教 　慢性疾病，需要长期随诊 　了解大动脉炎的缺血表现
护理处置	□ 核对患者，佩戴腕带 □ 建立入院护理病历 □ 卫生处置：剪指（趾）甲、更换病号服 □ 测量生命体征 □ 遵医嘱采血 □ 遵医嘱留取尿便送检 □ 影像、心肺功能检查	□ 遵医嘱完成使用药物阶段相关监测指标 □ 遵医嘱完成各种药物的发放和液体的输注
基础护理	□ 二级护理 □ 晨晚间护理 □ 患者安全管理	□ 一级或二级护理 □ 晨晚间护理 □ 患者安全管理
专科护理	□ 测体温、脉搏、血压、血糖	□ 遵医嘱晨 8：00 给予激素 □ 遵医嘱监测血压、血糖的变化 □ 糖皮质冲击治疗时升级为特级护理，密切监 　测生命体征，完善护理记录
重点医嘱	□ 详见医嘱执行单	□ 详见医嘱执行单
病情变异记录	□ 无　□ 有，原因： 1. 2.	□ 无　□ 有，原因： 1. 2.
护士签名		

（三）患者表单

大动脉炎临床路径患者表单

适用对象：第一诊断为大动脉炎（ICD-10：I77.604，M31.601，M31.4）

患者姓名：	性别： 年龄： 门诊号：	住院号：
住院日期： 年 月 日	出院日期： 年 月 日	标准住院日：7~14 天

时间	入院第 1 天	住院第 2~14 天	出院
医患配合	□ 配合询问病史、收集资料，务必详细告知既往史、用药史、过敏史	□ 配合签署关于治疗用药的各种必要的知情同意书 □ 治疗中使用药物如有不适，及时告诉医师 □ 如需进行介入治疗，签署手术知情同意书等	□ 接受出院前指导 □ 了解复诊程序 □ 获取出院诊断书
护患配合	□ 配合测量体温、脉搏、呼吸、血压 □ 配合完成入院护理评估（简单询问病史、过敏史、用药史） □ 接受入院宣教（环境介绍、病室规定、订餐制度、贵重物品保管等） □ 有任何不适告知护士	□ 接受术后宣教 □ 配合静脉输液、皮下及肌内注射用药等之类 □ 有任何不适告知护士 □ 配合定时测量生命体征、每日询问尿便，监测血糖 □ 配合做好病房消毒，避免感染 □ 配合执行探视及陪伴	□ 接受出院宣教 □ 办理出院手续 □ 获取出院带药 □ 知道服药方法、作用、注意事项 □ 了解复查的时间及项目 □ 知道复印病历方法
饮食	□ 如无禁忌，正常饮食	□ 如无禁忌，正常饮食	□ 正常饮食
排泄	□ 正常排泄	□ 正常排泄	□ 正常排泄
活动	□ 如无明显脑缺血症状，可正常活动	□ 加强防护，避免感染 □ 如需进行介入治疗，注意穿刺部位有无渗血、血肿	□ 加强防护，避免感染

附：原表单（2016 年版）

大动脉炎临床路径表单

适用对象：第一诊断为大动脉炎（ICD-10：I77.604，M31.601，M31.4）

患者姓名：	性别：	年龄：	门诊号：	住院号：
住院日期：　　年　月　日	出院日期：　　年　月　日		标准住院日：7~14 天	

时间	住院第 1 天	住院第 2~4 天	住院第 5 天
主要诊疗工作	□ 询问病史和体格检查 □ 完成病历书写 □ 观察患者肢体缺血的症状 □ 与其他血管病变进行鉴别 □ 完善常规检查	□ 上级医师查房 □ 明确下一步诊疗计划 □ 完成上级医师查房记录	□ 观察患者有无药物不良反应 □ 上级医师查房及诊疗评估 □ 完成查房记录 □ 对患者进行坚持治疗和疾病监测的宣教
重点医嘱	长期医嘱： □ 内科护理常规 □ 一级或二级护理 □ 普通饮食/低盐饮食/半流质饮食 临时医嘱： □ 血常规、尿常规、大便常规+隐血 □ 肝功能、肾功能、电解质、红细胞沉降率、血糖、血脂、C 反应蛋白、免疫球蛋白、感染性疾病筛查 □ 心电图、腹部超声、胸部 X 线片、主动脉及其主要分支彩超检查 □ 药物治疗 □ PPD 试验	长期医嘱： □ 内科护理常规 □ 一级或二级护理 □ 普通饮食/低盐饮食/半流质饮食 □ 阿司匹林 □ 激素 □ 免疫抑制剂 临时医嘱： □ 血管造影、增强 CT 血管重建或磁共振血管检查（必要时）	长期医嘱： □ 内科护理常规 □ 一级或二级护理 □ 普通饮食/低盐饮食/半流质饮食 □ 阿司匹林 □ 激素 □ 免疫抑制剂 临时医嘱： □ 根据病情变化及检查异常结果复查 □ 请血管外科会诊（必要时）
主要护理工作	□ 协助患者及家属办理入院手续 □ 进行入院宣教和健康宣教（疾病相关知识） □ 制订护理计划 □ 根据医嘱完成相关辅助检查 □ 完成护理记录	□ 基本生活和心理护理 □ 观察患者病情变化	□ 基本生活和心理护理 □ 监督患者用药 □ 对患者进行疾病治疗与监测方面的宣教 □ 观察患者病情变化
病情变异记录	□ 无　□ 有，原因： 1. 2.	□ 无　□ 有，原因： 1. 2.	□ 无　□ 有，原因： 1. 2.
护士签名			
医师签名			

时间	住院第 6～11 天	住院第 12～14 天（出院日）
主要诊疗工作	□ 观察患者病情变化 □ 上级医师查房及诊疗评估 □ 完成查房记录 □ 监测用药后有无不良反应 □ 对患者进行坚持治疗和疾病监测的宣教	□ 观察患者病情变化 □ 上级医师查房及诊疗评估 □ 完成查房记录 □ 监测用药后有无不良反应 □ 对患者进行坚持治疗和疾病监测的宣教 □ 完成上级医师查房记录、出院记录、出院证明书和病历首页的填写 □ 通知出院 □ 向患者及家属交代出院后注意事项，预约复诊时间 □ 如患者不能出院，在病程记录中说明原因和继续治疗的方案
重点医嘱	长期医嘱： □ 内科护理常规 □ 一级或二级护理 □ 普通饮食/低盐饮食/半流质饮食 □ 阿司匹林 □ 激素 □ 免疫抑制剂 临时医嘱： □ 根据病情变化及检查异常结果复查：血常规、电解质、肝功能、肾功能、红细胞沉降率、C 反应蛋白	出院医嘱： □ 出院带药（根据具体情况） □ 门诊随诊 □ 4 周后门诊复诊
主要护理工作	□ 基本生活和心理护理 □ 监督患者用药 □ 对患者进行关节功能锻炼宣教 □ 填写护理记录	□ 基本生活和心理护理 □ 对患者进行坚持治疗和疾病监测的宣教 □ 帮助患者办理出院手续、交费等事宜 □ 饮食指导 □ 出院指导
病情变异记录	□ 无　□ 有，原因： 1. 2.	□ 无　□ 有，原因： 1. 2.
护士签名		
医师签名		

第十八章

严重类风湿关节炎临床路径释义

一、类风湿关节炎编码

1. 卫计委原编码：

疾病名称及编码：严重类风湿关节炎（ICD-10：M05.9）

2. 修改编码：

疾病名称及编码：费尔蒂综合征（ICD-10：M05.0）

类风湿性肺病（ICD-10：M05.1）

类风湿性脉管炎（ICD-10：M05.2）

类风湿关节炎伴有其他器官表现（ICD-10：M05.3）

二、临床路径检索方法

M05.0-M05.3

三、类风湿关节炎（RA）临床路径标准住院流程

（一）适用对象

第一诊断为类风湿关节炎（ICD-10：M05.901）。

释义

■类风湿关节炎（RA）是一种以致残性多关节滑膜炎为特征的自身免疫病，以慢性、对称性、侵蚀性多关节炎为主要临床表现。类风湿关节炎发病机制尚不明确，滑膜炎是其基本病理改变，炎性细胞浸润和血管翳导致软骨乃至软骨下骨组织破坏。本路径适用于严重类风湿关节炎：符合类风湿关节炎诊断标准，且为严重类风湿关节炎者：病情活动指数（DAS28）≥3.2；或伴有关节外表现，如血管炎、肺部、周围神经病变等，并经临床医师判断需要住院治疗。

（二）诊断依据

根据《临床诊疗指南·风湿病学分册》（中华医学会编著，人民卫生出版社，2005 年）。采用美国风湿病学会 1987 年修订的 RA 诊断标准。

1. 晨僵至少 1 小时，持续时间≥6 周。

2. 3 个或 3 个以上关节肿，持续时间≥6 周。

3. 腕、掌指关节或近端指间关节肿，持续时间≥6 周。

4. 对称性关节肿，持续时间≥6 周。

5. 皮下结节。

6. 手部 X 线片改变。

7. 类风湿因子阳性。

确诊 RA，至少需具备 7 项中的 4 项标准。

为了对早期 RA 及时诊断和干预，2009 年欧洲风湿病协会（EULAR）与美国风湿病学会（ACR）共同提出了新的类风湿关节炎诊断标准。

1. 受累关节数（0~5 分）：1 个中大关节 0 分；2~10 个中大关节 1 分；1~3 个小关节 2 分；4~10 个小关节 3 分；>10 个，至少 1 个为小关节 5 分。

2. 血清学抗体检测（0~3 分）：类风湿因子（RF）或抗环瓜氨酸肽（CCP）抗体均阴性 0 分；RF 或抗 CCP 至少 1 项低滴度阳性 2 分；RF 或抗 CCP 至少 1 项高滴度阳性 3 分。

3. 滑膜炎持续时间（0~1 分）：<6 周 0 分；6 周 1 分。

4. 急性期反应物（0~1 分）：C 反应蛋白（CRP）或红细胞沉降率（ESR）均正常 0 分；CRP 或 ESR 增高 1 分。

以上 4 项累计最高评分 6 分或以上可以诊断 RA。

> **释义**
>
> ■1987 年美国风湿病学会（ACR）指定的分类标准诊断的敏感性较差，适用于晚期 RA 的诊断，对早期、不典型及非活动性 RA 患者容易漏诊。2010 年 ACR/EULAR 发布的分类标准适用于至少有 1 个关节明确表现为滑膜炎（肿胀）并有滑膜炎的证据（临床或超声或 MRI），同时排除了其他疾病而引起的关节炎症状和体征，且滑膜炎无法用其他疾病解释的患者。可以识别慢性或侵蚀性的早期炎性关节病，早期治疗，预防骨破坏和缓解病情。其诊断标准中受累关节数（压痛和肿胀）：不包括远端指间关节（DIPJ）、第一腕掌关节和第一跖趾关节（MTPJ1）。关节大小定义为：小关节（掌指关节 MCPJ、近端指间关节 PIPJ、第 2~5 跖趾关节 MTPJ2~5，第 1 指间关节和腕关节）；中大关节（肩、肘、髋、膝和踝）。滴度高低定义：低滴度（RF/抗 CCP 至少 1 项≤正常 3 倍），高低度（>3 倍）。

（三）病情活动度的判断

根据肿胀关节数、压痛关节数，红细胞沉降率、CRP、有无骨侵蚀破坏等指标可以判断 RA 的疾病活动度。病情活动指数（DAS28）较常用。

> **释义**
>
> ■病情活动指数（DAS）评分是欧洲抗风湿联盟指定的疾病活动度评分法，内容包括压痛指数，即 Ritchie 关节指数（记录各关节压痛级别的总和，采用 3 级疼痛分级，即压痛、压痛伴畏缩及压痛、畏缩和躲避，分别记录 1、2、3 分），指定关节的肿胀关节数，红细胞沉降率和病情的总体评分（VAS）。DAS28 计算 28 个关节的肿胀数和压痛数（28 个关节包括双侧肩、肘、腕、掌指关节、近端指间关节、拇指指间关节、膝关节）。DAS28 计算方法为：$DAS28=0.56\times\sqrt{(t28)}+0.28\times\sqrt{(sw28)}+0.7\times In(ESR)+0.014\times GH$，其中 t28 为指定 28 个关节的压痛数，sw28 为指定 28 个关节的肿胀数，In（ESR）为 ESR 的自然对数，GH 为总体健康测定（VAS 100mm）。DAS28<2.6 疾病缓解；DAS28 2.6~3.2 疾病低度活动；DAS28 3.2~5.1 疾病中度活动；DAS28>5.1 疾病高度活动。

（四）选择治疗方案的依据

根据《类风湿关节炎诊断及治疗指南》（中华医学会风湿病学分会，2010 年），《临床诊疗指南·风湿病学分册》（中华医学会编著，人民卫生出版社，2005 年）。

1. 非药物治疗：
(1) 对患者及其家属进行疾病知识的教育。
(2) 指导患者进行功能锻炼。
2. 药物治疗：包括非甾体抗炎药、改善病情抗风湿药、糖皮质激素、生物制剂等。

> **释义**
>
> ■ 重症 RA 的治疗原则是：①早期治疗，即早期应用改善病情的抗风湿药物（DMARDs）。②联合用药，部分患者单药 DMARD 治疗有效，但重症患者常需要联合应用 2 种以上的 DMARDs，以使病情达到缓解。③个体化治疗，根据患者的临床特点、对治疗的反应及药物不良反应等选择个体化治疗方案。④功能锻炼，在治疗的同时，应强调关节的功能活动。
>
> ■ 一旦确诊 RA，应尽早采用 DMARDs 正规治疗，高危患者采用多种 DMARDs 联合治疗或加用生物制剂。非甾体抗炎药（NSAIDs）和小剂量糖皮质激素可作为过渡性治疗，短期用于缓解关节的炎性症状。

（五）标准住院日 14～21 天

> **释义**
>
> ■ 采集患者病史，完善相关实验室检查及影像学检查，对类风湿关节炎合并症进行评估，判断病情制订治疗方案 1～7 天，药物（如糖皮质激素、免疫抑制剂等）使用在第 2～7 天实施，第 8～16 天观察药物不良反应及早期药物疗效判，如有合并症（如心、肺、肾脏合并症），或者患者有药物不良反应，调整治疗方案，可延长住院日 5 天。总住院时间不超过 21 天均符合路径要求。

（六）进入路径标准

1. 第一诊断必须符合类风湿关节炎疾病编码（ICD-10：M05.901）。
2. 达到住院标准：符合类风湿关节炎诊断标准，且为严重类风湿关节炎者：DAS28 ≥ 3.6；或伴有关节外表现，如血管炎、肺部、周围神经病变等，并经临床医师判断需要住院治疗。
3. 当患者同时具有其他疾病诊断，如在住院期间不需特殊处理也不影响第一诊断的临床路径流程实施时，可以进入路径。

> **释义**
>
> ■ 进入本路径的标准必须是符合指南中明确诊断的 RA 患者，并且为达到住院标准的严重 RA 患者。
>
> ■ 需要除外患者患有未经治疗的其他较为重要的疾病，如未经治疗的结核感染以及急性重症病毒性肝炎等疾患。如患者关节病变严重，需要骨科评估手术指征或行关节手术时，也不进入本路径。

■ 患者如合并糖尿病、高血压、胃溃疡、不严重的感染等疾病，未对患者目前的 RA 诊治有显著影响，也可以进入本路径，但应密切监测血糖、血压、胃部病变以及积极控制感染等，并及时调整相关药物的使用。

（七）住院期间的检查项目

1. 必需的检查项目：
（1）血常规、尿常规、大便常规。
（2）肝功能、肾功能、电解质、血糖、红细胞沉降率、CRP。
（3）抗体（包括类风湿因子、抗 CCP 抗体、抗核抗体、抗双链 DNA 抗体）、免疫球蛋白、补体等免疫学指标。
（4）胸部正侧位 X 线片、心电图、关节 X 线，腹部 B 超。
2. 根据患者病情选择：
（1）感染性疾病筛查（乙型肝炎、丙型肝炎、梅毒、艾滋病等）。
（2）自身抗体系列。
（3）有心、肺部受累者：血气分析、肺功能检查、肺 CT、心脏彩超。

释义

■ 必需的检查项目是初步诊断 RA，评估患者 RA 的病情活动性以及严重性，明确患者存在的潜在其他疾病以及是否存在药物使用禁忌的必要检查。相关人员应认真分析检查结果，以便及时发现异常情况并采取对应处置。

■ 自身抗体系列，如抗核抗体、抗中性粒细胞胞质抗体，关节超声、关节磁共振检查、血气分析、肺功能检查、胸部 CT 及心脏彩超等有助于做好鉴别诊断以及明确或排除 RA 患者是否合并肺间质病变、心血管病变、周围神经病变、血管炎病变和潜在恶性肿瘤，同时有助于准确判断脏器的损害程度，制订治疗方案。

（八）治疗方案与药物选择

根据《临床诊疗指南·风湿病学分册》（中华医学会编著，人民卫生出版社，2005 年）。
1. 非甾类抗炎药（NSAIDs）：根据患者病情选择选择合适的药物及疗程。
2. 糖皮质激素：能迅速改善关节肿痛和全身症状。适应证为：①伴有血管炎等关节外表现的重症 RA；②不能耐受 NSAIDs 的 RA 患者作为"桥梁"治疗；③其他治疗方法效果不佳的 RA 患者；④根据病情对肿胀明显关节可关节腔注射长效皮质激素。
3. 改善病情的抗风湿药（DMARDs）：一旦诊断，尽早使用。对于病情重，有多关节受累、伴有关节外表现或早期出现关节破坏等预后不良因素者应考虑 DMARDs 联合应用。常用的药物为：甲氨蝶呤、来氟米特、柳氮磺吡啶、硫酸羟氯喹等药物，环磷酰胺（主要用于合并血管炎或肺部表现者），用药前后应定期复查血常规、肝功能及其他有关项目。
4. 植物药：包括雷公藤、白芍总苷等。
5. 生物制剂，上述药物治疗疗效不佳的难治性患者可依据病情酌情考虑。包括肿瘤坏死因子抑制剂、IL-6 拮抗剂等。

释义

■ 目前国内 RA 的治疗药物主要包括非甾体抗炎药（NSAIDs）、改善病情的抗风湿药（DMARDs）和糖皮质激素。循证医学证实，DMARDs 能改善病情并延缓骨关节破坏（经影像学证实）。制订治疗方案前，应仔细评估患者的病程、病情活动度、关节破坏的风险和合并症。

■ NSAIDs 尽可能用最低有效量、短疗程。避免同时服用 2 种或 2 种以上 NSAIDs。对有消化性溃疡病史者，宜用选择性 COX-2 抑制剂或其他 NSAIDs 加质子泵抑制剂；老年人可选用半衰期短或较小剂量的 NSAIDs；心血管高危人群、肾功能不全者应谨慎选用 NSAIDs。

■ 类风湿关节炎一旦诊断，就应开始使用 DMARDs。常用的 DMARDs 类药物包括甲氨蝶呤、羟氯喹、柳氮磺吡啶、来氟米特、艾拉莫得等传统 DMARDs（cDMARDs），肿瘤坏死因子α拮抗剂、白细胞介素（IL）-6 抑制剂和抗 CD20 单抗在内的生物制剂 DMARDs（bDMARDs），以及口服小分子 JAK 抑制剂托法替尼。

■ 甲氨蝶呤（MTX）是活动性 RA 治疗一线药。如果 MTX 有禁忌证（或者早期耐受），应考虑柳氮磺吡啶（SSZ）或者来氟米特（LEF）作为一线药。疗效不好或者有预后不良因素时尽早使用生物制剂。

■ 根据病情活动度和致残风险，选用以甲氨蝶呤为基础的单药或两种以上 DMARDs 药物联合治疗，每 3~6 个月评估病情，如药物控制不佳，则考虑甲氨蝶呤联合 1 种生物制剂。治疗目标是使患者疾病活动度达到缓解（DAS28<2.6）或低疾病活动度（DAS28<3.2）。

■ 对未使用 DMARDs 者，应用常规 DMARDs 单药或与其他 DMARDs 联合治疗。如果一线 DMARDs 治疗未达标，且无不良预后因素时，改用另外一种 DMARDs，如有不良预后因素，可考虑加用生物 DMARDs。当对 MTX 和（或）其他常规 DMARDs 疗效不佳（伴或不伴激素治疗），应考虑联合生物制剂治疗。

■ 低剂量激素可在治疗初期（联合 1 种或多种常规 DMARDs）缓解关节肿痛症状，但临床缓解后，应尽快逐步减量。应避免不加用 DMARDs 而仅长期应用糖皮质激素或 NSAIDs 对症治疗。

■ 用免疫抑制剂和激素治疗时，应注意患者出现继发感染的可能，必要时可给予抗感染治疗。患者使用糖皮质激素同时即应给予钙制剂和骨化三醇等预防骨质疏松。

■ 选择用药时要考虑患者的一般情况，肝肾功能和血尿常规情况，是否合并感染或肿瘤与或心衰，是否有怀孕生育要求。在考虑加用生物制剂前，必须常规检查乙型肝炎 5 项、丙型肝炎抗体、X 线胸片和 PPD/T. SPOT-TB，以除外活动性病毒性肝炎、活动性结核。

（九）出院标准

1. 明确诊断。
2. 治疗有效。
3. 没有需要住院治疗的合并症和（或）并发症。

释义

■患者出院前应完成必须复查的项目，如血常规、肝肾功能、电解质等，完成病情活动度、致残风险和合并症的完整评估，初步制订治疗方案，观察到关节炎症状有好转趋势（不要求完全缓解）。初步评估药物安全性，无明显不良反应发生。同时应对患者进行疾病知识宣教，安排好出院后门诊随访的计划。无其他需要继续住院治疗的并发症。

（十）变异及原因分析

1. 对于疑难病例，未达到类风湿关节炎诊断标准的关节炎待查者，如需关节镜检查，转入外科临床路径。

2. 对于难治性类风湿关节炎，且伴有影响本病治疗效果的合并症和（或）并发症，需要进行相关检查及治疗，导致住院时间延长。

3. 有手术治疗指征需外科治疗者，转入外科治疗路径。

释义

■变异是指入选临床路径的患者未能按路径流程完成医疗行为或未达到预期的医疗质量控制目标。这包含三方面情况：①按路径流程完成治疗，但出现非预期结果，可能需要后续进一步处理。如本路径治疗后患者出现严重并发症，如急性消化道出血或严重肺部感染，必须进行必要的治疗。②按路径流程完成治疗，但超出了路径规定的时限。实际住院日超出标准住院日要求，或未能在规定的时间内达到患者重要脏器急性损害的缓解，如患者生命体征仍不平稳，仍有因肺间质病变造成的呼吸衰竭。③不能按路径流程完成治疗，患者需要中途退出路径。如治疗过程中出现严重并发症，导致必须终止路径或需要转入其他路径进行治疗等。对这些患者，主管医师均应进行变异原因的分析，并在临床路径的表单中予以说明。

■RA治疗常见的并发症有：激素和免疫抑制剂使用后患者出现血压增高，血糖增高，肝功能异常，以及恶心、呕吐等胃肠道不耐受表现；包括 G^+ 菌、G^- 菌、真菌等多种微生物在内的各器官感染；急性消化道出血；穿刺部位出血等。

■医师认可的变异原因主要指患者入选路径后，医师在检查及治疗过程中发现患者合并存在一些事前未预知的对本路径治疗可能产生影响的情况，需要终止执行路径或者是延长治疗时间、增加治疗费用。医师需在表单中明确说明。

■因患者方面的主观原因导致执行路径出现变异，也需要医师在表单中予以说明。

四、严重类风湿关节炎临床路径给药方案

【用药选择】

1. 一旦诊断 RA，应该尽快加用 DMARDs（证据级别：1a；推荐强度：A）；一线治疗方案内应该包括 MTX（证据级别：1a；推荐强度：A）；对于应用 MTX 有禁忌或不耐受的患者，一线治疗方案可选择 SSZ 和 LEF（证据级别：1a；推荐强度：A）。

2. 在 DMARDs 药物起始治疗或更换 DMARDs 方案时，可短期使用不同剂量、不同给药途径的糖皮质激素，但应尽可能快的减量（证据级别：1a；推荐强度：A）；当患者在减停激素后，RA 仍持续处于缓解状态时，可考虑减停生物制剂，尤其是其在与 DMARDs 联用时（证据级别：2b；推荐强度：B）。

3. 当应用一线 DMARDs 未达到治疗目标，且患者存在预后不良因素时，应考虑加用生物制剂（如依那西普、英夫利昔单抗、阿达木单抗、托珠单抗、利妥昔单抗）（证据级别：1b；推荐强度：A）。

4. 生物制剂通常应和 DMARDs 联用（证据级别：1a；推荐强度：A）；当一种生物制剂治疗失败时，可考虑更换其他生物制剂（证据级别：1a；推荐强度：A）；当一种 TNFα 拮抗剂治疗失败时，可考虑更换其他 TNFα 拮抗剂或其他不同作用机制的生物制剂（证据级别：5；推荐强度：D）。

5. RA 病情活动时，应每 1~3 个月复诊；如 3 个月仍未见病情改善，或 6 个月仍未见病情缓解，则应考虑更换治疗方案（证据级别：2b；推荐强度：无）。

【药学提示】

1. 患者在需要长期使用免疫抑制治疗时，使用前应除外急性感染、结核感染、病毒性肝炎等疾病，依此决定治疗 RA 时是否必要给予相应的抗感染治疗。

2. 患者使用免疫抑制剂治疗前（除使用激素外），需检查血常规、肝肾功能等，如有严重异常，应慎重使用。

3. 使用激素及免疫抑制剂治疗的患者，应关注患者血糖、血压等信息，根据情况给予必要的治疗。

4. 患者在使用生物制剂治疗前应除外有活动性感染（包括活动性结核病、肝炎病毒感染高度活动期、其他病毒感染的活动期、细菌感染及结核潜伏感染）、心功能低下（纽约心功能分级为Ⅲ级或Ⅳ级充血性心力衰竭）、恶性肿瘤（缓解期未满5年）、既往有脱髓鞘综合征或多发性硬化病史。对于既往或目前有乙型或者丙型肝炎病毒感染的患者，应定期检测肝炎病毒复制情况。

【注意事项】

1. 患者因长期使用糖皮质激素，应监测血糖、血压等事件，并注意防治骨质疏松、白内障、青光眼等激素带来的不良反应。血压升高、血糖升高时，应积极对症治疗。骨质疏松则应在开始加用激素治疗时同时予以预防骨质疏松的治疗。激素应在尽可能的情况下减量，以防止白内障、青光眼等发生，如有相应临床症状，建议患者眼科会诊治疗。长期使用糖皮质激素，应注意观察患者继发胃溃疡的发生，必要时给予质子泵抑制剂。

2. 患者使用环孢素、甲氨蝶呤、来氟米特、吗替麦考酚酯、环磷酰胺等免疫抑制剂时，要定期检查血常规、肝肾功能、尿常规等，监测药物对血液系统、肝功是否造成损害，以便早期调整治疗；注意羟氯喹可能引起的眼黄斑变性；注意环磷酰胺可能引起的出血性膀胱炎；注意监测来氟米特、环孢素可能引起的血压升高。出现上述情况，可停用或换用其他药物治疗，并于相应专科诊治。使用免疫抑制药物治疗期间应避免接种活疫苗及减活疫苗。

3. 患者使用生物制剂期间应定期复查感染（包括结核病、肝炎病毒、细菌）及肿瘤相关指标，同时定期检查血常规、肝肾功能、血脂代谢指标等。

五、推荐表单

（一）医师表单

严重类风湿关节炎临床路径医师表单

适用对象：第一诊断为类风湿关节炎（ICD-10：M05.901）

患者姓名：	性别： 年龄： 门诊号：	住院号：
住院日期： 年 月 日	出院日期： 年 月 日	标准住院日：14~21 天

时间	住院第 1 天	住院第 2~7 天
主要诊疗工作	□ 询问病史及体格检查 □ 进行病情初步评估 □ 开实验室检查单 □ 完成病历书写	□ 上级医师查房 □ 分析病情、初步诊断和制订诊疗计划 □ 根据病情调整基础用药 □ 申请相关科室会诊 □ 向患者及家属交代病情 □ 必要时签署各种知情同意书和自费协议书 □ 书写病程记录
重点医嘱	**长期医嘱：** □ 风湿免疫科护理常规 □ 膳食选择 □ 一级或二级护理（根据病情） □ 对症治疗 □ 既往基础用药 **临时医嘱：** □ 血常规、尿常规、大便常规 □ 肝功能、肾功能、电解质、血糖、ESR、CRP □ RF、抗 CCP 抗体、抗核抗体、抗双链 DNA 抗体、免疫球蛋白、补体等免疫指标 □ 心电图、胸部正侧位 X 线片、关节 X 线片、腹部超声 □ 必要时检查感染性疾病筛查、自身抗体系列、血气分析、肺功能、肺 CT、心脏彩超等	**长期医嘱：** □ 风湿免疫科护理常规 □ 膳食选择 □ 一级或二级护理（根据病情） □ 继续对症治疗 □ 必要时调整既往用药 **临时医嘱：** □ 其他特殊或补充医嘱
病情变异记录	□ 无 □ 有，原因： 1. 2.	□ 无 □ 有，原因： 1. 2.
医师签名		

日期	住院第 8~20 天	第 21 天（出院日）
主要诊疗工作	□ 上级医师查房 □ 评估检查结果，明确诊断 □ 病情评估，根据病情调整治疗方案 □ 观察药物不良反应 □ 确认有无并发症 □ 书写病程记录 □ 患者教育	□ 完成出院小结 □ 向患者交代出院后注意事项 □ 预约复诊日期
重点医嘱	**长期医嘱：** □ 风湿免疫科护理常规 □ 一级或二级护理（根据病情） □ 膳食选择 □ 继续对症治疗 □ 根据实验室检查结果调整抗风湿药，可给予非甾体抗炎、糖皮质激素、DMARDs（硫酸羟氯喹、环磷酰胺、甲氨蝶呤、来氟米特、柳氮磺吡啶等），植物制剂（雷公藤、白芍总苷），生物制剂（肿瘤坏死因子抑制剂、IL-6 拮抗剂） □ 必要时给予质子泵抑制剂、胃黏膜保护剂、抗感染、保肝治疗 □ 需要时给予钙剂、骨化三醇、双膦酸盐抗骨质疏松治疗 **临时医嘱：** □ 必要时复查血常规、CRP、ESR、肝功能、肾功能、血糖、电解质 □ 异常指标复查	**出院医嘱：** □ 出院带药 □ 门诊随诊
病情变异记录	□ 无　□ 有，原因： 1. 2.	□ 无　□ 有，原因： 1. 2.
医师签名		

（二）护士表单

严重类风湿关节炎临床路径护士表单

适用对象：第一诊断为类风湿关节炎（ICD-10：M05.901）

患者姓名：	性别： 年龄： 门诊号：	住院号：
住院日期： 年 月 日	出院日期： 年 月 日	标准住院日：14~21 天

时间	住院第 1 天	住院第 2~20 天	第 21 天（出院日）
健康宣教	□ 入院宣教 　介绍主管医师、护士 　介绍环境、设施 　介绍住院注意事项	□ 用药前宣教 　使用的药物名称、作用及可 　能出现的不良反应 　做好自我防护、避免感染 □ 指导功能锻炼 □ 生活和心理指导	□ 帮助患者办理出院手续 □ 出院宣教
护理处置	□ 核对患者，佩戴腕带 □ 建立入院护理病历 □ 卫生处置：剪指（趾）甲、 　更换病号服 □ 测量生命体征 □ 遵医嘱采血 □ 遵医嘱留取尿便送检 □ 影像、心肺功能检查	□ 遵医嘱完成使用药物阶段相 　关监测指标 □ 遵医嘱完成各种药物的发放 　和液体的输注	□ 出院指导 □ 发放出院带药 □ 发放出院诊断证明书
基础护理	□ 一级或二级护理 □ 晨晚间护理 □ 患者安全管理	□ 一级或二级护理 □ 晨晚间护理 □ 患者安全管理	
专科护理	□ 测体温、脉搏、血压、血糖	□ 遵医嘱给药 □ 遵医嘱监测血压、血糖的 　变化 □ 观察关节肿痛的变化	
重点医嘱	□ 详见医嘱执行单	□ 详见医嘱执行单	
病情变异记录	□ 无 □ 有，原因： 1. 2.	□ 无 □ 有，原因： 1. 2.	□ 无 □ 有，原因： 1. 2.
护士签名			

（三）患者表单

严重类风湿关节炎临床路径患者表单

适用对象：第一诊断为类风湿关节炎（ICD-10：M05.901）

患者姓名：		性别： 年龄： 门诊号：	住院号：
住院日期： 年 月 日		出院日期： 年 月 日	标准住院日：14~21 天

时间	入院第 1~7 天	住院第 8~20 天	出院日
医患配合	□ 配合询问病史、收集资料，请务必详细告知既往史、用药史、过敏史 □ 配合查体	□ 配合签署关于治疗用药和操作的各种知情同意书 □ 治疗中使用药物如有不适，及时告诉医师	□ 接受出院前指导 □ 知道复诊程序 □ 获取出院诊断证明书
护患配合	□ 配合测量体温、脉搏、呼吸、血压 □ 配合完成入院护理评估（简单询问病史、过敏史、用药史） □ 接受入院宣教（环境介绍、病房规定、订餐制度、贵重物品保管等） □ 有任何不适请告知护士	□ 接受健康教育 □ 配合静脉输液、皮下及肌内注射用药等之类 □ 有任何不适请告知护士 □ 配合定时测量生命体征、每日询问尿便，监测血糖 □ 配合做好病房消毒，避免感染 □ 配合执行探视及陪伴	□ 接受出院宣教 □ 办理出院手续 □ 获取出院带药 □ 知道服药方法、作用、注意事项 □ 了解复查的时间及项目 □ 知道复印病历的方法
饮食	□ 如无禁忌，正常饮食	□ 如无禁忌，正常饮食	□ 正常饮食
排泄	□ 正常排泄	□ 正常排泄	□ 正常排泄
活动	□ 如无需活检，正常活动	□ 加强防护，避免感染	□ 加强防护，避免感染

附：原表单（2016 年版）

类风湿关节炎临床路径表单

适用对象：第一诊断为类风湿关节炎（ICD-10：M05.901）

患者姓名：		性别：	年龄：	门诊号：	住院号：
住院日期： 年 月 日		出院日期： 年 月 日			标准住院日：14~21 天

时间	住院第 1~3 天	住院期间
主要诊疗工作	□ 询问病史及体格检查 □ 进行病情初步评估 □ 上级医师查房 □ 开实验室检查单，完成病历书写	□ 上级医师查房 □ 核查辅助检查的结果是否有异常 □ 观察药物不良反应 □ 住院医师书写病程记录
重点医嘱	**长期医嘱：** □ 免疫内科护理常规 □ 一级或二级或三级护理（根据病情） □ 对症治疗 **临时医嘱：** □ 血常规、尿常规、大便常规 □ 肝功能、肾功能、电解质、血糖、红细胞沉降率、CRP、RF、CCP 抗体、免疫球蛋白、补体等免疫指标 □ 胸正侧位 X 线片、心电图 □ 关节 X 线、腹部超声 □ 必要时肺 CT、心脏彩超等关节外表现的相关检查 □ 药物治疗	**长期医嘱：** □ 免疫内科护理常规 □ 一级或二级或三级护理（根据病情） □ 对症治疗 □ 糖皮质激素、免疫抑制剂 □ 针对药物不良反应用药 **临时医嘱：** □ 对症处理 □ 复查血常规、肝功能、肾功能 □ 复查红细胞沉降率、CRP □ 异常指标复查
主要护理工作	□ 介绍病房环境、设施和设备 □ 入院护理评估、护理计划 □ 随时观察患者情况 □ 静脉取血、用药指导 □ 进行风湿免疫病一般治疗的建议和教育 □ 协助患者完成实验室检查及辅助检查	□ 观察患者一般情况及病情变化 □ 观察治疗效果及药物反应 □ 疾病相关健康教育
病情变异记录	□ 无 □ 有，原因： 1. 2.	□ 无 □ 有，原因： 1. 2.
护士签名		
医师签名		

日期	出院前 1~3 天	住院第 14~21 天（出院日）
主要 诊疗 工作	□ 上级医师查房 □ 评价治疗效果 □ 确定出院后治疗方案 □ 完成上级医师查房记录	□ 完成出院小结 □ 向患者交代出院后注意事项 □ 预约复诊日期
重 点 医 嘱	**长期医嘱：** □ 免疫内科护理常规 □ 二级或三级护理常规（根据病情） □ 根据病情及疗效调整抗风湿药物 **临时医嘱：** □ 血常规、红细胞沉降率、CRP、肝功能、肾功能 □ 根据需要，复查有关检查	**出院医嘱：** □ 出院带药 □ 门诊随诊
主要 护理 工作	□ 观察患者一般情况 □ 注意关节肿痛变化 □ 观察疗效、各种药物作用和不良反应 □ 恢复期生活和心理护理 □ 出院准备指导	□ 帮助患者办理出院手续 □ 出院指导
病情 变异 记录	□ 无　□ 有，原因： 1. 2.	□ 无　□ 有，原因： 1. 2.
护士 签名		
医师 签名		

第十九章

炎性肌病（多发性肌炎/皮肌炎）临床路径释义

一、炎性肌病编码

1. 卫计委原编码：

疾病名称及编码：多发性肌炎（PM，ICD-10：M33.200）

皮肌炎（DM，ICD-10：M33.101）

2. 修改名称：

疾病名称及编码：皮多肌炎（ICD-10：M33）

二、临床路径检索方法

M33

三、炎性肌病（包括多发性肌炎/皮肌炎）临床路径标准住院流程

（一）适用对象

第一诊断为炎性肌病的患者，包括多肌炎（PM，ICD-10：M33.200）、皮肌炎（DM，ICD-10：M33.101）。

释义

■ 特发性炎性肌病（idiopathic inflammatory myopathy，IIM）是一组以炎症性骨骼肌病变为特征的异质性自身免疫性疾病，临床上最常见的类型是多发性肌炎（polymyositis，PM）和皮肌炎（dermatomyositis，DM）。PM 主要见于成人，对称性四肢近端肌无力、血清肌酶升高、肌电图提示肌源性损害，特征性的病理学表现为骨骼肌 CD8[+] T 淋巴细胞环绕在非坏死的肌纤维周围，MHC-I 类分子在肌组织中广泛表达。DM 除了上述 PM 特点，还有特征性的皮肤损害，即眶周皮疹（heliotrope rash）和 Gottron 疹，骨骼肌病理特点是肌细胞坏死多发生在肌束周围，即束周萎缩，CD4[+] T 淋巴细胞、B 淋巴细胞在肌束膜、血管周围浸润。

（二）诊断依据

根据《多发性肌炎皮肌炎》（中华医学会风湿学分会，2010 年）和《临床诊疗指南风湿病分册第二版》（中华医学会编著，2010 年），应用 1975 年 Bohan/Peter 建议的诊断标准。

1. 对称性近端肌无力表现：肩胛带肌和颈前伸肌对称性无力，持续数周至数月，伴或不伴吞咽困难或呼吸肌受累。

2. 肌肉活检异常：肌纤维变性、坏死，细胞吞噬、再生、嗜碱变性，核膜变大，核仁明显，束周萎缩，纤维大小不一，伴炎性渗出。

3. 血清肌酶升高：血清肌酶升高，如 CK、醛缩酶、ALT、AST 和 LDH。

4. 肌电图示肌源性损害：肌电图有三联征改变，即：低波幅、短程的多相运动电位；纤颤电位、正锐波；插入性激惹增强和异常高频放电。

5. 典型皮疹：①眶周皮疹：眼睑呈淡紫色，眶周水肿；②Gottron 疹：掌指及近端指间关节背面的红斑性鳞屑疹；③膝、肘、踝关节、面部、颈部和上半身出现的红斑性皮疹。

*具备上述 1、2、3、4 者可确诊 PM；具备上述 1~4 项中的 3 项可能为 PM；只具备 2 项为疑诊 PM。具备第 5 项，再加 3 项或 4 项可确诊为 DM；具备第 5 项，加上 2 项可能为 DM；加上 1 项为可疑 DM。

释义

■ 近年来人们逐渐认识到应用 Bohan/Peter 标准（B/P 标准）诊断 IIM 存在较大的局限性，其对诊断 PM 的特异度只有 23%，很容易造成 PM 的过度诊断。因此，有学者建议增加自身抗体检查、肌肉病理免疫组化检查和影像学检查以补充和修改现有的诊断标准，其中最有代表性的是 Dalakas 标准、国际肌炎评估和临床研究组（International Myositis Assessment and Clinical Studies Group，IMACS）提出的分类标准以及欧洲神经肌肉疾病中心和美国肌肉研究协作组的标准。学术界尚未就理想的诊断标准体系达成共识，这就需要在全面的临床评估的基础上做出判断。

（三）治疗方案的选择

根据《多发性肌炎皮肌炎》（中华医学会风湿学分会，2010 年）和《临床诊疗指南风湿病分册第二版》（中华医学会编著，2010 年）。

1. 糖皮质激素。

2. 免疫抑制剂。

3. 抗疟药。

4. 丙种球蛋白输注。

5. 生物制剂。

释义

■ 一般治疗：DM 患者皮疹常与光敏相关，应采取有效的日光防护措施，包括防晒霜、防晒服。环咽肌功能障碍导致吞咽困难的 PM/DM 患者存在误吸风险，应采取措施预防，包括抬高床头、糊状餐、留置胃管。

■ 对于使用大剂量糖皮质激素治疗的 DM 和 PM 患者，需要预防骨质疏松治疗。

■ 对于使用大剂量糖皮质激素和免疫抑制剂治疗的 DM 和 PM 患者，尤其是合并间质性肺病者，需要卡氏肺孢子菌肺炎的预防治疗。

■ 康复锻炼，急性期适当进行肢体被动活动，防止过度活动加重肌肉损害或不活动出现失用性肌萎缩；稳定期的活动量应达正常活动量的 30%；恢复期可根据肌肉力量确定增加活动的频率、强度、时间和类型，以不感到肌肉疼痛、疲劳加重和血清肌酸激酶水平升高为宜。

（四）标准住院日 7~15 天

> 释义
>
> ■ 完善检验、检查，明确诊断、评估、确定治疗方案 3~5 天，在住院第 4~6 日开始药物治疗，观察疗效及安全性 1~3 天后出院。如果住院期间进行肌肉活检、大剂量甲泼尼龙冲击、丙种球蛋白或利妥昔单抗治疗，可延长住院日 3~7 天。总住院时间不超过 15 天均符合路径要求。

（五）进入临床路径

1. 第一诊断必须符合多肌炎（ICD-10：M33.200）或皮肌炎（ICD-10：M33.101）诊断标准。
2. 当患者同时具有其他疾病诊断，但在住院期间不需要特殊处理也不影响第一诊断的临床路径流程实施时，可以进入路径。
3. 当患者同时具有其他疾病诊断或危及生命的严重并发症（如急进性间质性肺炎、呼吸肌或心肌病变导致呼吸衰竭、心力衰竭或恶性心律失常），在住院期间需特殊处理、影响第一诊断的临床路径流程实施时，不进入路径。

> 释义
>
> ■ 进入路径的标准必须是符合多发性肌炎和皮肌炎诊断标准的患者。
>
> ■ 进入临床路径前，注意排除感染相关性肌病、内分泌疾病相关性肌病、药物性肌病、结缔组织病相关性肌炎以及肿瘤相关性肌炎。

（六）住院期间的检查项目

1. 必需的检查项目：
（1）血常规、尿常规、大便常规。
（2）肝肾功能、电解质、血糖、血脂、凝血功能、感染性疾病筛查（乙型肝炎、丙型肝炎、梅毒、艾滋病等）。
（3）肌酶谱（CK、CK-MB、LDH、AST）、肌电图。
（4）红细胞沉降率、CRP、免疫球蛋白、补体、ANA、抗 ds-DNA、抗 ENA 谱（应包括抗 Jo-1 抗体）、抗磷脂抗体、类风湿关节炎的相关自身抗体谱（含 RF、抗 CCP 抗体）、自身免疫性肝病相关抗体（含抗线粒体抗体）。
（5）胸部影像、心电图、腹部超声（肝、胆、胰、脾、肾）、超声心动图、骨密度检查。
2. 根据患者病情，有条件可选择：肌活检、皮肤活检、肿瘤标志物、肌炎相关抗体谱、肺高分辨率 CT、肺通气及弥散功能、脑钠肽/N 末端尿钠肽原、感染相关检查（HBV-DNA、HCV-RNA、PCT、T-SPOT.TB）等。

> **释义**
>
> ■ 必需的检查项目是诊断炎性肌病，评估患者的病情活动性以及严重性，患者存在的潜在其他疾病以及是否存在药物使用禁忌的必要检查。相关人员应认真分析检查结果，以便及时发现异常情况并采取对应处置。必做和选做兼顾临床意义和不同地区检验、检查项目实际开展的具体情况。
>
> ■ 根据具体情况可选做的项目：①肌炎抗体谱、肌肉 MRI、皮肤活检、肌肉酶组织化学染色、代谢性物质染色、免疫组化染色；②动脉血气分析、涎液化糖链抗原（KL-6）、胸部高分辨 CT、支气管镜、支气管肺泡灌洗、经支气管镜肺活检；③脑钠肽/N 末端尿钠肽原、肌钙蛋白 I。肌炎抗体谱、肌肉酶组织化学染色、代谢性物质染色、免疫组化染色的目的是诊断和鉴别诊断、病情评估以及判读预后；动脉血气分析、涎液化糖链抗原（KL-6）、胸部高分辨 CT、胸部高分辨 CT、支气管镜、支气管肺泡灌洗、经支气管镜肺活检的目的是对合并 ILD 患者进一步评估；脑钠肽/N 末端尿钠肽原、肌钙蛋白 I 的目的是对心肌受累患者进一步评估。

（七）治疗方案与药物选择

1. 糖皮质激素：醋酸泼尼松（龙）/甲泼尼龙，用药剂量及时间视病情而定。严重的肌病患者或伴严重吞咽困难、心肌受累或进展性肺间质病变的患者，可加用甲泼尼龙冲击治疗。
2. 免疫抑制剂：甲氨蝶呤/硫唑嘌呤/环孢素 A/他克莫司/环磷酰胺/霉酚酸酯/来氟米特/羟氯喹/雷公藤多苷，选用何种药物及用药时间视病情而定。
3. 大剂量丙种球蛋白输注：视病情而定。
4. 生物靶向制剂：抗 CD20 单抗，视病情而定。
5. 钙剂、维生素 D、双膦酸酸盐防治骨质疏松治疗。
6. 胃黏膜保护剂、保肝药：视病情而定。

> **释义**
>
> ■ 甲氨蝶呤（MTX）和硫唑嘌呤（AZA）是 PM/DM 常用的一线免疫抑制剂，环孢素（CsA）及其他钙调素抑制剂如他克莫司、霉酚酸酯（MMF）、环磷酰胺（CTX）可作为备选。
>
> ■ 对于不存在预后不良因素的 PM/DM 选择糖皮质激素单药或联合一种免疫抑制剂治疗；对于存在预后不良因素者选择糖皮质激素联合 1 种免疫抑制剂，可联合静注免疫球蛋白；上述治疗无效的难治性病例可以考虑利妥昔单抗。存在光敏性皮损的 DM 选择抗疟药。羟氯喹（HCQ）对 DM 的皮肤病变有效，但对肌肉病变无明显作用。

（八）出院标准

1. 临床症状及生化指标好转。
2. 没有需要继续住院处理的并发症。

> **释义**
>
> ■ 皮疹、肌无力症状减轻,无药疹、胃肠道反应,复查肌酶呈下降趋势,监测血压、血糖、血象、肝肾功能、电解质、血脂稳定。无感染,没有需要继续住院治疗的脏器损伤。

(九) 变异及原因分析

1. 治疗过程中出现并发症,如急进性间质性肺炎、呼吸肌或心肌病变导致呼吸衰竭、心力衰竭或恶性心律失常。
2. 伴有其他疾病 (如恶性肿瘤),需要相关诊断治疗。

> **释义**
>
> ■ 治疗无效、病情进展以及合并其他疾病需要住院进行相关诊断和治疗的情况,如急进性间质性肺炎,呼吸肌或心肌病变导致呼吸衰竭、心力衰竭或恶性心律失常,严重感染等。

四、炎性肌病 (多发性肌炎、皮肌炎) 临床路径给药方案

【用药选择】

1. PM/DM 是一组异质性疾病，药物选择应遵循个体化的原则。

2. 糖皮质激素起始用量相当于醋酸泼尼松 1~2mg/（kg·d），4~6 周后开始逐渐减量，每 1~2 周减原剂量 10% 左右，直至维持量。大剂量甲泼尼龙冲击治疗：甲泼尼龙 500/1000mg 静点 qd，连续 3 天。

3. HCQ 治疗剂量 300~400mg/d，维持剂量 200mg/d。MTX 对皮损、肌炎均有效，起始剂量 7.5mg 每周 1 次，逐渐加量至 10~20mg 每周 1 次。AZA 起始剂量 50mg/d，逐渐加量至 2~3mg/（kg·d），起效较慢。CsA 常用剂量为 3mg/（kg·d），起效较快。CTX 主要用于伴有 ILD 的病例，用法为口服 1~2mg/（kg·d）或每月静脉滴注 0.8~1.0g/m²。MMF 起始剂量 1.0g/d，逐渐加量至 1.5~2.0g/d。

4. IVIg 用法 400mg/（kg·d），连续 3~5 天，每月 1 次，连续 3~6 个月。

5. RTX 用法 1000mg 静脉点滴第 1 天和第 15 天。

【药学提示】

1. 巯嘌呤甲基转移酶缺乏者使用硫唑嘌呤可发生严重的粒细胞缺乏，用药前检测巯嘌呤甲基转移酶水平。无条件检测单位应密切监测患者血常规。

2. 甲氨蝶呤具有潜在肺毒性，间质性肺炎患者使用时应注意。

【注意事项】

1. 治疗期间应检测血压、血糖，定期复查血象、肝肾功能、血脂、T 细胞亚群、C 反应蛋白、血清铁蛋白。

2. 糖皮质激素和 HCQ 可引发药物相关性肌病，患者出现进行性肌无力，易与肌炎进展混淆，肌肉活检有助于鉴别。

五、推荐表单

（一）医师表单

多发性肌炎/皮肌炎临床路径医师表单

适用对象：第一诊断为多发性肌炎（ICD-10：M33.200）、皮肌炎（ICD-10：M33.101）

患者姓名：	性别： 年龄： 门诊号：	住院号：
住院日期：　　年　月　日	出院日期：　　年　月　日	标准住院日：7~14 天

日期	住院第 1 天	住院第 2~3 天	住院第 4~10 天
主要诊疗工作	□ 询问病史及体格检查 □ 进行病情初步评估 □ 完成病历书写 □ 开实验室检查单	□ 上级医师查房 □ 分析病情，初步诊断，制定诊疗计划 □ 根据病情调整基础用药 □ 申请相关科室会诊 □ 向患者及家属交代病情 □ 签署各种必要的知情同意书、自费用品协议书 □ 书写病程记录	□ 上级医师查房 □ 评估检查结果，明确诊断 □ 病情评估，根据病情调整治疗方案 □ 书写病程记录 □ 患者教育
重点医嘱	**长期医嘱：** □ 风湿免疫科护理常规 □ 膳食选择 □ 一级或二级护理 □ 对症治疗 □ 既往基础用药 **临时医嘱：** □ 血常规、尿常规、大便常规 □ 肝肾功能、电解质、血糖、心肌酶、血脂、凝血功能、术前检查、肿瘤标志物、ESR、CRP、血清铁蛋白、免疫球蛋白、补体、ANA 谱、RF、抗 Jo-1 抗体、自身免疫性肝病抗体谱 □ 心电图、心脏彩超、X 线胸片/胸部 CT、肝胆胰脾肾彩超、肌电图、肺功能、骨密度 □ 必要时进行：肌炎抗体谱、肌肉 MRI、脉血气分析、胸部高分辨率 CT、脑钠肽/N 末端尿钠肽原、肌钙蛋白 I	**长期医嘱：** □ 风湿免疫科护理常规 □ 膳食选择 □ 一级或二级护理 □ 继续对症治疗 □ 必要时调整既往用药 **临时医嘱：** □ 肌肉活检 □ 必要时进行：皮肤活检、肌肉酶组织化学染色、代谢物质染色、免疫组化染色、涎液化糖链抗原（KL-6）、支气管镜及支气管肺泡灌洗、经支气管镜肺活检	**长期医嘱：** □ 风湿病护理常规 □ 一级或二级护理 □ 膳食选择 □ 继续对症治疗 □ 糖皮质激素，免疫抑制剂（甲氨蝶呤、硫唑嘌呤、环孢素、他克莫司、霉酚酸酯、环磷酰胺），IVIg、利妥昔单抗 □ 给予钙剂、阿法骨化醇、双膦酸盐防治骨质疏松治疗 □ 必要时给予复方磺胺甲噁唑预防卡氏肺孢子菌治疗 **临时医嘱：** □ 必要时复查血常规、肝肾功能、血糖、电解质、血脂 □ 异常指标复查
病情变异记录	□ 无　□ 有，原因： 1. 2.	□ 无　□ 有，原因： 1. 2.	□ 无　□ 有，原因： 1. 2.
医师签名			

时间	出院前 1~3 天	住院第 7~15 天（出院日）
主要 诊疗 工作	□ 上级医师查房 □ 病情评估、疗效及不良反应评估 □ 确定出院后长期系统的治疗方案 □ 明确出院时间	□ 完成出院相关医疗文件 □ 交代出院后的注意事项及就医指征 □ 预约复诊日期 □ 交代复查项目
重 点 医 嘱	**长期医嘱：** □ 风湿免疫科护理常规 □ 一级或二级护理 □ 根据病情调整长期用药 **临时医嘱：** □ 根据需要复查相关指标	**出院医嘱：** □ 出院带药
主要 护理 工作	□ 患者教育 □ 观察患者病情变化 □ 观察药物疗效和不良反应 □ 生活和心理护理 □ 出院准备指导	□ 指导患者办理出院手续 □ 风湿免疫病慢病管理（心理、康复、自我评估、用药指导、数据库录入）
病情 变异 记录	□ 无　□ 有，原因： 1. 2.	□ 无　□ 有，原因： 1. 2.
护士 签名		
医师 签名		

（二）护士表单

多发性肌炎/皮肌炎临床路径护士表单

适用对象：第一诊断为多发性肌炎（ICD-10：M33.200）、皮肌炎（ICD-10：M33.101）

患者姓名：	性别：	年龄：	门诊号：	住院号：
住院日期：　年　月　日	出院日期：　年　月　日			标准住院日：7~15 天

时间	住院第 1 天	住院第 2~15 天
健康宣教	□ 入院宣教 　　介绍主管医师、护士 　　介绍环境、设施 　　介绍住院注意事项	□ 用药前宣教 　　使用的药物名称，作用及可能出现的不良反 　　应做好自我防护，避免感染
护理处置	□ 核对患者，佩戴腕带 □ 建立入院护理病历 □ 卫生处置：剪指（趾）甲、更换病号服 □ 测量生命体征 □ 遵医嘱采血 □ 遵医嘱留取尿便送检 □ 影像、心肺功能检查	□ 遵医嘱完成使用药物阶段相关监测指标 □ 遵医嘱完成各种药物的发放和液体的输注
基础护理	□ 二级护理 □ 晨晚间护理 □ 患者安全管理	□ 一级或二级护理 □ 晨晚间护理 □ 患者安全管理
专科护理	□ 测体温、脉搏、血压、血糖	□ 遵医嘱晨 8：30 给予激素 □ 遵医嘱监测血压，血糖的变化
重点医嘱	□ 详见医嘱执行单	□ 详见医嘱执行单
病情变异记录	□ 无　□ 有，原因： 1. 2.	□ 无　□ 有，原因： 1. 2.
护士签名		

（三）患者表单

多发性肌炎/皮肌炎临床路径患者表单

适用对象：第一诊断为多发性肌炎（ICD-10：M33.200）、皮肌炎（ICD-10：M33.101）

患者姓名：	性别：　　年龄：　　门诊号：	住院号：
住院日期：　　年　月　日	出院日期：　　年　月　日	标准住院日：7~15 天

时间	入院第 1~3 天	住院第 4~15 天	出院
医患配合	□ 配合询问病史、收集资料，请务必详细告知既往史、用药史、过敏史 □ 如需进行活检，签署手术知情同意书等	□ 配合签署关于治疗用药的各种必要的知情同意书 □ 治疗中使用药物如有不适，及时告诉医师	□ 接受出院前指导 □ 知道复诊程序 □ 获取出院诊断书
护患配合	□ 配合测量体温、脉搏、呼吸、血压 □ 配合完成入院护理评估（简单询问病史、过敏史、用药史） □ 接受入院宣教（环境介绍、病室规定、订餐制度、贵重物品保管等） □ 有任何不适请告知护士	□ 接受术后宣教 □ 配合静脉输液、皮下及肌内注射用药等之类 □ 有任何不适告知护士 □ 配合定时测量生命体征、每日询问尿便，监测血糖 □ 配合做好病房消毒，避免感染 □ 配合执行探视及陪伴	□ 接受出院宣教 □ 办理出院手续 □ 获取出院带药 □ 知道服药方法、作用、注意事项 □ 了解复查的时间及项目 □ 知道复印病历方法
饮食	□ 如无禁忌，正常饮食	□ 如无禁忌，正常饮食	□ 正常饮食
排泄	□ 正常排泄	□ 正常排泄	□ 正常排泄
活动	□ 如无需活检，正常活动	□ 加强防护，避免感染	□ 加强防护，避免感染

附：原表单（2016 年版）

炎性肌病临床路径表单

适用对象：第一诊断为炎性肌病的患者，包括多肌炎（PM，ICD-10：M33.200）、皮肌炎（DM，ICD-10：M33.101）

患者姓名：	性别： 年龄： 门诊号：	住院号：
住院日期： 年 月 日	出院日期： 年 月 日	标准住院日：7~15 天

时间	住院第 1 天	住院第 2~5 天
主要护理工作	□ 询问病史及体格检查 □ 开实验室检查单，完成病历书写 □ 上级医师查房 □ 完成初步的疾病严重程度及疾病活动度的评价	□ 上级医师查房 □ 根据辅助检查结果，完成病情评估，并制订治疗计划 □ 观察药物不良反应 □ 住院医师书写病程记录
重点医嘱	**长期医嘱：** □ 风湿免疫科护理常规 □ 一级或二级护理 □ 膳食选择 **临时医嘱：** □ 血常规、尿常规、大便常规 □ 电解质、肝肾功能、血糖、血脂、凝血功能、肿瘤性疾病筛查、感染性疾病筛查 □ 红细胞沉降率、CRP、免疫球蛋白、补体、ANA、抗 ds-DNA、抗 ENA 谱、抗磷脂抗体、RA 相关抗体检查、自身免疫性肝病相关抗体 □ 胸部高分辨 CT、心电图、超声心动图、腹部超声 □ 风湿免疫病慢病管理（心理、康复、自我评估、用药指导）	**长期医嘱：** □ 风湿免疫科护理常规 □ 一级或二级护理 □ 膳食选择 □ 糖皮质激素类药物：分口服、静脉或外用，视病情需要 □ 免疫抑制剂：甲氨蝶呤/硫唑嘌呤/环孢素 A/他克莫司/环磷酰胺/霉酚酸酯/来氟米特/羟氯喹/雷公藤多苷，视病情需要 □ 防治激素相关骨质疏松治疗：钙剂、维生素 D 等 □ 必要时给予，双膦酸盐、质子泵抑制剂、胃黏膜保护剂、抗感染、保肝治疗 **临时医嘱：** □ 根据患者病情，选择性行肌活检、皮肤活检、肿瘤标志物、肌炎相关抗体谱、肺高分辨率 CT、肺通气及弥散功能、脑钠肽/N 末端尿钠肽原、感染相关检查（HBV-DNA、HCV-RNA、PCT、T-SPOT.TB）、消化内镜检查
主要护理工作	□ 介绍病房环境、设施和设备 □ 入院护理评估，制订护理计划 □ 协助患者完成实验室检查及辅助检查	□ 观察患者一般情况及病情变化 □ 观察疗效和药物不良反应 □ 进行疾病相关健康教育
病情变异记录	□ 无 □ 有，原因： 1. 2.	□ 无 □ 有，原因： 1. 2.
护士签名		
医师签名		

时间	出院前 1~3 天	住院第 7~15 天（出院日）
主要护理工作	□ 上级医师查房，治疗效果评估 □ 再次进行病情评估 □ 确定出院后治疗方案 □ 完成上级医师查房纪录	□ 上级医师进行病情评估，确定患者是否可以出院 □ 完成出院小结 □ 向患者交代出院后注意事项 □ 预约复诊日期
重点医嘱	**长期医嘱：** □ 根据病情调整长期用药 **临时医嘱：** □ 根据需要，复查有关检查	**出院医嘱：** □ 出院带药 □ 门诊随诊
主要护理工作	□ 观察患者一般情况 □ 观察疗效和药物不良反应 □ 恢复期生活和心理护理 □ 出院准备指导	□ 告知复诊计划，就医指征 □ 帮助患者办理出院手续 □ 出院指导
病情变异记录	□ 无 □ 有，原因： 1. 2.	□ 无 □ 有，原因： 1. 2.
护士签名		
医师签名		

第二十章

系统性硬化症临床路径释义

一、系统性硬化症编码

疾病名称及编码：系统性硬化症（ICD-10：M34）

二、临床路径检索方法

M34

三、系统性硬化症临床路径标准住院流程

（一）适用对象

第一诊断为系统性硬化症（ICD-10：M34）。

> **释义**
>
> ■系统性硬化症是一种病因不明、临床表现各异、慢性的自身免疫性疾病。结缔组织异常增生，不仅在皮肤真皮层内增生造成皮肤肿胀，继以变厚变硬，最终萎缩，还累及血管、肺、消化道、肾、心等出现内脏受损的症状。本路径适用于系统性硬化症。

（二）诊断依据

根据《系统性硬化病诊断及治疗指南》[中华风湿病学杂志，2011，15（4）：256-259]，以及1980年美国风湿病学分会提出的系统性硬化症（SSc）分类标准。

A. 主要条件

近端硬皮病：手指及掌指（跖趾）关节近端皮肤增厚、紧绷、肿胀。这种改变可累及整个肢体、面部、颈部和躯干。

B. 次要条件

1. 指硬化：上述皮肤改变仅限手指。

2. 指尖凹陷性瘢痕或指垫消失：由于缺血导致指尖凹陷性瘢痕，或指垫消失。

3. 双肺基底部纤维化：在立位X线胸片上，可见条状或结节状致密影，以双肺底为著，也可呈弥漫性斑点或蜂窝状肺。要除外原发性肺病所引起的这种改变。

具有主要条件或2条以上次要条件者，可诊为系统性硬化症。

> **释义**
>
> ■目前临床上系统性硬化症的分类多采用1980年美国风湿病学会提出的标准。此标准以出现明确的一定范围的皮肤增厚为主要的诊断依据，诊断特异性较高，但是

按照此标准诊断的患者已出现了明确的脏器受累（肺间质病变）或者缺血性改变（指尖凹陷性瘢痕或指垫消失），不利于早期诊断患者。并且近30年的科学发展——系统性硬化症相关自身抗体和特征性的甲襞毛细血管镜特征等未包括在内。由此，2013年美国风湿病协会/欧洲抗风湿病联盟（ACR/EULAR）共同提出了新的诊断（分类）标准。此标准以计分作为诊断依据，总分≥9分可以诊断（如表20-1）。

表20-1 美国风湿病协会/欧洲抗风湿病联盟（ACR/EULAR）新的诊断（分类）标准

项目	亚项	评分
双手手指皮肤增厚，并向近端扩展超过掌指关节（充分条件）	—	9
手指皮肤增厚（只算较高得分）	手指肿胀	2
	手指硬指（掌指关节远端，近端指间关节近端）	4
指端损伤（PIP 远端）（只算较高得分）	指端溃疡	2
	指端凹陷性瘢痕	3
毛细血管扩张	—	2
甲襞毛细血管异常	—	2
肺动脉高压和*（或）间质性肺病（最多得2分）	肺动脉高压	2
	间质性肺病	2
雷诺现象	—	3
SSc 相关自身抗体（抗着丝点抗体、抗拓扑异构酶 I 抗体 [anti-Scl-70]、抗 RNA 聚合酶 III 抗体）（最多得3分）	抗着丝点抗体	3
	抗拓扑异构酶 I 抗体 [anti-Scl-70]	
	抗 RNA 聚合酶 III 抗体	

■ 总得分由对每个类别中的最高权重（得分）求和得出。

■ 2013 年的标准较 1980 年诊断敏感性明显增加，特异性相近，有利于系统性硬化症患者的早期诊断。

（三）进入路径标准

1. 第一诊断必须符合 SSC 诊断标准（疾病编码 ICD-10：M34）。

2. 当患者同时具有其他疾病诊断，在住院期间不需特殊处理、不影响第一诊断的临床路径流程实施时，可以进入路径。

> **释义**
>
> ■ 进入本路径的标准必须是符合指南中明确诊断的 SSc 患者。
> ■ 需要除外患者患有未经治疗的其他较为重要的疾病，如恶性肿瘤、感染等疾患。
> ■ 患者如合并糖尿病、高血压等疾病，未对患者目前的 SSc 诊治有显著影响，也可以进入本路径，但应密切监测血糖、血压等，并及时调整相关药物的使用。

（四）标准住院日 14～21 天

> **释义**
>
> ■ 完善相关实验室和影像学检查，判断病情制订治疗方案 1～6 天，药物（如糖皮质激素、免疫抑制剂、扩血管药等）使用在第 7～14 天实施，如患者需行组织活检，或需使用丙种球蛋白冲击治疗，可延长住院日 7 天。总住院时间不超过 21 天均符合路径要求。

（五）住院期间检查项目

1. 必需的检查项目：
（1）血常规、尿常规、大便常规及大便隐血检查。
（2）肝功能、肾功能、电解质、血糖、血脂、心肌酶、感染性疾病筛查（乙型肝炎、丙型肝炎、梅毒、艾滋病等）。
（3）免疫球蛋白、补体、红细胞沉降率、C 反应蛋白。
（4）抗核抗体谱。
（5）胸部正侧位 X 线片（或肺 CT）、心电图、心脏彩超、泌尿系彩超。
2. 根据患者病情选择检查的项目：
（1）抗环瓜氨酸肽抗体、类风湿因子、抗 RNA 聚合酶Ⅲ、HBV-DNA、HCV-RNA、自身免疫性肝炎抗体、抗磷脂抗体谱、24 小时尿蛋白定量、尿微量蛋白、血清肾素水平、血淀粉酶、尿淀粉酶、淋巴细胞亚群检测、免疫固定电泳、血清蛋白电泳、甲状腺功能。
（2）胃镜、X 线钡餐、结肠镜、肝胆胰脾彩超、关节影像学检查、腹部影像学检查、骨髓穿刺、甲襞微循环检测、骨密度、肺功能、右心导管。
（3）皮肤、肾脏或其他组织活检。
（4）其他相关检查。

> **释义**
>
> ■ 必需的检查项目是诊断 SSc，评估患者 SSc 的病情活动性以及严重性，患者存在的潜在其他疾病以及是否存在药物使用禁忌的必要检查。相关人员应认真分析检查结果，以便及时发现异常情况并采取对应处置。
> ■ 抗 RNA 聚合酶Ⅲ、甲襞微循环检测被列在了 2013 年 ACR/EULAR 系统性硬化症诊断（分类）标准中，其检测有利于 SSc 的早期诊断。但该两项检查并未普遍开展。

■ 抗环瓜氨酸肽抗体、类风湿因子、抗磷脂抗体谱、24 小时尿蛋白定量、血清肾素水平、免疫固定电泳、血清蛋白电泳、甲状腺功能、X 线钡餐、结肠镜、腹部影像学检查、肺功能、右心导管、皮肤活检等有助于做好 SSc 的鉴别诊断以及准确判断脏器的损害程度，有助于制订治疗方案。

■ HBV-DNA、HCV-RNA 定量检查是对于初筛中发现既往感染 HBV、HCV 的患者，进一步评价其病毒复制情况，为使用免疫抑制剂治疗提供参考。PCT 检查则是评估患者是否存在急性感染，以备在不明确是否存在感染的情况下及时诊断感染，给予抗感染治疗，避免感染加重。消化内镜的检查同时是为了解患者胃肠道是否存在溃疡等疾患或潜在风险，从而在加用糖皮质激素或非甾体抗炎药治疗时及时给予胃黏膜保护。

（六）治疗方案的选择

根据《系统性硬化病诊断及治疗指南》（中华风湿病学杂志，2011，15（4）：256-259）。

1. 一般原则：戒烟、加强营养、手足保暖、避免精神刺激。
2. 抗炎及免疫调节治疗：
（1）糖皮质激素：用药剂量及疗程视病情而定。
（2）免疫抑制剂：环磷酰胺、环孢素 A、硫唑嘌呤、甲氨蝶呤、他克莫司、青霉胺、霉酚酸酯等，选择何种药物及疗程视病情而定。
（3）丙种球蛋白输注：视病情而定。
3. 血管病变治疗：
（1）血管扩张剂：钙离子拮抗剂、前列环素及其类似物、内皮素-1 受体拮抗剂、5 型磷酸二酯酶抑制剂及一氧化氮等，选择何种药物及疗程视病情而定。
（2）氧疗、利尿剂及强心剂：视病情而定。
（3）血管紧张素转换酶抑制剂（ACEI）：视病情而定。
4. 抗纤维化治疗：除免疫抑制剂外，视病情况酌情加用乙酰半胱氨酸等。
5. 对症治疗：根据脏器受累及治疗药物的不良反应，酌情加用相关对症药物。

释义

■ SSc 的临床异质性很强，因此治疗方法也差异较大。治疗主要针对患者的炎症情况、血管病变和纤维化情况而采用不同的治疗手段。

■ 雷诺现象在 SSc 患者中多见，戒烟等治疗有助于缓解雷诺现象。

■ 如有炎症表现，可考虑使用糖皮质激素联合 DMARDs 治疗，如环磷酰胺、甲氨蝶呤、硫唑嘌呤等。

■ 血管病的患者根据其累及的脏器选择应用不同的扩血管药物，如肾危象的患者需选用 ACEI 类药物。

■ 根据纤维化的部位不同选择相应的抗纤维化治疗的药物。

■ 胃肠道受累时应用根据不同的表现选择不同的药物，如胃食管反流应用质子泵抑制剂。用免疫抑制剂和激素治疗时，应注意患者出现继发感染的可能，必要时可给予抗感染治疗。

（七）出院标准

1. 临床症状好转。
2. 没有需要住院治疗的合并症和（或）并发症。

释义

> ■ 患者出院前应完成必须复查项目，如血常规、肝肾功能、电解质等，同时临床表现缓解或明显减轻。服用糖皮质激素和免疫抑制剂等药物，无特殊不适和并发症发生。活检部位无出血和感染。无其他需要继续住院治疗的并发症。

（八）变异及原因分析

1. 出现了并发症和（或）合并症、影响本病治疗效果，需要住院期间处理。
2. 病情加重，需要延长住院时间。

释义

> ■ 变异是指入选临床路径的患者未能按路径流程完成医疗行为或未达到预期的医疗质量控制目标。这包含三方面情况：①按路径流程完成治疗，但出现非预期结果，可能需要后续进一步处理。如本路径治疗后患者出现严重并发症，如急性消化道出血或严重肺部感染，必须进行必要的治疗。②按路径流程完成治疗，但超出了路径规定的时限。实际住院日超出标准住院日要求，或未能在规定的时间内达到患者重要脏器急性损害的缓解，如患者生命体征仍不平稳，仍有因肺间质病变造成的呼吸衰竭。③不能按路径流程完成治疗，患者需要中途退出路径。如治疗过程中出现严重并发症，导致必须终止路径或需要转入其他路径进行治疗等。对这些患者，主管医师均应进行变异原因的分析，并在临床路径的表单中予以说明。
>
> ■ SSc 治疗常见的并发症有：激素和免疫抑制剂使用后患者出现血压增高，血糖增高，肝功能异常，以及恶心、呕吐等胃肠道不耐受表现；包括 G^+ 菌、G^- 菌、真菌等多种微生物在内的各器官感染；急性消化道出血；穿刺部位出血，如肾脏包膜下大量出血，皮肤活检后伤口不愈合等。
>
> ■ 医师认可的变异原因主要指患者入选路径后，医师在检查及治疗过程中发现患者合并存在一些事前未预知的对本路径治疗可能产生影响的情况，需要终止执行路径或者是延长治疗时间、增加治疗费用。医师需在表单中明确说明。
>
> ■ 因患者方面的主观原因导致执行路径出现变异，也需要医师在表单中予以说明。

四、系统性硬化症临床路径给药方案

【用药选择】

1. 对于血管病变，治疗上以一般治疗和药物治疗相结合。一般治疗包括戒烟，注意手足保暖和避免精神刺激等。药物治疗方面，采用扩血管药物，不同脏器的血管病变应用不同类型的扩血管药物。雷诺现象首选二氢吡啶类钙通道阻滞剂，通常是硝苯地平。对于严重的雷诺现象，也可应用5磷酸二酯酶抑制剂、静脉依洛前列素或其他有效的静脉类前列腺素。指溃疡可应用5磷酸二酯酶抑制剂，静脉类前列腺素。波生坦可减少新发指溃疡的数目，但对活动性指溃疡的治疗没有已证实的有效性。肺动脉高压的患者可应用内皮素受体拮抗剂（波生坦、安利生坦等）、5磷酸二酯酶抑制剂（西地那非、他达拉非），严重的可以应用静脉伊前列醇、曲前列尼尔治疗。此外，硬皮病肾危象时应尽早使用血管紧张素转换酶抑制剂（ACEI）类药物，监测血压，控制在正常范围内。

2. 严重肺间质纤维化的患者可考虑应用 N-乙酰半胱氨酸、吡啡尼酮等抗纤维化治疗。

3. 抗炎药和免疫抑制剂：

（1）泼尼松每天 7.5~30mg，对早期发热、皮肤肿胀、关节疼痛、肌痛、浆膜炎和间质性肺炎有一定疗效，症状控制后即应减药。后期皮肤硬化糖皮质激素无效。如出现弥漫性肺间质病变、心包积液和肌炎等，泼尼松每天 0.5~1mg/kg 体重。

（2）甲氨蝶呤可改善早期弥漫性 SSc 的皮肤硬化。其他药物如 CTX、霉酚酸酯、小剂量糖皮质激素及生物制剂（如利妥昔单抗）对改善皮肤硬化可能有效。

（3）间质性肺病的患者可以应用环磷酰胺、霉酚酸酯，雷公藤多苷对间质性肺病可能也有一定效果。硫唑嘌呤可用于间质性肺病的维持治疗。

（4）造血干细胞移植可用于快速进展的弥漫性系统性硬化症患者，但需警惕其不良反应，由有经验的专业团队进行。

【药学提示】

1. 患者在需要长期使用免疫抑制治疗时，使用前应注意有无急性感染、结核感染、病毒性肝炎等疾病，依此决定治疗时是否必要给予相应的抗感染治疗。

2. 患者使用免疫抑制剂治疗前，需检查血常规、肝肾功能等，如有严重异常，应慎重使用。

3. 使用激素治疗的患者，应密切监测患者血压情况，警惕肾危象。

【注意事项】

1. 患者需要长期使用糖皮质激素时，应监测血糖、血钾等事件，并注意防止骨质疏松、白内障、青光眼等激素带来的不良反应。血糖升高、血钾降低时，应积极对症治疗。骨质疏松则应在开始加用激素治疗时同时予以预防骨质疏松的治疗。激素应在尽可能的情况下减量，以防止白内障、青光眼等发生，如有相应临床症状，建议患者眼科会诊治疗。此外，因系统性硬化症患者应用激素可能诱发肾危象，因此在应用糖皮质激素的过程中应密切监测患者血压，警惕肾危象。

2. 患者长期使用糖皮质激素，应注意观察患者继发胃溃疡的发生，必要时给予质子泵抑制剂。

3. 患者使用甲氨蝶呤、霉酚酸酯、环磷酰胺等免疫抑制剂时，要定期检查血常规、肝肾功能、尿常规等，监测药物对血液系统、肝功能是否造成损害，以便早期调整治疗；注意环磷酰胺可能引起的出血性膀胱炎。出现上述情况，可停用或换用其他药物治疗，并于相应专科诊治。

4. 患者使用免疫抑制药物治疗期间应避免接种活疫苗及减活疫苗。

五、推荐表单

（一）医师表单

系统性硬化症临床路径医师表单

适用对象：第一诊断为系统性硬化症（ICD-10：M34）

患者姓名：	性别： 年龄： 门诊号：	住院号：
住院日期： 年 月 日	出院日期： 年 月 日	标准住院日：14~21 天

日期	住院第 1 天	住院第 2~6 天	住院第 7~21 天
主要诊疗工作	□ 询问病史及体格检查 □ 进行病情初步评估 □ 完成病历书写 □ 开实验室检查单	□ 上级医师查房 □ 分析病情，初步诊断，制订诊疗计划 □ 根据病情调整基础用药 □ 申请相关科室会诊 □ 向患者及家属交代病情 □ 签署各种必要的知情同意书、自费用品协议书 □ 必要时协助患者完成检查 □ 书写病程记录	□ 上级医师查房 □ 评估检查结果，明确诊断 □ 病情评估，根据病情调整治疗方案 □ 观察药物不良反应 □ 确认有无并发症 □ 书写病程记录 □ 必要时完成诊断证明书 □ 患者教育
重点医嘱	长期医嘱： □ 风湿免疫科护理常规 □ 膳食选择 □ 一级或二级护理 □ 对症治疗 □ 既往基础用药 临时医嘱： □ 血常规、尿常规、大便常规、大便隐血 □ 肝功能、肾功能、电解质、血糖、血脂、心肌酶、感染性疾病筛查、免疫球蛋白、补体、红细胞沉降率、C 反应蛋白 □ 心电图、心脏彩超、胸部高分辨 CT、泌尿系超声 □ 必要时进行：抗环瓜氨酸肽抗体、类风湿因子、抗 RNA 聚合酶Ⅲ、HBV-DNA、HCV-RNA、自身免疫性肝炎抗体、抗磷脂抗体谱、24 小时尿蛋白定量、尿微量蛋白、肾素水平、血淀粉酶、尿淀粉酶、淋巴细胞亚群检测、免疫电泳、蛋白电泳、甲状腺功能、胃肠镜、腹部彩超、关节影像学、骨髓穿刺、甲襞微循环检测、骨密度、肺功能、右心导管等检查	长期医嘱： □ 风湿免疫科护理常规 □ 膳食选择 □ 一级或二级护理 □ 继续对症治疗 □ 必要时调整既往用药 临时医嘱： □ 其他特殊或补充医嘱	长期医嘱： □ 风湿病护理常规 □ 一级或二级护理 □ 膳食选择 □ 糖皮质激素：用药剂量及疗程视病情而定 □ 免疫抑制剂：环磷酰胺、硫唑嘌呤、甲氨蝶呤、霉酚酸酯等，选择何种药物及疗程视病情而定 □ 必要时输注丙种球蛋白 □ 血管扩张剂：钙离子拮抗剂、前列环素及其类似物、内皮素-1 受体拮抗剂、5 型磷酸二酯酶抑制剂及一氧化氮等，选择何种药物及疗程视病情而定 □ 必要时给予氧疗、利尿剂、强心剂或 ACEI □ 抗纤维化治疗：视病情情况酌情加用乙酰半胱氨酸等 □ 必要时给予质子泵抑制剂、胃黏膜保护剂、抗感染、保肝治疗 □ 需要时给予钙剂、维生素 D、双膦酸盐防治骨质疏松治疗 临时医嘱： □ 必要时复查血常规、CRP、ESR、补体、肝功能、肾功能、血糖、电解质、胸部 CT □ 异常指标复查
病情变异记录	□ 无 □ 有，原因： 1. 2.	□ 无 □ 有，原因： 1. 2.	□ 无 □ 有，原因： 1. 2.
医师签名			

（二）护士表单

系统性硬化症临床路径护士表单

适用对象：第一诊断为系统性硬化症（ICD-10：M34）

患者姓名：	性别：	年龄：	门诊号：	住院号：
住院日期：　年　月　日	出院日期：　年　月　日			标准住院日：14~21 天

时间	住院第 1 天	住院第 2~21 天
健康宣教	□ 入院宣教 　介绍主管医师、护士 　介绍环境、设施 　介绍住院注意事项	□ 用药前宣教 　使用的药物名称，作用及可能出现的不良反 　应做好自我防护，避免感染
护理处置	□ 核对患者，佩戴腕带 □ 建立入院护理病历 □ 卫生处置：剪指（趾）甲、更换病号服 □ 测量生命体征 □ 遵医嘱采血 □ 遵医嘱留取尿便送检 □ 影像、心肺功能检查	□ 遵医嘱完成使用药物阶段相关监测指标 □ 遵医嘱完成各种药物的发放和液体的输注
基础护理	□ 二级护理 □ 晨晚间护理 □ 患者安全管理	□ 一级或二级护理 □ 晨晚间护理 □ 患者安全管理
专科护理	□ 测体温、脉搏、血压、血糖	□ 遵医嘱给药 □ 遵医嘱监测血压、血糖的变化
重点医嘱	□ 详见医嘱执行单	□ 详见医嘱执行单
病情变异记录	□ 无　□ 有，原因： 1. 2.	□ 无　□ 有，原因： 1. 2.
护士签名		

（三）患者表单

系统性硬化症临床路径患者表单

适用对象：第一诊断为系统性硬化症（ICD-10：M34）

患者姓名：		性别：　　年龄：　　门诊号：	住院号：
住院日期：　　年　月　日		出院日期：　　年　月　日	标准住院日：14～21 天

时间	入院第 1～6 天	住院第 7～21 天	出院
医患配合	□ 配合询问病史、收集资料，务必详细告知既往史、用药史、过敏史 □ 如需进行活检，签署手术知情同意书等	□ 配合签署关于治疗用药的各种必要的知情同意书 □ 治疗中使用药物如有不适，及时告诉医师	□ 接受出院前指导 □ 知道复诊程序 □ 获取出院诊断书
护患配合	□ 配合测量体温、脉搏、呼吸、血压 □ 配合完成入院护理评估（简单询问病史、过敏史、用药史） □ 接受入院宣教（环境介绍、病室规定、订餐制度、贵重物品保管等） □ 有任何不适告知护士	□ 配合静脉输液、皮下及肌内注射用药等之类 □ 有任何不适告知护士 □ 配合定时测量生命体征、每日询问尿便，监测血糖 □ 配合做好病房消毒，避免感染 □ 配合执行探视及陪伴	□ 接受出院宣教 □ 办理出院手续 □ 获取出院带药 □ 知道服药方法、作用、注意事项 □ 了解复查的时间及项目 □ 知道复印病历方法
饮食	□ 如无禁忌，正常饮食	□ 如无禁忌，正常饮食	□ 正常饮食
排泄	□ 正常排泄	□ 正常排泄	□ 正常排泄
活动	□ 如无需活检，正常活动	□ 加强防护，避免感染	□ 加强防护，避免感染

附：原表单（2017 年版）

系统性硬化症临床路径表单

适用对象：第一诊断为系统性硬化症（ICD-10：M34）

患者姓名：		性别：	年龄：	门诊号：	住院号：
住院日期：	年 月 日	出院日期：	年 月 日		标准住院日：14~21 天

时间	住院第 1~2 天	住院第 3~5 天
主要诊疗工作	□ 询问病史及体格检查 □ 开实验室检查单及相关检查单 □ 完成病历 □ 主管医师查房 □ 初步确定治疗方案 □ 向患者及家属交代病情 □ 完成初步的疾病严重程度及疾病活动度的评价	□ 上级医师查房，确定进一步的检查和治疗：完成原发病的诊断、并发症、治疗效果、治疗方案、下一步治疗对策 □ 评估病情，根据病情调整治疗方案 □ 必要时相关科室会诊 □ 向患者及家属交代病情及注意事项
重点医嘱	**长期医嘱：** □ 风湿免疫科护理常规 □ 确定护理等级 □ 确定饮食 □ 对症治疗 **临时医嘱：** □ 血常规、尿常规、大便常规 □ 肝功能、肾功能、电解质、血糖、血脂、心肌酶、感染性疾病筛查（乙型肝炎、丙型肝炎、梅毒、艾滋病等） □ 免疫球蛋白、补体、红细胞沉降率、CRP □ 抗核抗体谱 □ 胸部正侧位 X 线片（或肺 CT）、心电图、心脏彩超、泌尿系彩超 □ 必要时行抗 CCP 抗体、RF、抗 RNA 聚合酶Ⅲ、HBV-DNA、HCV-RNA、自免肝抗体、抗磷脂抗体谱、24 小时尿蛋白定量、尿微量蛋白、血清肾素水平、血淀粉酶、尿淀粉酶、淋巴细胞亚群检测、免疫固定电泳、血清蛋白电泳、甲状腺功能、胃镜、钡餐造影、结肠镜、肝胆胰脾彩超、关节影像学检查、腹部影像学检查、骨髓穿刺、甲襞微循环检测、骨密度、肺功能、右心导管、皮肤、肾脏或其他组织活检 □ 其他相关检查	**长期医嘱：** □ 风湿免疫科护理常规 □ 确定护理等级 □ 确定饮食 □ 糖皮质激素：用药剂量及疗程视病情而定 □ 免疫抑制剂：环磷酰胺、环孢素 A、硫唑嘌呤、甲氨蝶呤、他克莫司、青霉胺、霉酚酸酯等，选择何种药物及疗程视病情而定 □ 必要时输注丙种球蛋白 □ 血管扩张剂：钙离子拮抗剂、前列环素及其类似物、内皮素-1 受体拮抗剂、5 型磷酸二酯酶抑制剂及一氧化氮等，选择何种药物及疗程视病情而定 □ 必要时给予氧疗、利尿剂、强心剂或 ACEI □ 抗纤维化治疗：视病情情况酌情加用乙酰半胱氨酸等 □ 对症治疗 **临时医嘱：** □ 完善相关检查 □ 相关科室会诊

续　表

时间	住院第 1~2 天	住院第 3~5 天
主要护理工作	□ 介绍病房环境及入院宣教 □ 入院护理评估，制订护理计划 □ 协助患者完成实验室检查及辅助检查	□ 执行护理计划 □ 密切观察患者病情变化
病情变异记录	□ 无　□ 有，原因： 1. 2.	□ 无　□ 有，原因： 1. 2.
护士签名		
医师签名		

时间	住院第 6～13 天	住院第 14～21 天（出院日）
主要诊疗工作	□ 上级医师查房，治疗效果评估 □ 再次进行病情评估 □ 完成上级医师查房纪录	□ 上级医师查房 □ 评估病情，明确是否出院 □ 完成出院记录及出院相关医疗文件书写 □ 向患者交代出院后注意事项，预约门诊复诊时间
重点医嘱	**长期医嘱：** □ 根据病情调整长期用药 **临时医嘱：** □ 根据需要，复查有关检查	**长期医嘱：** □ 确定护理等级 □ 确定饮食 □ 药物治疗 □ 对症处置 **临时医嘱：** □ 出院带药
主要护理工作	□ 执行护理计划 □ 密切观察患者病情变化	□ 效果评估 □ 出院指导 □ 协助办理出院手续
病情变异记录	□ 无　□ 有，原因： 1. 2.	□ 无　□ 有，原因： 1. 2.
护士签名		
医师签名		

第二十一章

风湿热临床路径释义

一、风湿热编码

1. 卫计委原编码：

疾病名称及编码：风湿热（ICD-10：I00. XX02）

2. 修改编码：

疾病名称及编码：风湿热（ICD-10：I00）

急性风湿性心脏病（ICD-10：I01）

风湿性舞蹈症（ICD-10：I02）

二、临床路径检索方法

I00-I02

三、风湿热临床路径标准住院流程

（一）适用对象

第一诊断为风湿热（ICD-10：I00. XX02）。

> **释义**
>
> ■ 风湿热是一种咽喉部感染 A 组乙型溶血性链球菌后反复发作的急性或慢性的全身结缔组织炎症，主要累及关节、心脏、皮肤和皮下组织，偶可累及中枢神经系统、血管、浆膜及肺、肾等内脏。本病呈自限性，以关节炎和心脏炎为主，可伴有发热、皮疹、皮下结节、舞蹈病等，急性发作时通常以关节炎较为明显，反复发作后常遗留轻重不等的心脏损害。本路径适用于风湿热。

（二）诊断依据

根据《内科学》（葛均波、徐永健主编，人民卫生出版社，2013 年，第 8 版）、《风湿热诊断和治疗指南》[中华风湿病学杂志，2011，15（7）：483-486]，采用美国心脏协会 1992 年修订的 Jones 诊断标准。

美国心脏协会 1992 年修订的风湿热 Jones 诊断标准：

1. 主要表现：心脏炎、多关节炎、舞蹈病、环形红斑、皮下结节。

2. 次要表现：关节痛、发热、急性反应物（ESR、CRP）增高、心电图 P-R 间期延长。

3. 有前驱的链球菌感染证据：咽拭子培养或快速链球菌抗原试验阳性、链球菌抗体效价升高。

如有前驱链球菌感染证据，并有 2 项主要表现或 1 项主要表现加 2 项次要表现者高度提示可能为急性风湿热。

> **释义**
>
> ■ 因风湿热临床表现多样，目前尚无特异性的诊断方法，临床上主要采用美国心脏协会1992年修订的Jones诊断标准，主要依靠临床表现和实验室检查。但该标准只能指导诊断，并非金标准，主要针对急性风湿热，对于舞蹈病者、隐匿发病或缓慢出现的心脏炎、有风湿热病史或现患风湿性心脏病，这些患者再感染A组乙型溶血性链球菌，有风湿热复发高度危险者，无需严格执行该标准。2003年WHO推出了风湿热的2002-2003年修订标准，对风湿热作出了分类诊断，较之1992年修订的Jones标准，有以下变化：①放宽了伴有风湿性心脏病的复发性风湿热的诊断，仅需具有2项次要表现及前驱链球菌感染证据即可确诊；②隐匿发病的风湿性心脏炎和舞蹈病不需要有其他主要表现，即使前驱链球菌感染证据缺如也可诊断；③重视多关节炎、多关节痛或单关节炎发展为风湿热的可能性。对于不典型或轻症风湿热，容易与其他关节炎、心脏炎相混淆，应侧重于排除性诊断。

（三）进入路径标准

1. 第一诊断必须符合风湿热诊断标准（疾病编码ICD-10：I00. x00）。
2. 当患者同时具有其他疾病诊断，但在住院期间不需特殊处理、不影响第一诊断的临床路径流程实施时，可以进入路径。

> **释义**
>
> ■ 进入路径的标准必须是符合指南中明确诊断的风湿热患者。
>
> ■ 需要除外患者患有未经治疗的其他较为重要的疾病，如恶性肿瘤、感染等疾患。
>
> ■ 患者如合并糖尿病、高血压、心血管等疾病，未对患者目前的风湿热诊治有显著影响，也可进入本路径，但应密切监测血糖、血压等，并及时调整相关药物的使用。

（四）标准住院日 14～21 天

> **释义**
>
> ■ 完善相关实验室检查和影像学检查，必要时心血管内科、神经内科等相关科室会诊，评估病情及相关并发症、制订治疗方案1～4天，药物（如青霉素、非甾体抗炎药、糖皮质激素等）使用在第5～13天实施，再次评估病情、调整用药方案在第14～21天实施。总住院时间不超过21天均符合路径要求。

（五）住院期间的检查项目

1. 必需的检查项目：

（1）血常规、尿常规、大便常规、大便隐血。

（2）血生化检查（包括肝功能、肾功能、电解质、血糖、血脂、心肌酶等）、感染性疾病筛查（乙型肝炎、丙型肝炎、梅毒、艾滋病等）。

（3）链球菌感染证据：抗链球菌溶血素 O（ASO）、咽拭子培养。

（4）急性反应物（红细胞沉降率、C 反应蛋白）。

（5）超声心动图、心电图检查。

（6）影像学检查：受累关节的 X 线片，胸部 X 线片或肺 CT。

2. 根据患者病情选择检查的项目：

（1）快速链球菌抗原试验、抗 DNA 酶–B、免疫球蛋白、补体、循环免疫复合物、抗核抗体谱、类风湿因子、抗环瓜氨酸肽抗体、HLA–B27、凝血常规、心功能评估相关检查及其他相关检查。

（2）病原微生物感染相关检查、结核菌感染相关检查等。

（3）肝胆胰脾和肾彩超、淋巴结彩超及受累关节超声检查。

（4）心肌核素检查、神经系统影像学检查。

（5）皮肤病理检查及其他相关检查。

释义

　　■ 必需的检查项目是诊断风湿热、评估疾病严重程度、器官受累情况以及患者存在的其他基础疾病的必要检查。相关人员应认真分析检查结果，以便及时发现异常情况并采取对应措施。

　　■ 快速链球菌抗原试验、抗 DNA 酶–B、免疫球蛋白、补体等免疫学检查有助于做好鉴别诊断、监测风湿活动和观察药物疗效。

　　■ 病原微生物感染相关检查、肝胆胰脾等脏器彩超及其他影像学检查、皮肤病理等检查有助于进一步做好鉴别诊断，为制订用药方案提供依据，避免加重原有基础疾病。

　　■ 心电图和超声心动图检查有助于发现心脏受累情况。

（六）治疗方案的选择

根据《内科学》（葛均波、徐永健主编，人民卫生出版社，2013 年，第 8 版）、《风湿热诊断和治疗指南》[中华风湿病学杂志，2011，15（7）：483–486]。

1. 一般治疗：急性期应注意休息。

2. 消除链球菌感染：首选青霉素类，对青霉素过敏或耐药者，可改用头孢菌素类或红霉素类。

3. 抗风湿治疗：单纯关节炎首选非甾体抗炎药；已发生心脏炎一般采用糖皮质激素和（或）阿司匹林治疗；对有舞蹈病者，应减少环境刺激，酌情选用丙戊酸、利培酮等治疗。

4. 对症治疗。

> **释义**
>
> ■ 风湿热的治疗原则包括：去除病因，消灭链球菌感染灶；抗风湿治疗，迅速控制临床症状；治疗并发症和合并症，改善预后；实施个别化处理原则。
>
> ■ 心脏受累患者应卧床休息，心动过速控制后或心电图异常明显改善后，继续卧床 2~3 周，然后逐步恢复活动。急性关节炎患者早期亦应卧床休息，舞蹈病患者应安置在较安静的环境。
>
> ■ 消除链球菌感染灶：首选青霉素，若青霉素过敏，可改用头孢菌素类或红霉素族抗菌药物，消除感染灶可避免风湿热反复发作。
>
> ■ 抗风湿治疗：单纯关节炎治疗疗程为 6~8 周，心脏炎最少 12 周，若病情迁延，则根据临床表现和实验室检查，延长疗程至病情完全恢复。
>
> ■ 并发症和合并症治疗：治疗过程中患者易患肺部感染，有时可并发心内膜炎、高血糖、高脂血症等，因此治疗过程中应注意用药的剂量和疗程适当，避免并发症的出现和加重，及时处理各种并发症。

（七）出院标准

1. 临床症状或实验室指标好转。
2. 没有需要住院处理的并发症和（或）合并症。

> **释义**
>
> ■ 患者出院前应完成复查项目，如血常规、肝肾功能、电解质、炎症指标、心电图等，同时临床表现明显缓解。服用非甾体抗炎药、糖皮质激素等药物无并发症发生。无其他需要继续住院治疗的并发症。

（八）变异及原因分析

1. 出现了疾病或治疗相关的并发症或合并症，需要住院期间处理。
2. 病情加重，需要延长住院时间。

> **释义**
>
> ■ 变异是指入选临床路径的患者未能按路径流程完成医疗行为或未达到预期的医疗质量控制目标。这包含三方面情况：①按路径流程完成治疗，但出现非预期结果，可能需要后续进一步处理。如本路径治疗后患者出现严重并发症，如急性消化道出血或严重肺部感染，必须进行必要的治疗。②按路径流程完成治疗，但超出了路径规定的时限。实际住院日超出标准住院日要求，或未能在规定的时间内达到患者重要脏器急性损害的缓解，如患者生命体征仍不平稳，仍有因肺间质病变造成的呼吸衰竭。③不能按路径流程完成治疗，患者需要中途退出路径。如治疗过程中出

现严重并发症，导致必须终止路径或需要转入其他路径进行治疗等。对这些患者，主管医师均应进行变异原因的分析，并在临床路径的表单中予以说明。

■ 风湿热治疗常见并发症有：激素使用后患者出现血压增高、血糖增高，以及胃肠道不耐受表现；肺部感染等各器官感染；非甾体抗炎药使用后出现急性消化道出血等。

■ 医师认可的变异原因主要指患者入选路径后，医师在检查及治疗过程中发现患者合并存在一些事前未预知的对本路径治疗可能产生影响的情况，需要终止执行路径或者是延长治疗时间、增加治疗费用。医师需在表单中明确说明。

■ 因患者方面的主观原因导致执行路径出现变异，也需要医师在表单中予以说明。

四、风湿热临床路径给药方案

【用药选择】

1. 去除风湿热病因是治疗的基本措施之一，青霉素是公认的杀灭链球菌最有效药物。若青霉素过敏，可改用头孢素类或红霉素族抗菌药物。

2. 非甾体抗炎药是治疗单纯关节受累的首选用药，常用阿司匹林，开始剂量为成人 3~4g/d，小儿 80~100mg/（kg·d），分 3~4 次口服。发生心脏炎患者，一般采用糖皮质激素治疗，常用泼尼松，开始剂量 30~40mg/d，小儿 1.5mg/（kg·d），分 3~4 次口服，病情缓解后减量至≤10mg/d 维持治疗。对于病情严重者，如心包炎、心脏炎并发急性心力衰竭者，可静脉注射地塞米松 5~10mg/d 或滴注氢化可的松 200mg/d，至病情改善后，改口服激素治疗。

舞蹈病者，首选丙戊酸，该药无效或严重舞蹈病者，可用卡马西平治疗。

【药学提示】

1. 应用激素治疗时，为防止停用激素后出现反跳现象，可于停用激素前2周或更早一些时间加用阿司匹林。

2. 单纯关节炎的治疗疗程6~8周，心脏炎至少12周，如病情迁延，应根据临床表现、实验室检查，适当延长疗程。

3. 使用激素及免疫制剂治疗的患者，应关注患者血糖、血压等信息，根据情况给予必要的治疗。

【注意事项】

1. 长期使用糖皮质激素时，应监测血糖、血压等事件，并注意防止骨质疏松、白内障、青光眼等激素带来的不良反应。血压升高、血糖升高时，应积极对症治疗。骨质疏松则应在开始加用激素治疗时同时予以预防骨质疏松的治疗。激素应在病情允许的情况下尽可能地减量，以防止白内障、青光眼等发生，如有相应临床症状，建议患者眼科会诊治疗。使用激素、非甾体抗炎药时应注意观察患者继发胃溃疡的发生，必要时给予质子泵抑制剂。

2. 风湿热治疗过程中注意激素及非甾体抗炎药的剂量和疗程。在治疗过程中或风湿热反复活动时，防止出现肺部感染、心功能不全、高脂血症等疾病。应及时处理各种并发症，如心功能不全，可予小剂量洋地黄、利尿剂，感染时及时有效选择抗菌药物。

3. 避免接种活疫苗及减活疫苗。

五、推荐表单

（一）医师表单

风湿热临床路径医师表单

适用对象：第一诊断为风湿热（ICD-10：I00. x00）

患者姓名：	性别：	年龄：	门诊号：	住院号：
住院日期：　　年　月　日	出院日期：　　年　月　日			标准住院日：14 ~21 天

时间	住院第 1 天	住院第 2 ~10 天	住院第 11 ~21 天
诊疗工作	☐ 询问病史及体格检查 ☐ 开实验室检查单及相关检查单 ☐ 完成病历 ☐ 主管医师查房 ☐ 初步确定治疗方案 ☐ 向患者及家属交代病情 ☐ 完成初步的疾病严重程度及疾病活动度的评价	☐ 上级医师查房，确定临床诊断、并发症、治疗效果、治疗方案，确定进一步的检查和下一步治疗对策 ☐ 评估病情，根据病情调整治疗方案 ☐ 必要时相关科室会诊 ☐ 向患者及家属交代病情及注意事项 ☐ 完成上级医师查房纪录	☐ 上级医师查房 ☐ 再次评估病情，根据病情调整治疗方案 ☐ 观察药物不良反应 ☐ 书写病程记录 ☐ 患者教育 ☐ 完成出院记录及出院相关医疗文件书写 ☐ 向患者交代出院后注意事项，预约门诊复诊时间
重点医嘱	**长期医嘱：** ☐ 风湿免疫病护理常规 ☐ 确定护理等级 ☐ 确定饮食 ☐ 对症治疗 **临时医嘱：** ☐ 血常规、尿常规、大便常规、大便隐血 ☐ 血生化检查（包括肝功能、肾功能、电解质、血糖、血脂、心肌酶等）、感染性疾病筛查（乙型肝炎、丙型肝炎、梅毒、艾滋病等） ☐ 抗链球菌溶血素 O（ASO）、咽拭子培养 ☐ 红细胞沉降率、C 反应蛋白 ☐ 超声心动图、心电图检查 ☐ 受累关节的 X 线片、胸部 X 线片或肺 CT ☐ 必要时快速链球菌抗原试验、抗 DNA 酶–B 免疫球蛋白、补体、循环免疫复合物、抗核抗体谱、类风湿因子、抗环瓜氨酸肽抗体、HLA–B27、凝血常规、心功能评估相关检查及其他相关检查；病原微生物感染相关检查、结核菌感染相关检查等；肝胆胰脾和肾彩超、淋巴结彩超及受累关节超声检查；心肌核素检查、神经系统影像学检查；皮肤病理检查及其他相关检查	**长期医嘱：** ☐ 风湿免疫病护理常规 ☐ 确定护理等级 ☐ 确定饮食 ☐ 消除链球菌感染：青霉素类、头孢菌素类或红霉素类 ☐ 抗风湿治疗：非甾体抗炎药 ☐ 必要时糖皮质激素 ☐ 必要时丙戊酸、卡马西平、利培酮或氟哌啶醇 ☐ 对症治疗 **临时医嘱：** ☐ 完善相关检查 ☐ 相关科室会诊	**长期医嘱：** ☐ 风湿免疫病护理常规 ☐ 确定护理等级 ☐ 确定饮食 ☐ 消除链球菌感染：青霉素类、头孢菌素类或红霉素类 ☐ 抗风湿治疗：非甾体抗炎药 ☐ 糖皮质激素调整剂量 ☐ 必要时丙戊酸、卡马西平、利培酮或氟哌啶醇 ☐ 对症治疗，必要时予质子泵抑制剂、胃黏膜保护剂、抗感染、钙剂等治疗 **临时医嘱：** ☐ 必要时复查血常规、CRP、ESR、补体、肝功能、肾功能、血糖、电解质、胸部 CT ☐ 异常指标复查
病情变异记录	☐ 无　☐ 有，原因： 1. 2.	☐ 无　☐ 有，原因： 1. 2.	☐ 无　☐ 有，原因： 1. 2.
医师签名			

（二）护士表单

风湿热临床路径护士表单

适用对象：第一诊断为风湿热（ICD-10：I00. x00）

患者姓名：	性别： 年龄： 门诊号：	住院号：
住院日期： 年 月 日	出院日期： 年 月 日	标准住院日：14~21 天

时间	住院第 1 天	住院第 2~21 天
健康宣教	□ 入院宣教 　　介绍主管医师、护士 　　介绍环境、设施 　　介绍住院注意事项	□ 用药前宣教 　　使用的药物名称，作用及可能出现的不良反 　　应做好自我防护，避免感染
护理处置	□ 核对患者，佩戴腕带 □ 建立入院护理病历 □ 卫生处置：剪指（趾）甲、更换病号服 □ 测量生命体征，必要时心电监护 □ 遵医嘱采血 □ 遵医嘱留取尿便送检 □ 影像、心肺功能检查	□ 遵医嘱完成使用药物阶段相关监测指标 □ 遵医嘱完成各种药物的发放和液体的输注 □ 测量生命体征，必要时心电监护
基础护理	□ 二级护理 □ 晨晚间护理 □ 患者安全管理	□ 一级或二级护理 □ 晨晚间护理 □ 患者安全管理
专科护理	□ 测体温、脉搏、血压、血糖、心率	□ 遵医嘱给药 □ 遵医嘱监测血压，血糖、心率的变化
重点医嘱	□ 详见医嘱执行单	□ 详见医嘱执行单
病情变异记录	□ 无 □ 有，原因： 1. 2.	□ 无 □ 有，原因： 1. 2.
护士签名		

（三）患者表单

风湿热临床路径患者表单

适用对象：第一诊断为风湿热（ICD-10：I00. x00）

患者姓名：	性别：　　年龄：　　门诊号：	住院号：
住院日期：　　年　月　日	出院日期：　　年　月　日	标准住院日：14~21 天

时间	入院第 1~5 天	住院第 6~21 天	出院
医患配合	□ 配合询问病史、收集资料，请务必详细告知既往史、用药史、过敏史 □ 如需进行活检，签署手术知情同意书等	□ 配合签署关于治疗用药的各种必要的知情同意书 □ 治疗中使用药物如有不适，及时告诉医师	□ 接受出院前指导 □ 知道复诊程序 □ 获取出院诊断书
护患配合	□ 配合测量体温、脉搏、呼吸、血压 □ 配合完成入院护理评估（简单询问病史、过敏史、用药史） □ 接受入院宣教（环境介绍、病室规定、订餐制度、贵重物品保管等） □ 有任何不适请告知护士	□ 接受术后宣教 □ 配合静脉输液、皮下及肌内注射用药等之类 □ 有任何不适请告知护士 □ 配合定时测量生命体征、每日询问尿便，监测血糖 □ 配合做好病房消毒，避免感染 □ 配合执行探视及陪伴	□ 接受出院宣教 □ 办理出院手续 □ 获取出院带药 □ 知道服药方法、作用、注意事项 □ 了解复查的时间及项目 □ 知道复印病历方法
饮食	□ 如无禁忌，正常饮食	□ 如无禁忌，正常饮食	□ 正常饮食
排泄	□ 正常排泄	□ 正常排泄	□ 正常排泄
活动	□ 如无需活检，正常活动	□ 加强防护，避免感染	□ 加强防护，避免感染

附: 原表单 (2017 年版)

风湿热临床路径表单

适用对象: 第一诊断为风湿热 (ICD-10: I00. x00)

患者姓名:		性别: 年龄: 门诊号:	住院号:
住院日期: 年 月 日		出院日期: 年 月 日	标准住院日: 14~21 天

时间	住院第 1 天	住院第 2~5 天
诊疗工作	□ 询问病史及体格检查 □ 开实验室检查单及相关检查单 □ 完成病历 □ 主管医师查房 □ 初步确定治疗方案 □ 向患者及家属交代病情 □ 完成初步的疾病严重程度及疾病活动度的评价	□ 上级医师查房, 确定临床诊断、并发症、治疗效果、治疗方案, 确定进一步的检查和下一步治疗对策 □ 评估病情, 根据病情调整治疗方案 □ 必要时相关科室会诊 □ 向患者及家属交代病情及注意事项 □ 完成上级医师查房纪录
重点医嘱	长期医嘱: □ 风湿免疫病护理常规 □ 确定护理等级 □ 确定饮食 □ 对症治疗 临时医嘱: □ 血常规、尿常规、大便常规、大便隐血 □ 血生化检查 (包括肝功能、肾功能、电解质、血糖、血脂、心肌酶等)、感染性疾病筛查 (乙型肝炎、丙型肝炎、梅毒、艾滋病等) □ 抗链球菌溶血素 O (ASO)、咽拭子培养 □ 红细胞沉降率、C 反应蛋白 □ 超声心动图、心电图检查 □ 受累关节的 X 线片, 胸部 X 线片或肺 CT □ 必要时快速链球菌抗原试验、抗 DNA 酶-B 免疫球蛋白、补体、循环免疫复合物、抗核抗体谱、类风湿因子、抗环瓜氨酸肽抗体、HLA-B27、凝血常规、心功能评估相关检查及其他相关检查; 病原微生物感染相关检查、结核菌感染相关检查等; 肝胆胰脾和肾彩超、淋巴结彩超及受累关节超声检查; 心肌核素检查、神经系统影像学检查; 皮肤病理检查及其他相关检查	长期医嘱: □ 风湿免疫病护理常规 □ 确定护理等级 □ 确定饮食 □ 消除链球菌感染: 青霉素类、头孢菌素类或红霉素类 □ 抗风湿治疗: 非甾体抗炎药 □ 必要时糖皮质激素 □ 必要时丙戊酸、卡马西平、利培酮或氟哌啶醇 □ 对症治疗 临时医嘱: □ 完善相关检查 □ 相关科室会诊
护理工作	□ 介绍病房环境及入院宣教 □ 入院护理评估, 制订护理计划 □ 协助患者完成实验室检查及辅助检查	□ 执行护理计划 □ 密切观察患者病情变化
变异	□ 无 □ 有, 原因: 1. 2.	□ 无 □ 有, 原因: 1. 2.
护士签名		
医师签名		

时间	住院第 6 ~ 13 天	住院第 14 ~ 21 天（出院日）
诊疗工作	□ 上级医师查房，治疗效果评估 □ 再次进行病情评估 □ 完成上级医师查房纪录	□ 上级医师查房 □ 评估病情，明确是否出院 □ 完成出院记录及出院相关医疗文件书写 □ 向患者交代出院后注意事项，预约门诊复诊时间
重点医嘱	**长期医嘱：** □ 根据病情调整长期用药 **临时医嘱：** □ 根据需要，复查有关检查	**长期医嘱：** □ 确定护理等级 □ 确定饮食 □ 药物治疗 □ 对症处置 **临时医嘱：** □ 出院带药
护理工作	□ 执行护理计划 □ 密切观察患者病情变化	□ 效果评估 □ 出院指导 □ 协助办理出院手续
变异	□ 无　□ 有，原因： 1. 2.	□ 无　□ 有，原因： 1. 2.
护士签名		
医师签名		

参考文献

［1］中华医学会风湿病学分会．系统性红斑狼疮诊断及治疗指南．中华风湿病学杂志，2010，14（5）：342-346.

［2］Muangchan C，van Vollenhoven RF，Bernatsky SR，et al. Treatment Algorithms in Systemic Lupus Erythematosus. Arthritis Care Res（Hoboken），2015，67（9）：1237-1245.

［3］Gordon C，Amissah-Arthur MB，Gayed M，et al. The British Society for Rheumatology guideline for the management of systemic lupus erythematosus in adults. Rheumatology（Oxford），2018，57（1）：e1-e45.

［4］中华医学会风湿学分会．强直性脊柱炎诊断及治疗指南．中华风湿病学杂志，2010，14（8）：557-559.

［5］Ward MM，Deodhar A，Akl EA，et al. American College of Rheumatology / Spondylitis Association of America/Spondylitis Research and Treatment Network 2015 Recommendations for the Treatment of Ankylosing Spondylitis and Nonradiographic Axial Spondyloarthritis. Arthritis Rheumatol，2016，68（2）：282-298.

［6］翟佳羽，吕青，赵敏菁，等．甲氨蝶呤和柳氮磺吡啶治疗强直性脊柱炎安全性和有效性的meta分析．中山大学学报（医学科学版），2015，36（1）：42-54.

［7］Raghu G，Collard HR，Egan JJ，et al. An official ATS/ERS/JRS/ALAT statement：idiopathic pulmonary fibrosis：evidence-based guidelines for diagnosis and management. Am J Respir Crit Care Med，2011，183（6）：788-824.

［8］Raghu G，Rochwerg B，Zhang Y，et al. An official ATS/ERS/JRS/ALAT clinical practice guideline：treatment of idiopathic pulmonary fibrosis. An updated of the 2011 clinical practice guideline. Am J Respir Crit Care Med，2015，192（2）：e3-19.

［9］中华医学会风湿病学分会．2018年中国类风湿关节炎诊疗指南．中华内科杂志，2018，57（4）：242-251.

［10］Arnett FC，Edworthy SM，Bloch DA，et al. The American Rheumatism Association 1987 revised criteria for the classification of rheumatoid arthritis. Arthritis Rheum，1988，31（3）：315-324.

［11］Aletaha D，Neogi T，Silman AJ，et al. 2010 rheumatoid arthritis classification criteria：an American College of Rheumatology/European League Against Rheumatism collaborative initiative. Ann Rheum Dis，2010，69（9）：1580-1588.

［12］Smolen JS，Landewé R，Bijlsma J，et al. EULAR recommendations for the management of rheumatoid arthritis with synthetic and biological disease-modifying antirheumatic drugs：2016 update. Ann Rheum Dis，2017，76（6）：960-977.

［13］傅宏义．新编药物大全．3版．北京：中国医药科技出版社，2010：922.

［14］Malaise MG，Hauwaert C，Franchimont P，et al. Treatment of active rheumatoid arthritis with slow intravenous injections of thymopentin. A double-blind placebo-controlled randomised study. Lancet，1985，1（8433）：832-836.

［15］李雪，栗占国．2015年亚洲太平洋地区风湿病学学会联盟类风湿关节炎治疗建议．中华风湿病学杂志，2016，20（4）：286-288.

[16] Arachchillage DRJ, Laffan M. Pathogenesis and management of antiphospholipid syndrome. Br J Haematol, 2017, 178 (2): 181-195.

[17] Andreoli L, Bertsias GK, Agmon-Levin N, et al. EULAR recommendations for women's health and the management of family planning, assisted reproduction, pregnancy and menopause in patients with systemic lupus erythematosus and/or antiphospholipid syndrome. Ann Rheum Dis, 2017, 76 (3): 476-485.

[18] Chighizola CB, Ubiali T, Meroni PL. Treatment of Thrombotic Antiphospholipid Syndrome: The Rationale of Current Management - An Insight into Future Approaches. J Immunol Res, 2015, 2015: 951424.

[19] Shiboski SC, Shiboski CH, Criswell LA, et al. American College of Rheumatology classification criteria for Sjögren's syndrome: a data-driven, expert consensus approach in the Sjögren's International Collaborative Clinical Alliance cohort. Arthritis Care Res (Hoboken), 2012, 64 (4): 475-487.

[20] Roca F, Dominique S, Schmidt J, et al. Interstitial lung disease in primary Sjögren's syndrome. Autoimmun Rev, 2017, 16 (1): 48-54.

[21] Wallace B, Vummidi D, Khanna D. Management of connective tissue diseases associated interstitial lung disease: a review of the published literature. Curr Opin Rheumatol, 2016, 28 (3): 236-245.

[22] Mathai SC, Danoff SK. Management of interstitial lung disease associated with connective tissue disease. BMJ, 2016, 352: h6819.

[23] 中华医学会风湿病学分会. 干燥综合征诊断及治疗指南. 中华风湿病学杂志, 2010, 14 (11): 766-768.

[24] 董怡, 张奉春. 干燥综合征. 北京: 人民卫生出版社, 2015: 241-248.

[25] Castañeda S, Blanco R, González-Gay MA. Adult-onset Still's disease: Advances in the treatment. Best Pract Res Clin Rheumatol, 2016, 30 (2): 222-238.

[26] 中华医学会风湿病学分会. 白塞病诊断和治疗指南. 中华风湿病学杂志 2011, 15 (5): 345-347.

[27] Hatemi G, Silman A, Bang D, et al. EULAR Expert Committee. EULAR recommendations for the management of Behçet disease. Ann Rheum Dis, 2008, 67 (12): 1656-1662.

[28] Saleh Z, Arayssi T. Update on the therapy of Behçet disease. Ther Adv Chronic Dis, 2014, 5 (3): 112-134.

[29] Skef W, Hamilton MJ, Arayssi T. Gastrointestinal Behçet's disease: a review. World J Gastroenterol, 2015, 21 (13): 3801-3812.

[30] Kalra S, Silman A, Akman-Demir G, et al. Diagnosis and management of Neuro-Behçet's disease: international consensus recommendations. J Neurol, 2014, 261 (9): 1662-1676.

[31] Yang F, Wang Q, Bian Z, et al. Autoimmune hepatitis: East meets west. J Gastroenterol Hepatol, 2015, 30 (8): 1230-1236.

[32] European Association for the Study of the Liver. EASL Clinical Practice Guidelines: Autoimmune hepatitis. J Hepatol, 2015, 63 (4): 971-1004.

[33] Manns MP, Lohse AW, Vergani D. Autoimmune hepatitis—Update 2015. J Hepatol, 2015, 62 (1 Suppl): S100-111.

[34] Manns MP, Woynarowski M, Kreisel W, et al. Budesonide induces remission more effectively than prednisone in a controlled trial of patients with autoimmune hepatitis. Gastroenterology, 2010, 139 (4): 1198-1206.

[35] 中华医学会肝病学分会, 中华医学会消化病学分会, 中华医学会感染病学分会. 自身免疫性肝炎诊断和治疗共识（2015）. 临床肝胆病杂志, 2016, 32 (1): 9-22.

［36］Bruyère O, Cooper C, Pelletier JP, et al. A consensus statement on the European Society for Clinical and Economic Aspects of Osteoporosis and Osteoarthritis（ESCEO）algorithm for the management of knee osteoarthritis-From evidence-based medicine to the real-life setting. Semin Arthritis Rheum, 2016, 45（4 Suppl）：S3-11.

［37］郑毅，温晓宏. 关于骨关节炎概念及治疗指南的更新. 中华风湿病学杂志, 2017, 21（1）：1-3.

［38］Lane NE, Shidara K, Wise BL. Osteoarthritis year in review 2016：clinical. Osteoarthritis Cartilage, 2017, 25（2）：209-215.

［39］Meneses SR, Goode AP, Nelson AE, et al. Clinical algorithms to aid osteoarthritis guideline dissemination. Osteoarthritis Cartilage, 2016, 24（9）：1487-1499.

［40］Bruyère O, Cooper C, Pelletier JP, et al. An algorithm recommendation for the management of knee osteoarthritis in Europe and internationally：A report from a task force of the European Society for Clinical and Economic Aspects of Osteoporosis and Osteoarthritis（ESCEO）. Semin Arthritis Rheum, 2014, 44（3）：253-263.

［41］Mcalindon TE, Bannuru RR, Sullivan MC, et al. OARSI guidelines for the non-surgical management of knee osteoarthritis. Osteoarthritis Cartilage, 2014, 22（3）：363-388.

［42］中华医学会风湿病学分会. 骨关节炎诊断及治疗指南. 中华风湿病学杂志, 2010, 14（6）：416-419.

［43］中华医学会风湿病学分会. 韦格纳肉芽肿病诊断和治疗指南. 中华风湿病学杂志, 2011, 15（3）：194-196.

［44］McGeoch L, Twilt M, Famorca L, et al. CanVasc recommendations for the management of antineutrophil cytoplasm antibody-associated vasculitides. J Rheumatol, 2016, 43（1）：97-120.

［45］Yates M, Watts RA, Bajema IM, et al. EULAR/ERA-EDTA recommendations for the management of ANCA-associated vasculitis. Ann Rheum Dis, 2016, 75（9）：1583-1594.

［46］Kallenberg CG. Key advances in the clinical approach to ANCA-associated vasculitis. Nat Rev Rheumatol, 2014, 10（8）：484-493.

［47］中华医学会风湿病学分会. 原发性痛风诊断和治疗指南. 中华风湿病学杂志. 2011, 15（6）：410-413.

［48］中华医学会风湿病学分会. 2016 中国痛风诊疗指南. 中华内科杂志. 2016, 55（11）：892-899.

［49］中华医学会风湿病学分会. 显微镜下多血管炎诊断及治疗指南. 中华风湿病学杂志, 2011, 15（4）：259-261.

［50］中华医学会风湿病学分会. 显微镜下多血管炎诊断及治疗指南. 中华风湿病学杂志, 2011, 15（4）：259-261.

［51］Ntatsaki E, Carruthers D, Chakravarty K, et al. BSR and BHPR guideline for the management of adults with ANCA-associated vasculitis. Rheumatology（Oxford）, 2014, 53（12）：2306-2309.

［52］Charles P, Bienvenu B, Bonnotte B, et al. Rituximab：recommendations of the French Vasculitis Study Group（FVSG）for induction and maintenance treatments of adult, antineutrophil cytoplasm antibody-associated necrotizing vasculitides. Presse Med, 2013, 42（10）：1317-1330.

［53］Lateef A, Petri M. Managing lupus patients during pregnancy. Best Pract Res Clin Rheumatol, 2013, 27（3）：435-447.

［54］Arava & Pregnancy. Counseling guidelines for women of childbearing potential Arava ® （leflunomide）Drug Elimination Process. http：//www. arava. com/hcp/about/pregnancy. aspx, 2015-11-01.

[55] Petri M, Orbai AM, Alarcón GS, et al. Derivation and validation of the Systemic Lupus International Collaborating Clinics classification criteria for systemic lupus erythematosus. Arthritis Rheum, 2012, 64 (8): 2677-2686.

[56] Hahn BH, McMahon MA, Wilkinson A, et al. American College of Rheumatology guidelines for screening, treatment, and management of lupus nephritis. Arthritis Care Res (Hoboken), 2012, 64 (6): 797-808.

[57] Bertsias GK, Tektonidou M, Amoura Z, et al. Joint European League Against Rheumatism and European Renal Association-European Dialysis and Transplant Association (EULAR/ERA-EDTA) recommendations for the management of adult and paediatric lupus nephritis. Ann Rheum Dis, 2012, 71 (11): 1771-1782.

[58] 中华医学会风湿病学分会. 大动脉炎诊断及治疗指南. 中华风湿病学杂志, 2011, 15 (2): 119-120.

[59] 中华医学会风湿病学分会. 类风湿关节炎诊断及治疗指南. 中华风湿病学杂志, 2010, 14 (4): 265-270.

[60] Singh JA, Saag KG, Bridges SL Jr, et al. 2015 American College of Rheumatology Guideline for the Treatment of Rheumatoid Arthritis. Arhthritis Rheumatol, 2016, 68 (1): 1-26.

[61] 中华医学会风湿病学分会. 多发性肌炎和皮肌炎诊断及治疗指南. 中华风湿病学杂志, 2010, 14 (12): 828-830.

[62] Moghadam-Kia S, Oddis CV, Aggarwal R. Modern Therapies for Idiopathic Inflammatory Myopathies (IIMs): Role of Biologics. Clin Rev Allergy Immunol, 2017, 52 (1): 81-87.

[63] Moghadam-Kia S, Aggarwal R, Oddis CV. Treatment of inflammatory myopathy: emerging therapies and therapeutic targets. Expert Rev Clin Immunol, 2015, 11 (11): 1265-1275.

[64] Kowal-Bielecka O, Fransen J, Avouac J, et al. Update of EULAR recommendations for the treatment of systemic sclerosis. Ann Rheum Dis, 2017, 76 (8): 1327-1339.

[65] Denton CP, Hughes M, Gak N, et al. BSR and BHPR guideline for the treatment of systemic sclerosis. Rheumatology (Oxford), 2016, 55 (10): 1906-1910.

[66] 中华医学会湿病学分会. 风湿热诊断和治疗指南. 中华风湿病学杂志, 2011, 15 (7): 483-486.

附录1

类风湿关节炎临床路径病案质量监控表单

1. 进入临床路径标准

疾病诊断：第一诊断为类风湿关节炎（ICD-10：M06.900）

2. 病案质量监控表

监控项目 住院时间		评估要点	监控内容	分数	减分理由	备注
病案首页		主要诊断 名称及编码	类风湿关节炎（ICD-10：M06.900）	5□ 4□ 3□ 1□ 0□		
		其他诊断 名称及编码	无遗漏，编码准确			
		其他项目	内容完整、准确、无遗漏	5□ 4□ 3□ 1□ 0□		
住院第 1~2天	入院记录	主诉	简明扼要的提供主要症状和持续时间	5□ 4□ 3□ 1□ 0□		入院24 小时内 完成
		现病史 主要症状	是否描述主要症状，如：关节疼痛，关节肿胀，伴晨僵，多见手、膝、踝等。重点描述： 1. 起病方式 2. 发作及加重的诱因 3. 发作的时间、性质、程度 4. 缓解方式 5. 对体力、饮食、睡眠、活动影响	5□ 4□ 3□ 1□ 0□		
		病情演变过程	是否描述主要症状的演变过程：如 1. 关节疼痛加重 2. 关节肿胀加重，晨僵持续时间延长	5□ 4□ 3□ 1□ 0□		

续　表

监控项目／监控重点／住院时间		评估要点		监控内容	分数	减分理由	备注
住院第 1~2 天	入院记录	现病史	其他伴随症状	是否伴随其他症状，如： 1. 发热、乏力、全身不适 2. 体重下降 3. 关节畸形、功能障碍等	5□ 4□ 3□ 1□ 0□		入院24小时内完成
			院外诊疗过程	是否记录诊断、治疗情况，如： 1. 是否诊断过'类风湿关节炎' 2. 是否做过血糖、糖化血红蛋白、胰岛 β 细胞自身抗体、口服糖耐量试验和同步 C 肽释放试验等 3. 是否用过胰岛素或口服降糖药等，效果如何	5□ 4□ 3□ 1□ 0□		
		既往史个人史家族史		是否按照病历书写规范记录，并重点记录： 1. 慢性病史，如高血压、糖尿病等 2. 感染史、外伤史、手术史等 3. 家族类似病史	5□ 4□ 3□ 1□ 0□		
		体格检查		是否按照病历书写规范记录，并记录重要体征，无遗漏，如： 1. 关节是否膨出、关节有无红肿、压痛及有无关节畸形等 2. 关节主动活动是否受限 3. 有无肌肉萎缩 4. 有无静脉曲张 5. 双下肢或双足有无可凹性水肿	5□ 4□ 3□ 1□ 0□		
		辅助检查		是否记录辅助检查结果，如： 1. 血常规，尿常规等 2. X 线、超声检查结果	5□ 4□ 3□ 1□ 0□		

续　表

监控项目 监控重点 住院时间		评估要点	监控内容	分数	减分理由	备注
住院第 1~2 天	首次病程记录	病例特点	是否简明扼要，重点突出，无遗漏： 1. 年龄、既往健康状况、特殊的生活习惯及嗜好等 2. 突出的症状和体征，如关节疼痛等 3. 辅助检查结果 4. 其他疾病史	5□ 4□ 3□ 1□ 0□		
		初步诊断	第一诊断为类风湿关节炎（ICD-10：M06.900)	5□ 4□ 3□ 1□ 0□		
		诊断依据	是否全面并具有个性化： 1. 临床症状：持续性、对称性关节肿胀及疼痛，伴有晨僵 2. 辅助检查：实验室检查、X 线检查、超声检查	5□ 4□ 3□ 1□ 0□		
		鉴别诊断	是否根据病例特点与下列疾病鉴别： 1. 感染性关节炎 2. 强直性脊柱炎 3. 痛风性关节炎	5□ 4□ 3□ 1□ 0□		入院8小时内完成
		诊疗计划	1. 必需的检查项目： (1) 血、尿、便常规及便潜血检查 (2) 血生化检查（包括电解质、肝肾功能、血糖、血脂等) (3) 类风湿关节炎的相关自身抗体谱（含 RF、抗 CCP、AKA、APF、抗 MCV）及炎性指标（CRP、ESR) (4) 其他自身抗体检查（包括 ANA、抗 ENA 和 ds-DNA 抗体），免疫球蛋白 (5) 胸部 X 片及心电图检查 (6) 腹部 B 超（肝胆胰脾和肾脏) (7) 影像学检查：受累关节的 X 线片检查 (8) 骨密度检查 2. 根据患者情况可选择： (1) 抗中性粒细胞胞质抗体 (2) 超声心动图、胸部 CT、关节超声检查，关节 MRI、关节镜检查、抗结核抗体、PPD 试验、病毒性肝炎系列、肿瘤标志物	5□ 4□ 3□ 1□ 0□		

续　表

监控项目 / 监控重点 / 住院时间		评估要点	监控内容	分数	减分理由	备注
住院第 1~2 天	病程记录	上级医师查房记录	是否记录、分析如下内容： 1. 补充病史和查体 2. 诊断、鉴别诊断分析 3. 病情评估、疗效评估和预后评估 4. 治疗方案分析，提出诊疗意见 5. 提示需要观察和注意的内容． 6. 查房医师的姓名、专业技术职务	5□ 4□ 3□ 1□ 0□		入院48小时内完成
		住院医师查房记录	是否记录、分析全面如： 1. 主要症状和体征的变化、病情变化 2. 具体治疗措施 3. 上级医师查房意见的执行情况 4. 知情告知情况，患者及家属意见	5□ 4□ 3□ 1□ 0□		
住院第 3~6 天	病程记录	住院医师查房记录	是否记录、分析如下内容： 1. 病情变化，症状改善情况 2. 辅助检查结果，对诊断治疗的影响 3. 治疗效果、是否调整药物治疗剂量、更改的治疗措施及原因 4. 上级医师查房意见的执行情况	5□ 4□ 3□ 1□ 0□		
		上级医师查房记录	是否对病情、已完成的诊疗进行总结分析，并提出下一步诊疗意见 是否对病情有补充、更改诊断分析和确定诊断分析	5□ 4□ 3□ 1□ 0□		
住院第 7~15 天（出院日）	病程记录	住院医师查房记录	是否记录、分析： 1. 关节疼痛改善情况 2. 目前的治疗情况，药物的使用情况 3. 病情评估及疗效评估 4. 符合出院标准 5. 出院后的治疗方案及出院后注意事项	5□ 4□ 3□ 1□ 0□		
		上级医师查房记录	是否记录、分析： 1. 疗效评估，预期目标完成情况 2. 判断是否符合出院标准 3. 确定是否出院 4. 出院后治疗方案	5□ 4□ 3□ 1□ 0□		

续 表

监控项目 / 监控重点 / 住院时间		评估要点	监控内容	分数	减分理由	备注
住院第 7~15 天 （出院日）	出院记录		记录是否齐全，重要内容无遗漏如： 1. 入院情况 2. 诊疗经过 3. 出院情况：症状、体征 4. 出院医嘱：出院带药需写明药物名称、用量、服用方法，需要调整的药物要注明调整的方法；出院后患者需要注意的事项；门诊复查时间及项目等	5□ 4□ 3□ 1□ 0□		
	操作记录		内容包括自然项目（另页书写时）、操作名称、操作时间、操作步骤、结果及患者一般情况，记录过程是否顺利、有无不良反应、术后注意事项及是否向患者说明、操作医师签名	5□ 4□ 3□ 1□ 0□		
	特殊检查、特殊治疗同意书等医学文书		内容包括自然项目（另页书写时）、特殊检查、特殊治疗项目名称、目的、可能出现的并发症及风险、患者或家属签署是否同意检查或治疗、患者签名、医师签名等	5□ 4□ 3□ 1□ 0□		
	病危（重）通知书		自然项目（另页书写时）、目前诊断、病情危重情况，患方签名、医师签名并填写日期	5□ 4□ 3□ 1□ 0□		
医嘱	长期医嘱	住院第 1~2 天	1. 风湿科二级护理常规 2. 饮食	5□ 4□ 3□ 1□ 0□		
		住院第 3~6 天	1. 药物治疗 2. 对症处置			
		住院第 7~15 天（出院日	1. 用药指导 2. 定期复查 3. 巩固治疗			

续　表

监控项目 监控重点 住院时间		评估要点	监控内容	分数	减分理由	备注
医嘱	临时医嘱	住院第 1~2 天	1. 血沉、血常规、尿常规、便常规 2. 肝肾功能、血糖、心肌酶、血脂、电解质、补体、免疫球蛋白、风湿三项 3. 类风湿早期诊断抗体谱、抗核抗体谱、ANCA 谱 4. 心电图、唾液腺显像、骨密度 5. 影像学检查：胸片 X 线检查、小关节彩超 6. 必要时相关检查：胸部 CT、超声心动图、腹部超声或 CT	5□ 4□ 3□ 1□ 0□		
		住院第 3~6 天	根据患者病情对症处理			
		住院第 7~15 天（出院日	1. 用药指导 2. 门诊复查时间 3. 巩固治疗			
一般书写规范		各项内容	完整、准确、清晰、签字	5□ 4□ 3□ 1□ 0□		
变异情况		变异条件及原因	1. 有影响疾病预后的合并症，需要进行相关的诊断和治疗 2. 治疗出现肺部感染、呼吸功能衰竭、心脏功能衰竭等，需要延长治疗时间	5□ 4□ 3□ 1□ 0□		

附录 2

制定/修订《临床路径释义》的基本方法与程序

曾宪涛　蔡广研　陈香美　陈新石　葛立宏　高润霖　顾　晋　韩德民
贺大林　胡盛寿　黄晓军　霍　勇　李单青　林丽开　母义明　钱家鸣
任学群　申昆玲　石远凯　孙　琳　田　伟　王　杉　王行环　王宁利
王拥军　邢小平　徐英春　鱼　锋　张力伟　郑　捷　郎景和

中华人民共和国国家卫生和计划生育委员会采纳的临床路径（Clinical pathway）定义为针对某一疾病建立的一套标准化治疗模式与诊疗程序，以循证医学证据和指南为指导来促进治疗和疾病管理的方法，最终起到规范医疗行为，减少变异，降低成本，提高质量的作用。世界卫生组织（WHO）指出临床路径也应当是在循证医学方法指导下研发制定，其基本思路是结合诊疗实践的需求，提出关键问题，寻找每个关键问题的证据并给予评价，结合卫生经济学因素等，进行证据的整合，诊疗方案中的关键证据，通过专家委员会集体讨论，形成共识。可以看出，遵循循证医学是制定/修订临床路径的关键途径。

临床路径在我国已推行多年，但收效不甚理想。当前，在我国推广临床路径仍有一定难度，主要是因为缺少系统的方法论指导和医护人员循证医学理念薄弱[1]。此外，我国实施临床路径的医院数量少，地域分布不平衡，进入临床路径的病种数量相对较少，病种较单一；临床路径实施的持续时间较短[2]，各学科的临床路径实施情况也参差不齐。英国国家与卫生保健研究所（NICE）制定临床路径的循证方法学中明确指出要定期检索证据以确定是否有必要进行更新，要根据惯用流程和方法对临床路径进行更新。我国三级综合医院评审标准实施细则（2013年版）中亦指出"根据卫生部《临床技术操作规范》《临床诊疗指南》《临床

路径管理指导原则（试行）》和卫生部各病种临床路径，遵循循证医学原则，结合本院实际筛选病种，制定本院临床路径实施方案"。我国医疗资源、医疗领域人才分布不均衡[3]，并且临床路径存在修订不及时和篇幅限制的问题，因此依照国家卫生和计划生育委员会颁发的临床路径为蓝本，采用循证医学的思路与方法，进行临床路径的释义能够为有效推广普及临床路径、适时优化临床路径起到至关重要的作用。

基于上述实际情况，为规范《临床路径释义》制定/修订的基本方法与程序，本团队使用循证医学[4]的思路与方法，参考循证临床实践的制定/修订的方法[5]制定本共识。

一、总则

1. 使用对象：本《制定/修订<临床路径释义>的基本方法与程序》适用于临床路径释义制定/修订的领导者、临床路径的管理参加者、评审者、所有关注临床路径制定/修订者，以及实际制定临床路径实施方案的人员。

2. 临床路径释义的定义：临床路径释义应是以国家卫生和计划生育委员会颁发的临床路径为蓝本，克服其篇幅有限和不能及时更新的不足，结合最新的循证医学证据和更新的临床实践指南，对临床路径进行解读；同时在此基础上，制定出独立的医师表单、护士表单、患者表单、临床药师表单，从而达到推广和不

断优化临床路径的目的。

3. 制定/修订必须采用的方法：制定/修订临床路径释义必须使用循证医学的原理及方法，更要结合我国的国情，注重应用我国本土的医学资料，整个过程避免偏倚，符合便于临床使用的需求。所有进入临床路径释义的内容均应基于对现有证据通过循证评价形成的证据以及对各种可选的干预方式进行利弊评价之后提出的最优指导意见。

4. 最终形成释义的要求：通过提供明晰的制定/修订程序，保证制定/修订临床路径释义的流程化、标准化，保证所有发布释义的规范性、时效性、可信性、可用性和可及性。

5. 临床路径释义的管理：所有临床路径的释义工作均由卫生和计划生育委员会相关部门统一管理，并委托相关学会、出版社进行制定/修订，涉及申报、备案、撰写、表决、发布、试用反馈、实施后评价等环节。

二、制定/修订的程序及方法

1. 启动与规划：临床路径释义制定/修订前应得到国家相关管理部门的授权。被授权单位应对已有资源进行评估，并明确制定/修订的目的、资金来源、使用者、受益者及时间安排等问题。应组建统一的指导委员会，并按照学科领域组建制定/修订指导专家委员会，确定首席专家及所属学科领域各病种的组长、编写秘书等。

2. 组建编写工作组：指导委员会应由国家相关管理部门的领导、临床路径所涉及的各个学科领域的专家、医学相关行业学会的领导、卫生经济学领域专家、循证医学领域专家、期刊编辑与传播领域专家、出版社领导、病案管理专家、信息部门专家、医院管理者等构成。按照学科组建编写工作小组，编写小组由首席专家、组长、编写秘书等人员组成，首席专家应由该学科领域具有权威性与号召力的专家担任，负责总体的设计和指导，并具体领导工作的开展。应为首席专家配备 1~2 名编写秘书，负责整个制定/修订过程的联络工作。按照领域疾病具体病种来遴选组长，再由组长遴选参与制定/修订的专家及秘书。例如，以消化系统疾病的临床路径释义为例，选定首席专家及编写秘书后，再分别确定肝硬化腹水临床

路径释义、胆总管结石临床路径释义、胃十二指肠临床路径释义等的组长及组员。建议组员尽量是由具有丰富临床经验的年富力强的且具有较高编写水平及写作经验的一线临床专家组成。

3. 召开专题培训：制定/修订工作小组成立后，在开展释义制定/修订工作前，就流程及管理原则、意见征询反馈的流程、发布的注意事项、推广和实施后结局（效果）评价等方面，对工作小组全体成员进行专题培训。

4. 确定需要进行释义的位点：针对国家正式发布的临床路径，由各个专家组根据各级医疗机构的理解情况、需要进一步解释的知识点、当前相关临床研究及临床实践指南的进展进行讨论，确定需要进行释义的位点。

5. 证据的检索与重组：对于固定的知识点，如补充解释诊断的内容可以直接按照教科书、指南进行释义。诊断依据、治疗方案等内容，则需要检索行业指南、循证医学证据进行释义。与循证临床实践指南[5]类似，其证据检索是一个"从高到低"的逐级检索的过程。即从方法学质量高的证据向方法学质量低的证据的逐级检索。首先检索临床实践指南、系统评价/Meta 分析、卫生技术评估、卫生经济学研究。如果有指南、系统评价/Meta 分析则直接作为释义的证据。如果没有，则进一步检索是否有相关的随机对照试验（RCT），再通过RCT 系统评价/Meta 分析的方法形成证据体作为证据。除临床大数据研究或因客观原因不能设计为 RCT 和诊断准确性试验外，不建议选择非随机对照试验作为释义的证据。

6. 证据的评价：若有质量较高、权威性较好的临床实践指南，则直接使用指南的内容；指南未涵盖的使用系统评价/Meta 分析、卫生技术评估及药物经济学研究证据作为补充。若无指南或指南未更新，则主要使用系统评价/Meta 分析、卫生技术评估及药物经济学研究作为证据。此处需注意系统评价/Meta 分析、卫生技术评估是否需要更新或重新制作，以及有无临床大数据研究的结果。需要采用 AGREE Ⅱ工具[5]对临床实践指南的方法学质量进行评估，使用 AMSTAR 工具或 ROBIS 工具评价系统评价/Meta 分析的方法学质量[6-7]，使用 Cochrane 风险偏倚评估工具评价 RCT 的

方法学质量[7]，采用 QUADAS-2 工具评价诊断准确性试验的方法学质量[8]，采用 NICE 清单、SIGN 清单或 CASP 清单评价药物经济学研究的方法学质量[9]。

证据质量等级及推荐级别建议采用 GRADE 方法学体系或牛津大学循证医学中心（Oxford Centre for Evidence-Based Medicine，OCEBM）制定推出的证据评价和推荐强度体系[5]进行评价，亦可由临床路径释义编写工作组依据 OCEBM 标准结合实际情况进行修订并采用修订的标准。为确保整体工作的一致性和完整性，对于质量较高、权威性较好的临床实践指南，若其采用的证据质量等级及推荐级别与释义工作组相同，则直接使用；若不同，则重新进行评价。应优先选用基于我国人群的研究作为证据；若非基于我国人群的研究，在进行证据评价和推荐分级时，应由编写专家组制定适用性评价的标准，并依此进行证据的适用性评价。

7. 利益冲突说明：WHO 对利益冲突的定义为："任何可能或被认为会影响到专家提供给 WHO 建议的客观性和独立性的利益，会潜在地破坏或对 WHO 工作起负面作用的情况。"因此，其就是可能被认为会影响专家履行职责的任何利益。

因此，参考国际经验并结合国内情况，所有参与制定/修订的专家都必须声明与《临床路径释义》有关的利益关系。对利益冲突的声明，需要做到编写工作组全体成员被要求公开主要经济利益冲突（如收受资金以与相关产业协商）和主要学术利益冲突（如与推荐意见密切相关的原始资料的发表）。主要经济利益冲突的操作定义包括咨询服务、顾问委员会成员以及类似产业。主要学术利益冲突的操作定义包括与推荐意见直接相关的原始研究和同行评议基金的来源（政府、非营利组织）。工作小组的负责人应无重大的利益冲突。《临床路径释义》制定/修订过程中认为应对一些重大的冲突进行管理，相关措施包括对相关人员要求更为频繁的对公开信息进行更新，并且取消与冲突有关的各项活动。有重大利益冲突的相关人员，将不参与就推荐意见方向或强度进行制定的终审会议，亦不对存在利益冲突的推荐意见进行投票，但可参与讨论并就证据的解释提供他们的意见。

8. 研发相关表单：因临床路径表单主要针对医师，而整个临床路径的活动是由医师、护师、患者、药师和检验医师共同完成的。因此，需要由医师、护师和方法学家共同制定/修订医师表单、护士表单和患者表单，由医师、药师和方法学家共同制定/修订临床药师表单。

9. 形成初稿：在上述基础上，按照具体疾病的情况形成初稿，再汇总全部初稿形成总稿。初稿汇总后，进行相互审阅，并按照审阅意见进行修改。

10. 发布/出版：修改完成，形成最终的文稿，通过网站进行分享，或集结成专著出版发行。

11. 更新：修订《临床路径释义》可借鉴医院管理的 PDSA 循环原理［计划（plan），实施（do），学习（study）和处置（action）］对证据进行不断的评估和修订。因此，发布/出版后，各个编写小组应关注研究进展、读者反馈信息，适时的进行《临床路径释义》的更新。更新/修订包括对知识点的增删、框架的调改等。

三、编制说明

在制/修订临床路径释义的同时，应起草《编制说明》，其内容应包括工作简况和制定/修订原则两大部分。

1. 工作简况：包括任务来源、经费来源、协作单位、主要工作过程、主要起草人及其所做工作等。

2. 制定/修订原则：包括以下内容：（1）文献检索策略、信息资源、检索内容及检索结果；（2）文献纳入、排除标准，论文质量评价表；（3）专家共识会议法的实施过程；（4）初稿征求意见的处理过程和依据：通过信函形式、发布平台、专家会议进行意见征询；（5）制/修订小组应认真研究反馈意见，完成意见汇总，并对征询意见稿进行修改、完善，形成终稿；（6）上一版临床路径释义发布后试行的结果：对改变临床实践及临床路径执行的情况，患者层次、实施者层次和组织者层次的评价，以及药物经济学评价等。

参考文献

[1] 于秋红,白水平,栾玉杰,等. 我国临床路径相关研究的文献回顾 [J]. 护理学杂志,2010,25 (12):85-87. DOI:10.3870/hlxzz.2010.12.085.

[2] 陶红兵,刘鹏珍,梁婧,等. 实施临床路径的医院概况及其成因分析 [J]. 中国医院管理,2010,30 (2):28-30. DOI:10.3969/j.issn.1001-5329.2010.02.013.

[3] 彭明强. 临床路径的国内外研究进展 [J]. 中国循证医学杂志,2012,12 (6):626-630. DOI:10.3969/j.issn.1672-2531.2010.06.003.

[4] 曾宪涛. 再谈循证医学 [J]. 武警医学,2016,27 (7):649-654. DOI:10.3969/j.issn.1004-3594.2016.07.001.

[5] 王行环. 循证临床实践指南的研发与评价 [M]. 北京:中国协和医科大学出版社,2016:1-188.

[6] Whiting P, Savović J, Higgins JP, et al. ROBIS:A new tool to assess risk of bias in systematic reviews was developed [J]. J Clin Epidemiol, 2016, 69:225-234. DOI:10.1016/j.jclinepi.2015.06.005.

[7] 曾宪涛,任学群. 应用STATA做Meta分析 [M]. 北京:中国协和医科大学出版社,2017:17-24.

[8] 邬兰,张永,曾宪涛. QUADAS-2在诊断准确性研究的质量评价工具中的应用 [J]. 湖北医药学院学报,2013,32 (3):201-208. DOI:10.10.7543/J.ISSN.1006-9674.2013.03.004.

[9] 桂裕亮,韩晟,曾宪涛,等. 卫生经济学评价研究方法学治疗评价工具简介 [J]. 河南大学学报 (医学版),2017,36 (2):129-132. DOI:10.15991/j.cnki.41-1361/r.2017.02.010.

DOI:10.3760/cma.j.issn.0376-2491.2017.40.004

基金项目:国家重点研发计划专项基金 (2016YFC0106300)

作者单位:430071 武汉大学中南医院泌尿外科循证与转化医学中心 (曾宪涛、王行环);解放军总医院肾内科 (蔡广研、陈香美),内分泌科 (母义明);《中华医学杂志》编辑部 (陈新石);北京大学口腔医学院 (葛立宏);中国医学科学院阜外医院 (高润霖、胡盛寿);北京大学首钢医院 (顾晋);首都医科大学附属北京同仁医院耳鼻咽喉头颈外科 (韩德民),眼科中心 (王宁利);西安交通大学第一附属医院泌尿外科 (贺大林);北京大学人民医院血液科 (黄晓军),胃肠外科 (王杉);北京大学第一医院心血管内科 (霍勇);中国医学科学院北京协和医院胸外科 (李单青),消化内科 (钱家鸣),内分泌科 (邢小平),检验科 (徐英春),妇产科 (郎景和);中国协和医科大学出版社临床规范诊疗编辑部 (林丽开);河南大学淮河医院普通外科 (任学群);首都医科大学附属北京儿童医院 (申昆玲、孙琳);中国医学科学院肿瘤医院 (石远凯);北京积水潭医院脊柱外科 (田伟、鱼锋);首都医科大学附属北京天坛医院 (王拥军、张力伟);上海交通大学医学院附属瑞金医院皮肤科 (郑捷)

通信作者:郎景和,Email:langjh@hotmil.com